实用临床CT诊断图解

第三版

张 林 邹雪雪 马振滨 主编

化学工业出版社

·北京·

内容简介

本书内容包括中枢神经系统疾病、头颈部疾病、呼吸系统疾病、循环系统疾病、消化系统疾病、腹膜腔和腹膜后间隙疾病、泌尿生殖系统疾病、骨骼肌肉系统疾病的CT影像表现、影像鉴别和特别提示等内容。每种疾病在简明实用的文字描述基础上还配有多幅典型CT影像图片，用箭头标出配图病变影像，并对配图病变特征进行了针对性的描述。本书适用于各级医院影像科及临床科室的工作人员学习参考，也可供影像初学者、实习医生及进修医生使用。

图书在版编目（CIP）数据

实用临床CT诊断图解 / 张林，邹雪雪，马振滨主编. 3版. -- 北京 : 化学工业出版社，2026. 1. -- ISBN 978-7-122-49208-1

Ⅰ. R814. 42-64

中国国家版本馆CIP数据核字第2025MT8290号

责任编辑：赵兰江
文字编辑：何　芳
责任校对：宋　玮
装帧设计：张　辉

出版发行：化学工业出版社
（北京市东城区青年湖南街13号　邮政编码100011）
印　　装：盛大（天津）印刷有限公司
710mm×1000mm　1/16　印张19½　字数366千字
2026年3月北京第3版第1次印刷

购书咨询：010-64518888　　售后服务：010-64518899
网　　址：http://www.cip.com.cn
凡购买本书，如有缺损质量问题，本社销售中心负责调换。

定　　价：128.00元

编写人员

主　编　张　林　邹雪雪　马振滨

副主编　于蒙蒙　冯奇星　张　强　周金亮　田春梅

编　委　马密密　丁孝民　薛良圆　郭晓霖　刘晓飞　耿琦琦

毕丽丽　张晓瑞　赵　盛　周子宁　刘　菲　田春梅

于蒙蒙　冯奇星　张　强　周金亮　邹雪雪　马振滨

张　林

前言

随着医学影像学的不断发展，各种检查技术不断推广应用。CT 在各级卫生医疗机构的应用越来越广泛，已经成为临床诊断工作中常用检查技术。广大医务工作者，尤其是临床医师迫切需要一本简单、实用、便于随时翻阅的 CT 工具书。作者结合丰富的临床影像资源、充实的实践经验和扎实的理论基础，编写了此书，以期满足这一实际需要。

本书第一、二版出版后，受到广大使用者的好评，因此，结合近几年医学影像学的新进展，我们再版了此书。第三版增加和修改了较多的内容和图片，内容更加丰富，图片更加清晰。

本书以典型病例 CT 图片为基础，分别从影像表现、影像鉴别和特别提示等方面对临床常见病、多发病做了较为详细的阐述。影像表现主要描述疾病的 CT 征象、影像特点。影像鉴别主要对 CT 表现相似的疾病进行分析，通过分析不同疾病特征性影像表现，做出相应诊断。特别提示主要是根据编者多年积累的临床工作经验，为读者更好地应用此书提供一些帮助。

本书由滨州医学院附属医院张林教授组织本单位及聊城市人民医院（丁孝民）、潍坊市益都中心医院（薛良圆）等相关专家编写。他们具有丰富的教学和临床工作经验，所用图片全部是他们长期工作中收集的典型病例。本书适用于各级医院影像科及临床科室的工作人员学习参考，也可供影像初学者、实习医生、进修医生及医学生使用。

由于编者水平有限，不足之处在所难免，敬请使用此书的读者和广大同仁批评指正。

编 者

2025 年 7 月

目录

第一章

中枢神经系统

第一节　脑血管疾病

一、脑梗死

多见于 45 ～ 70 岁的中老年人，是一种缺血性脑血管疾病，占全部脑血管病（卒中）的 60% ～ 80%。病理表现是脑部血液循环障碍，脑内大、中、小动脉闭塞，引起缺血、缺氧而导致局限性脑组织缺血性坏死或软化。临床症状与梗死区域的脑功能有关，常导致偏身性感觉运动障碍、失语等。梗死范围较大时，可因脑组织水肿引发脑疝。

（一）缺血性脑梗死

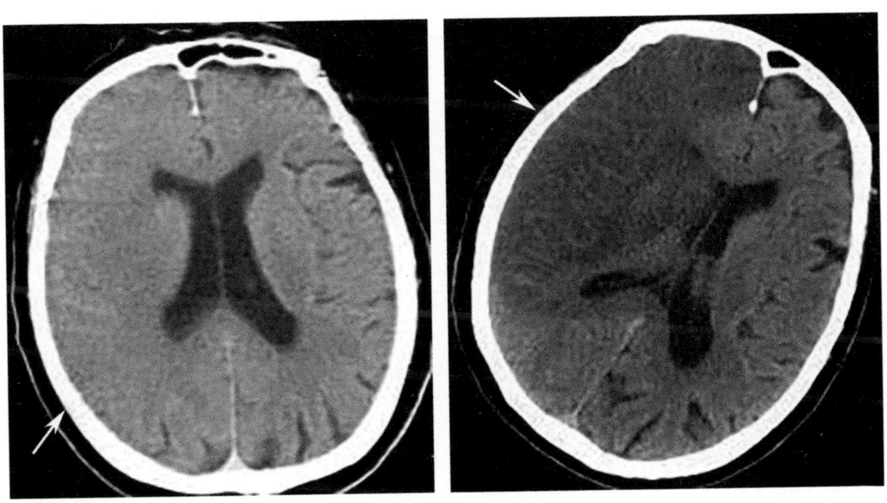

左侧肢体突发活动不灵便 2 小时，右侧额颞叶脑沟裂变浅，未见明显低密度影；36 小时后，右侧额颞叶、基底节区可见大片低密度影，边界不清，脑沟浅平，右侧侧脑室受压，中线结构略左移

【影像表现】

（1）急性期　是指 24 小时内脑梗死，CT 检查可无阳性发现，平扫常见的重

要表现有：①大脑中动脉或颈内动脉等较大动脉某一段由于栓塞或血栓形成而密度增高，称为动脉致密征。②大脑中动脉闭塞的早期出现脑岛、最外囊和屏状核的灰白质界面丧失，即岛带征。③豆状核轮廓模糊或密度减低。

24 小时后，CT 表现为边界欠清的低密度区，密度可不均匀，其部位及范围与闭塞血管的供血区一致，同时累及皮髓质，呈类三角形或扇形。

（2）亚急性期　梗死区的密度进一步下降并趋向均匀，边界更加清晰。同侧脑室受压，中线结构向对侧移位。1 周左右，皮质侧支循环建立，部分病例皮质变为等密度，低密度仅限于髓质，形状不规则。2 ～ 3 周，梗死灶密度相对增高而成为等密度，称为“模糊效应”，分辨不出来。

（3）慢性期　坏死组织被清除而形成囊腔，平扫可见边界较清楚的低密度区，达到脑脊液密度，灰质外层仍保持原来形态，其内侧呈软化灶改变。梗死区邻近可见脑沟增宽，脑室、脑池扩大，继发性改变还可见中线结构向患侧移位。

（4）以上各期增强扫描　由于血脑屏障破坏、新生毛细血管和血液灌注过度导致脑梗死后的强化为脑回状、条状、环状或结节状，偶尔为均匀强化。

【影像鉴别】

（1）对亚急性期脑梗死，占位效应明显时应注意与肿瘤、炎症相鉴别。后者低密度形态及增强后的不均匀团块状强化或出现壁结节强化，均有助于诊断。胶质瘤、转移瘤的水肿位于肿瘤周围，与脑血管供血区无关。

（2）慢性期脑梗死与脱髓鞘疾病相鉴别，尤其是多发性硬化，其病灶多位于脑室周围。

（3）脑积水、脑白质水肿　两侧对称，分布于脑室周围，伴脑室系统的扩张。

【特别提示】

（1）缺血性脑梗死以大脑中动脉闭塞最多见，其次为大脑后动脉、大脑前动脉以及小脑的主要动脉闭塞。

（2）多见于老年人，尤其是脑动脉粥样硬化、高脂血症、原发性高血压、糖尿病等患者。

（二）出血性脑梗死

是脑梗死的特殊类型，呈大片低密度梗死灶中的斑点状高密度出血灶。

【影像表现】

（1）缺血性脑梗死的 CT 表现。

（2）在梗死区内见高密度出血影。

【影像鉴别】

应与脑出血吸收期相鉴别。

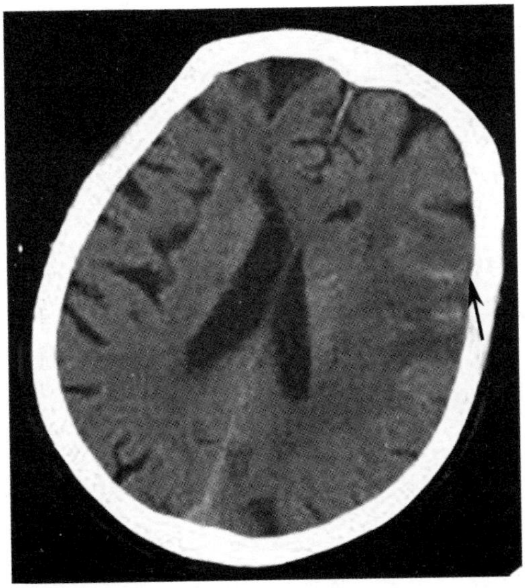

左侧额颞叶见片状低密度灶，边界欠清，密度不均，内见条片状高密度区，左侧侧脑室受压变窄

【特别提示】

出血性脑梗死常见于脑梗死后 1 周左右，溶栓治疗后更常见，在治疗过程中出现出血，表现为在原有脑梗死的基础上症状加重。

（三）腔隙性脑梗死

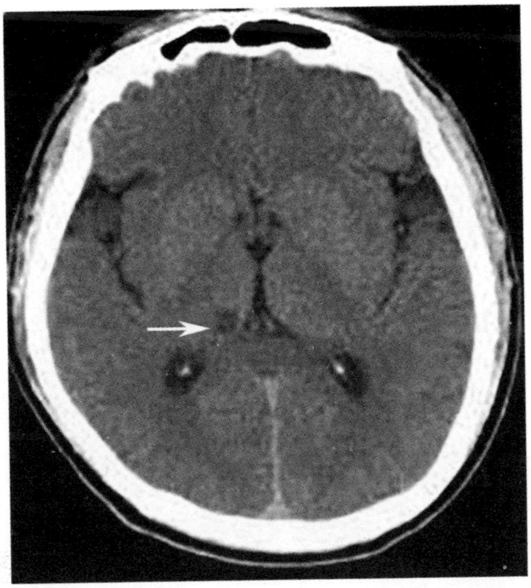

右侧丘脑区见类圆形低密度灶，密度均匀，边界清，未推压周围组织，中线结构无移位

【影像表现】

（1）CT 平扫可见边界清楚的类圆形、斑点状低密度灶，直径 10 ～ 15mm，无明显占位表现，可多发。

（2）4 周左右形成脑脊液样低密度软化灶，同时出现病灶附近脑室扩大及脑沟、脑池增宽等局部萎缩性变化。

（3）增强扫描，梗死 3 天至 1 个月可发生均一或不规则斑片状强化，第 2 ～ 3 周最明显。

【影像鉴别】

主要与感染性疾病鉴别，结合临床不难做出诊断。

【特别提示】

（1）腔隙性梗死是脑穿支细小动脉闭塞引起的深部脑组织较小面积的缺血性坏死。

（2）好发部位为基底节区和丘脑区，内囊、丘脑、放射冠及脑干等区域，可多发。无占位效应，直径在 15mm 以内。

二、出血性疾病

（一）脑出血

指原发性脑实质出血。好发于 55 ～ 65 岁的中老年人。多继发于高血压、动脉瘤、血管畸形、血液病和脑肿瘤等，以高血压性脑出血最常见。好发于基底节、丘脑、脑桥和小脑，易破入脑室。

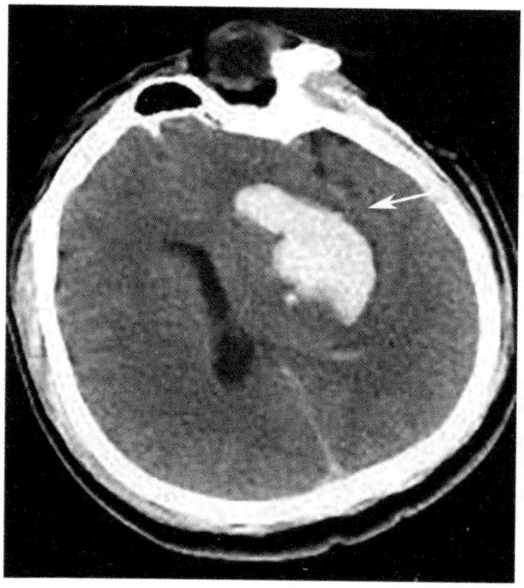

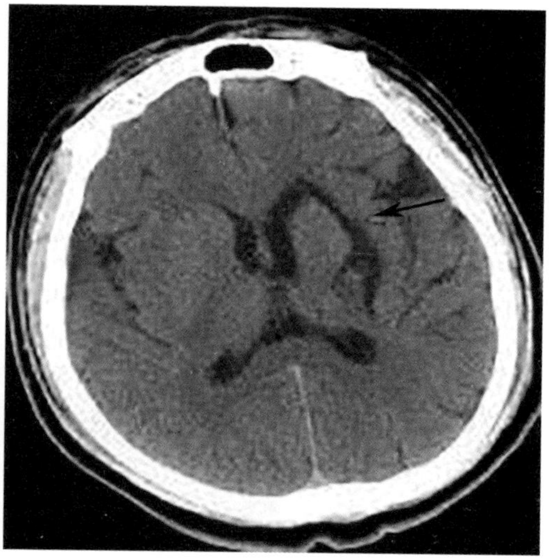

左侧基底节区见肾形高密度灶，密度较均匀，边界清，推压邻近组织，左侧侧脑室受压变窄，中线结构右移。3 个月后，病变呈脑脊液样低密度影

【影像表现】

（1）CT 在不同时期血肿的密度不一，在病变的发展过程中呈现由高密度向低密度的演变过程。①急性期：血肿呈边界清楚的肾形、类圆形或不规则形高密度影，CT 值在 60 ～ 90HU 之间。②吸收期：出血 3 ～ 7 天起，高密度呈向心性收缩，边缘模糊，至第 4 周变为等密度或低密度，血肿体积也逐渐缩小，小血肿可以完全吸收。③囊腔形成期：出血 2 个月以后，血肿完全吸收，形成边缘清晰的低密度囊腔，伴不同程度的脑萎缩。各期时间长短与血肿大小和患者年龄有关。

（2）水肿及占位效应　出血后第 2 天血肿周围出现水肿带，呈均匀一致的低密度，由血肿和水肿引起周围脑组织的占位效应，表现为：脑室受压变形、移位，中线结构向对侧移位。第 7 天水肿达到高峰，占位效应以第 2 周最明显，严重时形成脑疝。吸收期：水肿逐渐消退，1 个月后消失。囊腔形成期：水肿消失，无占位效应。

（3）血液进入蛛网膜下腔、脑池（沟）、脑室表现为等密度或高密度。血液量多时填满上述部位，形成铸型。

【影像鉴别】

（1）本病 CT 平扫急性期为均匀的高密度病灶，水肿轻，较大者有占位效应。

（2）吸收期和囊变期血肿为等密度至低密度。

（3）鉴别诊断　应注意与其他出血相鉴别，尤其与肿瘤卒中鉴别。①肿瘤性脑出血：CT 显示明显的占位病灶，增强后肿瘤组织强化。②出血性脑梗死：CT 显示原低密度梗死区内出现点状或斑片状高密度影。

【特别提示】

（1）起病急、发展快是本病的临床特点，常在几分钟至几小时内病情发展到高峰。

（2）脑出血的症状与出血部位及出血量有关，常突然出现头晕、头痛、呕吐、昏迷。

（3）体格检查发现患者面色潮红、呼吸深、血压升高、瞳孔缩小、对光反射迟钝或消失、四肢肌力减退。

（4）本病 CT 平扫急性期为均匀的高密度病灶，水肿轻，较大者有占位效应。

（二）蛛网膜下腔出血

【影像表现】

表现为脑沟、脑池、脑裂内密度增高影，可呈铸型改变。

【影像鉴别】

假性蛛网膜下腔出血，如缺血缺氧性脑病、弥漫性脑水肿及肿胀、脑死亡所致的脑实质密度减低，以及幼儿脑实质密度较低，而脑膜密度相对较高，根据相

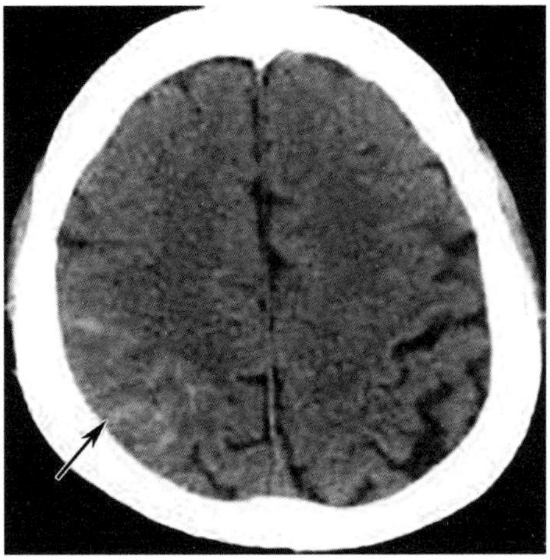

右额顶叶脑沟内可见高密度影

应病史可鉴别。

【特别提示】

颅内动脉瘤、外伤是造成蛛网膜下腔出血的主要原因。根据典型CT表现，结合头痛、脑膜刺激征和血性脑脊液三联征的临床特点，诊断不难。

三、动脉瘤

是指动脉壁因局部病变而向外膨出，形成永久的局限性扩张。颅内动脉瘤是在脑动脉管壁局部的先天性缺陷和腔内压力增高的基础上引起的。动脉瘤破裂的直接CT征象为脑沟、脑裂及脑池可见高密度影，出血量大时呈铸型改变。

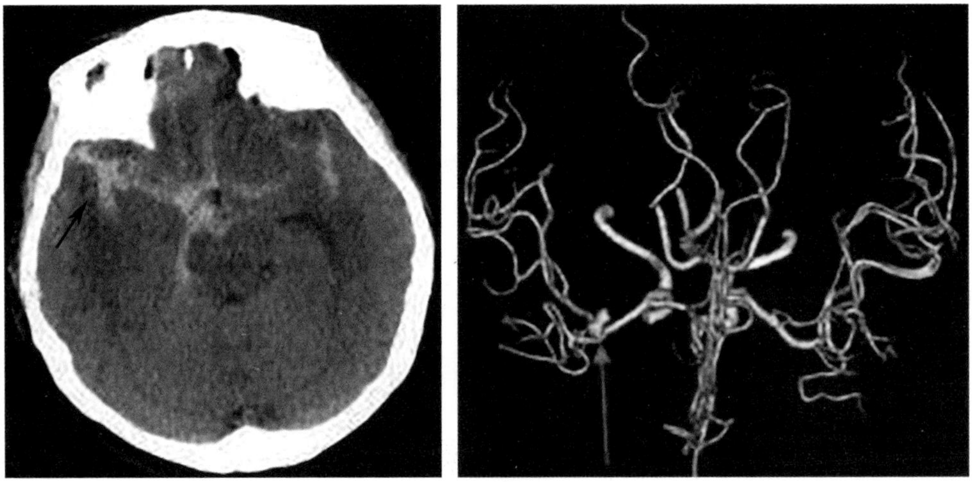

双侧外侧裂池、鞍上池可见高密度影，以右侧为著。CTA示右侧大脑中动脉M1段分叉处可见动脉瘤

【影像表现】

（1）未破裂动脉瘤如为薄壁无血栓动脉瘤，平扫表现为边缘较清楚的圆形稍高密度区，明显均一强化。

（2）部分血栓性动脉瘤平扫有血流的部分密度稍高，血栓部分为等密度，增强检查血流部分和瘤壁强化，血栓无强化，呈“靶征”。

（3）完全血栓性动脉瘤，平扫呈等密度灶，可有弧形或斑点状钙化，增强扫描仅有囊壁环状强化，其内血栓不强化。

（4）破裂的动脉瘤在 CT 上多不能显示瘤体，可显示脑出血、脑积水、脑水肿、脑梗死、脑疝的 CT 表现。动脉瘤破裂时，蛛网膜下腔出血表现为：大脑前动脉瘤体破裂，血液多聚集于视交叉、大脑外侧窝池（外侧裂池）前部；大脑中动脉瘤体破裂，血液多聚集于外侧裂池附近；颈内动脉瘤体破裂，血液以外侧裂池为多；椎基底动脉瘤体破裂，血液多聚集于脚间池和环池。

【影像鉴别】

动脉瘤 CT 平扫为较高密度圆形病变，呈均匀强化或出现靶征，周围无水肿，结合临床，11% ～ 30% 的病例可明确诊断，确诊靠血管造影，尤其是颅后窝动脉瘤与肿瘤在 CT 上鉴别困难。CT 检查可清楚显示动脉瘤破裂后的并发症。

较小的动脉瘤需要与正常的脑血管结构如血管袢、动脉圆锥相鉴别。巨大动脉瘤需要与脑膜瘤、垂体瘤等鉴别。

【特别提示】

（1）颅内动脉瘤是造成蛛网膜下腔出血的主要原因。

（2）大多数先天性动脉瘤起自 Willis 环或大脑中动脉分叉处。

（3）根据病因可分为先天性、损伤性、感染性和动脉硬化性。根据形态，动脉瘤可分为粟粒状动脉瘤、囊状动脉瘤、假性动脉瘤、梭形动脉瘤和壁间动脉瘤（即夹层动脉瘤）五种类型。

（4）绝大多数未破裂的动脉瘤无临床症状，少数表现为压迫症状。动脉瘤破裂引起颅内出血，常见于劳累或激动时。由于出血突然，表现为头痛、恶心、呕吐、颈项强直或意识障碍等。

四、脑血管畸形

（一）动静脉畸形

是最常见的脑血管畸形，为先天性脑血管发育异常。多在 20 ～ 40 岁发病，常表现为头痛、癫痫、自发性脑出血。

【影像表现】

（1）可见形态不规则的高、等、低混杂密度病灶，边界不清。

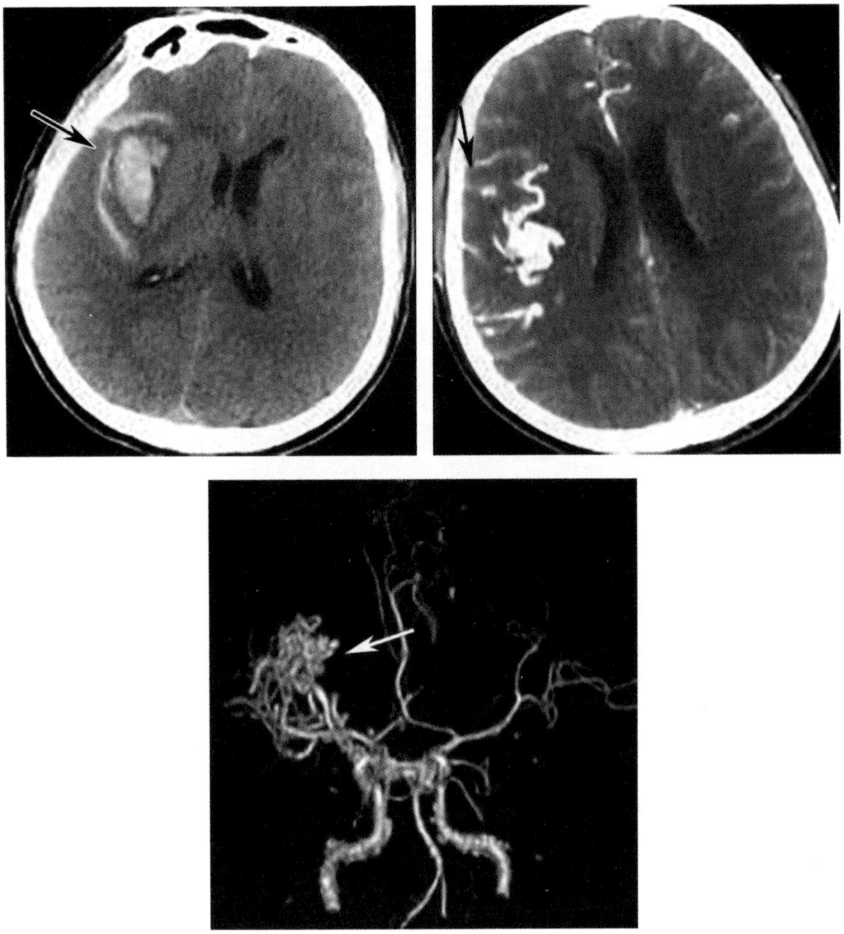

右额颞叶见片状高密度灶，密度欠均匀，邻近脑沟裂可见高密度影。增强扫描，右侧额颞叶可见迂曲增粗血管影。CTA 示右侧额颞叶可见团状畸形血管团

（2）可见等或高密度的点状、线状血管影，高密度钙化，血管间等密度的脑质或低密度软化灶。

（3）周围无水肿和占位表现，常有萎缩改变。

（4）病灶较小时可呈阴性表现。

（5）破裂形成血肿多位置表浅，形状不规则，也可破入脑室或蛛网膜下腔。

（6）增强扫描　病变区呈点状、线状明显迂曲强化血管影，可见血管团及粗大的引流静脉。CTA 可直观显示畸形血管团、供血动脉及引流静脉。

【影像鉴别】

（1）典型的动静脉畸形 CT 诊断不难，需要与海绵状血管瘤、血供丰富的胶质瘤、静脉性血管畸形及烟雾病等鉴别。但如果出现软化灶，主要应与胶质瘤鉴别。

（2）并发脑内血肿时，应与高血压性脑出血鉴别。

【特别提示】

脑动静脉畸形（AVM）的发病率占脑血管畸形的首位，主要发生于大脑前、中动脉供血区，位于脑的表浅组织或深部。内可有血栓形成、钙化和变性，血管间可见正常的脑组织。

（二）海绵状血管瘤

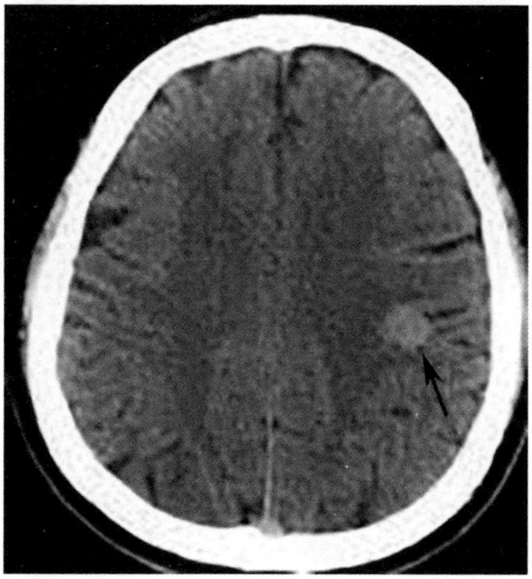

左侧额顶叶交界区可见类圆形高密度影，边界清，密度均匀，周围未见低密度水肿区

【影像表现】

表现为边缘清楚的圆形或类圆形高密度影，密度可均匀一致，常常无瘤周水肿，无或轻度占位效应。合并出血时，病灶可短时间内增大，出现明显占位效应，常伴钙化。增强扫描可有轻度至明显强化，强化程度与灶内血栓形成和钙化有关，血栓程度轻、钙化少则明显强化。

【影像鉴别】

需与转移瘤鉴别：转移瘤一般水肿较重，结合病史一般较容易鉴别。

【特别提示】

海绵状血管瘤可以表现为多发病变，CT 显示海绵状血管瘤不敏感，MRI 较 CT 有明显优势，尤其是 SWI 序列，对早期、小病变显示有明显优势。

（三）静脉畸形

【影像表现】

静脉性血管瘤 CT 平扫可无异常表现，增强扫描可显示有强化的点状、线状髓质静脉及增粗的中央静脉影。Galen 静脉瘤的 CT 表现具有特征性，平扫显示四

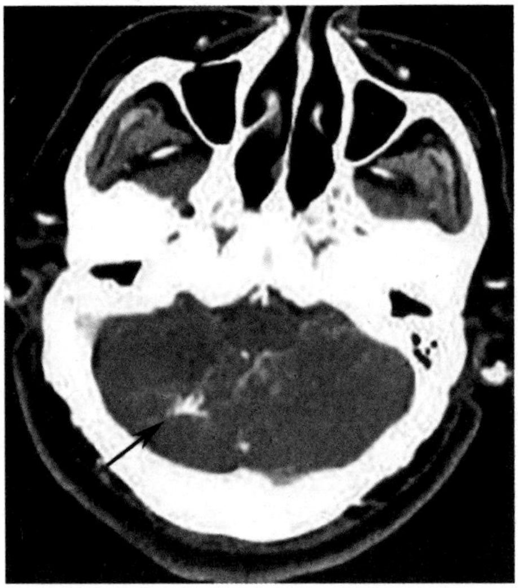

增强扫描右侧小脑半球可见扩张的髓静脉，汇入粗大引流静脉，
髓静脉呈“海蛇头”状

叠体池内边界清楚的圆形或三角形略高密度影，其CT值与血液相似，可有病灶边缘钙化，如供血动脉粗大，亦可在平扫时显示；增强扫描病灶呈边缘清楚的均匀强化，有时可显示多支螺旋状增粗的供血动脉和引流静脉。

【影像鉴别】

需与脑膜瘤鉴别：较大的Galen静脉瘤需与脑膜瘤鉴别，脑膜瘤常来源于小脑幕，肿块为实性，增强扫描可见脑膜尾征。

【特别提示】

静脉性血管瘤的CT表现缺乏特征性，临床不能据此确诊，但增强扫描病灶出现圆形或条形线状强化往往能提示诊断。Galen静脉瘤影像学表现较典型，根据其部位、形态、增强前后表现及脑积水表现，易于诊断。

第二节　脑肿瘤

一、星形细胞瘤

【影像表现】

（1）星形细胞瘤（Ⅱ级）　平扫呈低或等密度肿块，密度较均匀。多呈圆形或椭圆形，边界不清。10% ～ 20%有钙化，出血、囊变罕见。瘤周水肿较轻或无。增强扫描，肿瘤一般不强化或轻度强化。

（2）间变性星形细胞瘤（Ⅲ级）　表现为平扫以低密度为主的不均匀密度肿块，

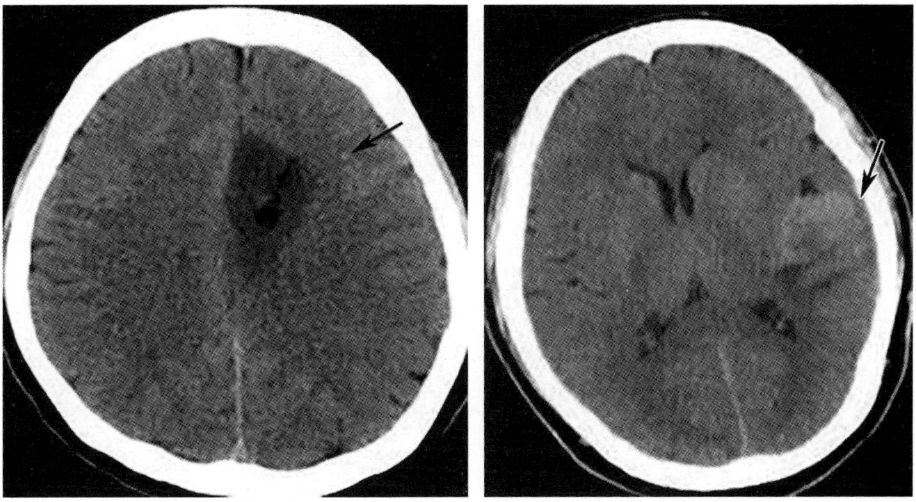

(a)　　　　　　　　(b)

（a）星形细胞瘤Ⅱ级：左侧额叶深部见低密度灶，密度不均匀，其内见更低密度区，边缘不清。（b）胶质母细胞瘤Ⅳ级：左侧颞顶叶可见类圆形稍高密度影，病变内缘可见水肿影

钙化罕见。增强检查大多数病灶呈不均匀强化。

（3）多形性胶质母细胞瘤（Ⅳ级）　平扫呈边界不清的混合密度病灶，周围等密度，中心低密度，可有出血，钙化罕见，周围有中到重度水肿。少数可为多发性，可随脑脊液种植转移。增强扫描，呈显著边界清楚的不均匀强化、环状或花边状不规则强化。

【影像鉴别】

星形细胞肿瘤需与急性脑梗死、脑血肿吸收期、脑挫裂伤、脑炎等鉴别，根据临床病史和影像表现不难做出诊断。

（1）急性脑梗死　急性起病，病变范围多与脑血管供血范围一致。

（2）脑炎　有感染病史，病灶周围水肿明显，增强扫描呈斑片状强化。

【特别提示】

星形细胞瘤是神经系统最常见的肿瘤，约占神经上皮肿瘤的75%。好发于额颞叶和脑干。临床症状主要为癫痫及颅内压增高症状，并可因脑组织受压、浸润或破坏局部脑神经而引起相应的症状。

二、脑膜瘤

【影像表现】

（1）平扫呈圆形或椭圆形的均匀等密度或稍高密度，2% ～ 3% 可见瘤内或瘤旁囊变、坏死低密度区，20% ～ 25% 伴钙化，部分呈沙粒样。

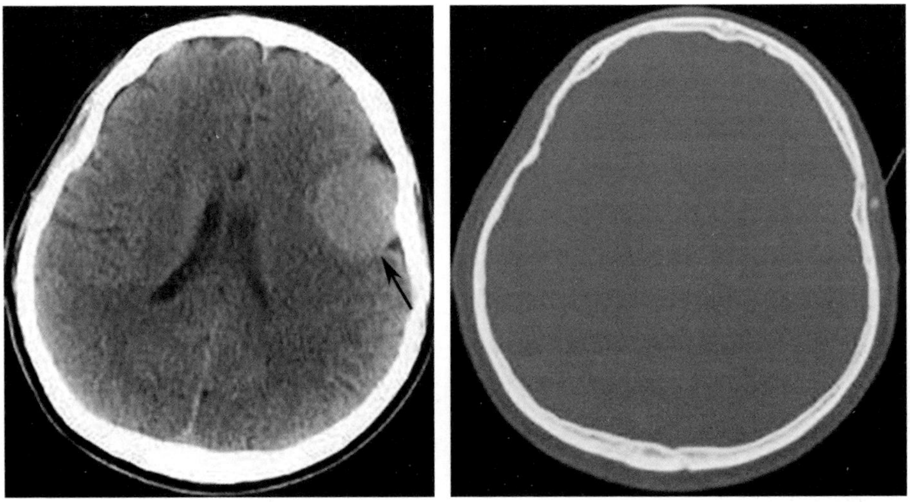

左侧额颞部颅骨内板下见类圆形略高密度灶，密度较均匀，边缘清，推压周围组织，骨窗示邻近颅骨稍增厚

（2）周围可有低密度水肿或积液。

（3）邻近骨质增生或破坏。

（4）增强扫描，90% 以上肿瘤呈显著均匀强化，可见“脑膜尾征”。

【影像鉴别】

（1）鉴别诊断为相应部位的常见肿瘤，如鞍区脑膜瘤需与垂体瘤鉴别，中颅窝脑膜瘤需与三叉神经鞘瘤鉴别，而后颅窝脑膜瘤需与听神经瘤鉴别，大脑凸面的脑膜瘤需与星形细胞瘤鉴别。

① 垂体瘤：从鞍内向鞍上生长，密度欠均匀，出血、坏死及囊变较常见。

② 星形细胞瘤：其强化程度不如脑膜瘤明显，密度不均匀。

（2）结合患者的年龄、性别、临床表现及脑膜瘤影像表现特征，一般不难诊断。

【特别提示】

（1）脑膜瘤起源于蛛网膜层脑膜上皮细胞，为常见的颅内肿瘤，多为单发，偶可多发。好发于大脑凸面、矢状窦旁、蝶骨嵴。

（2）定位于脑外非常关键，主要依据：以宽基底与硬脑膜相连，周围见脑脊液环绕，皮质塌陷。肿瘤生长缓慢，血供丰富。

（3）肿瘤长大，可嵌入脑内，脑皮质受压，除恶变者外，一般不浸润至脑实质内，极少数可恶变成脑膜肉瘤。

（4）脑膜瘤因紧邻颅骨，易引起颅骨增厚、破坏或变薄，甚至穿破颅骨向外生长，使头部局部隆起。

三、垂体瘤

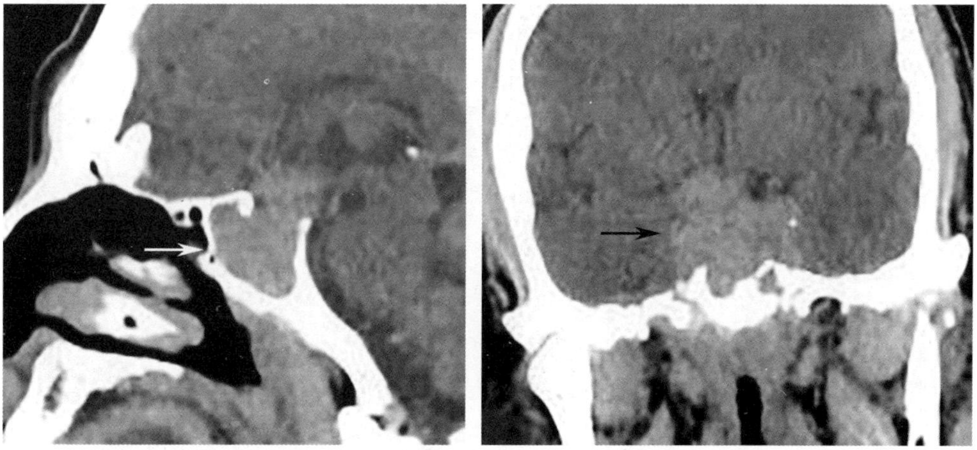

蝶鞍扩大，鞍内及鞍上见不规则形稍高密度灶，呈“束腰征”，边界较清，视交叉受压，双侧海绵窦受累

【影像表现】

（1）垂体微腺瘤平扫可仅有一些间接征象，如鞍底局限性下陷或局限性骨质吸收。增强扫描，微腺瘤强化程度低于邻近正常垂体组织，而呈局限性低密度区，规则或不规则。

（2）大腺瘤通常引起蝶鞍扩大和鞍底下陷；通过鞍膈向上生长时，由于受到鞍膈的限制而形成对称的切迹称为“束腰征”或“8”字征；向鞍上生长使鞍上池闭塞，视交叉受压上移；向鞍旁生长使颈内动脉海绵窦段向外推移，甚至闭塞海绵窦，包裹颈内动脉；向下可以侵犯蝶窦和斜坡的骨质。

【影像鉴别】

（1）垂体大腺瘤表现为鞍内、鞍外肿块并有蝶鞍增大，增强检查更为明确，诊断也不困难。

（2）与颅咽管瘤鉴别　颅咽管瘤常见于儿童及青少年，位于鞍上，常表现为囊实性病变，成分复杂，常见钙化，增强扫描呈多环状不规则强化。最主要一点是蝶鞍不扩大，有时能看到受压的垂体。

（3）与脑膜瘤鉴别　主要与鞍旁脑膜瘤相鉴别。鞍旁脑膜瘤常包绕同侧颈内动脉海绵窦段并使其狭窄，而垂体腺瘤侵犯鞍旁常引起颈内动脉海绵窦段推压外移。鞍旁脑膜瘤常沿脑膜向周围扩展，可见脑膜尾征。当肿瘤内出现钙化或邻近骨质硬化时，应考虑脑膜瘤。

【特别提示】

（1）垂体腺瘤常称为垂体瘤，是鞍区最常见的肿瘤。

（2）根据肿瘤长径的大小分为微腺瘤（≤ 1cm）、大腺瘤（> 1cm）和巨大腺瘤（>3cm）。侵袭性垂体瘤边界不清。

四、听神经瘤

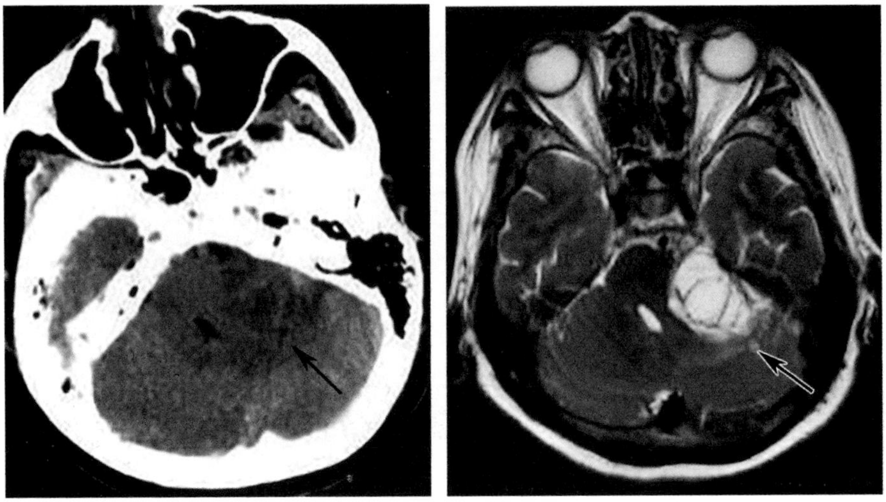

(a) (b)

（a）CT 平扫可见左侧桥小脑角区混杂低密度灶，边界欠清，推压邻近组织，第四脑室变窄，左侧桥前池增宽。（b）MR 示病变 T2WI 呈高信号，可见囊变及分隔影

【影像表现】

（1）CT 平扫多数呈等密度、低密度肿块。较大肿瘤内可见囊变区。

（2）肿瘤中心位于内听道口，骨窗可以显示内听道扩大呈漏斗状，骨质破坏吸收。较大肿瘤常推压邻近结构，致第四脑室及脑干受压移位，幕上可出现不同程度脑积水。

（3）增强扫描，肿瘤较小时均匀强化；较大肿瘤实性部分明显强化，强化不均匀。其中微小听神经瘤平扫易漏诊，骨窗示内听道无或轻度扩大，增强后可见明显均匀强化灶。

（4）可见同侧听神经增粗并强化。

【影像鉴别】

鉴别诊断应注意与桥小脑角区的脑膜瘤、表皮样囊肿相鉴别。

① 脑膜瘤：宽基底附于脑膜，增强扫描均匀强化，无听神经增粗。

② 表皮样囊肿：增强后无强化，包绕邻近血管、神经。

CT 检查对于发现和诊断突入桥小脑角区的较大听神经瘤并无困难。

【特别提示】

听神经瘤是源于听神经鞘膜细胞的偏良性肿瘤，为桥小脑角区最常见的肿瘤，通常单发，男性略多。大多起源于听神经前庭支的神经鞘膜细胞，占脑神经瘤的90%～95%。

通常以内听道为中心向桥小脑角生长，微小听神经瘤长径通常不足1cm，较大的肿瘤突向桥小脑角区，形态多不规则，边界清晰，囊变多见，亦可见坏死，钙化和出血少见。

肿瘤生长缓慢，早期主要表现为耳鸣和听力下降，肿瘤长大后可出现前庭功能损害，甚至脑积水表现。

五、颅咽管瘤

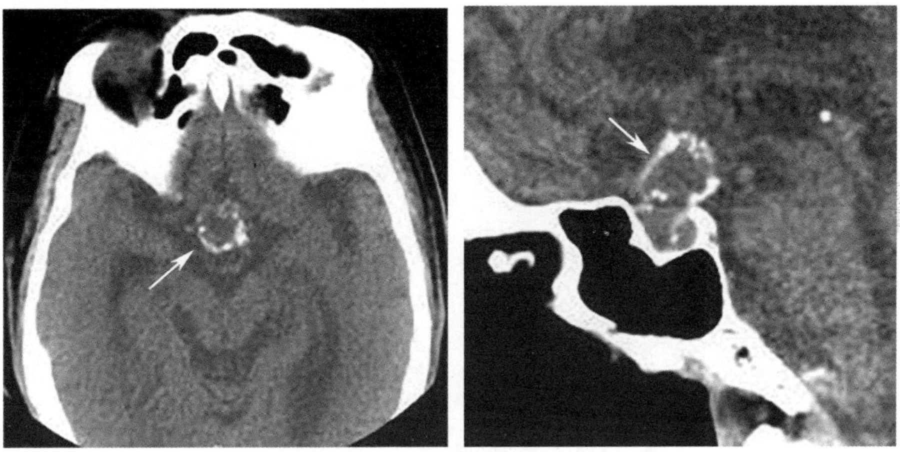

鞍区见类圆形低密度影，边缘可见蛋壳样钙化，边界较清，推压邻近组织

【影像表现】

（1）平扫肿瘤为囊性或部分囊性，少数也可完全呈实性。形态多为圆形或类圆形，少数为分叶状。

（2）CT值变动范围大，囊性部分常呈脑脊液样低密度，若含较多的胆固醇则呈极低密度，或因囊内含有较多的钙或角蛋白而接近等密度或稍高密度。肿瘤的实质部分多呈等密度。肿瘤的钙化发生率较高，尤其易发生于儿童患者，可高达80%。囊性部分多呈蛋壳状钙化，实体部分常呈点状或不规则钙化。蛋壳状钙化常是颅咽管瘤的特征性表现。

（3）增强扫描，肿瘤实性部分可呈均匀或不均匀强化，囊壁亦可出现强化。

【影像鉴别】

需与垂体腺瘤、鞍结节脑膜瘤、鞍区动脉瘤等鉴别。

（1）垂体腺瘤　多见于15岁以后，一般不产生颅内高压症状，视力障碍多见；瘤体多突破鞍膈向上生长，典型者可出现“束腰征”。

（2）鞍结节脑膜瘤　是较为常见的鞍上肿瘤，多偏一侧生长。以鞍结节部位的骨质改变为主，累及前床突和蝶骨小翼，增强检查可见“脑膜尾征”。

（3）鞍区动脉瘤　CT平扫为等密度或稍高密度，可见蛋壳样强化，与颅咽管瘤相似，但强化明显。CTA检查可显示肿瘤与血管的关系。

【特别提示】

关于颅咽管瘤的发病机制有两种学说，第一种认为起源于颅咽管的胚胎残余的上皮细胞，第二种认为起源于腺垂体结节部垂体细胞化生的鳞状上皮。多见于鞍上区、第三脑室。好发年龄为5～10岁，是儿童鞍上肿瘤中最常见的类型。为先天性良性肿瘤。生长缓慢，病程较长。主要表现为内分泌症状、视觉症状及颅内压增高。

六、转移瘤

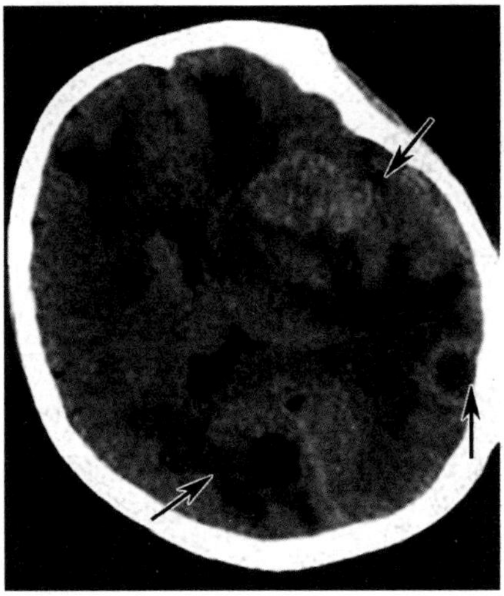

左侧基底节区、左顶叶、右侧顶枕叶区见多发类圆形异常密度灶，基底节区病变密度稍高，余病变中心密度较低，周围见大片状低密度水肿区

【影像表现】

（1）CT上，转移瘤多表现为皮髓质交界区的低密度或等密度肿块。其密度取决于肿瘤细胞成分、肿瘤血供以及有无坏死、囊变和出血、钙化。肺、乳腺、肾、结肠癌的转移多为低密度；淋巴瘤及黑色素瘤常表现为高密度或等密度。转移瘤出血常见于肾癌、乳腺癌、黑色素瘤和绒毛膜上皮癌。转移瘤钙化常见于骨肉瘤、软骨肉瘤，其他原发瘤少见。

（2）瘤周水肿多明显。由于水肿多为血管性，多累及白质，较少累及灰质，表现为指状分布。

（3）骨窗可显示邻近颅骨受累。

（4）增强扫描有助于转移灶的检出，大多数转移瘤血供丰富，且肿瘤血管无血 - 脑屏障，强化多明显；呈块状、结节状或环形强化。

【影像鉴别】

（1）若无原发瘤病史，多发病变应与其他如多发结核灶、多中心性脑胶质瘤等鉴别。

（2）单发转移瘤的诊断较为困难，需与胶质瘤、脑脓肿等病变鉴别。

【特别提示】

CT 检查发现多发结节病灶，位于皮髓质交界区，呈结节状和（或）环状强化，应考虑多发脑转移瘤的可能；若病人有恶性肿瘤史，更支持转移瘤诊断。

七、少突胶质细胞瘤

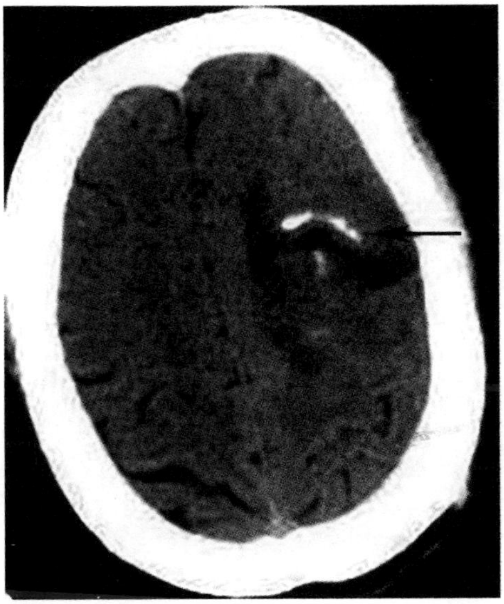

左额叶可见混杂密度影，边界不清，内见条片样钙化影，周围可见低密度水肿区

【影像表现】

钙化是少突胶质细胞肿瘤的特征，约 70% 病例有钙化，间变性者钙化比例较低。钙化可呈局限点片状、弯曲条带状、不规则团块状。少突胶质细胞肿瘤多呈类圆形，边界不清。可为混杂密度、低密度、高密度和等密度。肿瘤周边水肿占 37.9%，多为轻度水肿，但间变性者易发生周围水肿，且占位效应明显。少突胶质细胞瘤一般无强化或轻度强化，间变性少突胶质细胞瘤多为斑片状中度强化，强化不均匀。

【影像鉴别】

（1）低级别星形细胞瘤　钙化少见，发病位置比少突胶质细胞肿瘤深，瘤周水肿及占位效应轻，增强扫描轻度强化。

（2）节细胞胶质瘤　常位于颞叶，典型表现为囊壁及壁结节、钙化，增强扫描囊壁及壁结节明显强化，占位效应及瘤周水肿较轻。

（3）脑膜瘤　偶尔可见钙化脑膜瘤，CT 有时较难鉴别，脑膜瘤可引起颅骨增厚，增强扫描明显强化可区别。

【特别提示】

本病好发于成人，病程进展缓慢，以癫痫及神经功能障碍为主要表现。肿瘤多发生于幕上，CT 表现以混杂密度多见，水肿轻，强化程度低；钙化是少突胶质细胞肿瘤的特征，表现为点片、条索或团块状。

八、室管膜瘤

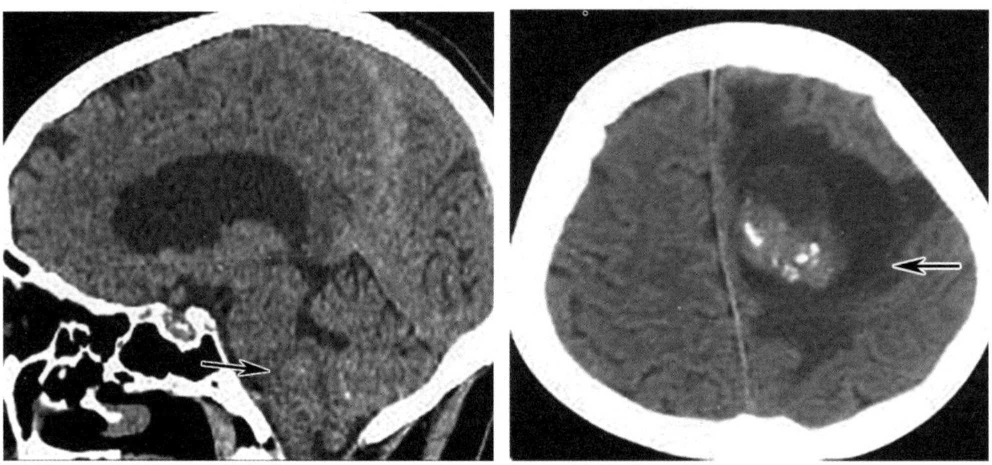

(a)　　(b)

（a）第四脑室可见稍高密度影，密度不均匀。（b）左额叶可见囊实性肿块影，病变实性成分密度稍高伴斑片样钙化影，囊性成分呈低密度影，边缘可见水肿密度影

【影像表现】

平扫为等密度或稍高密度，其内可有散在低密度囊变区和高密度钙化。增强扫描，80% 肿瘤发生不均匀性强化。脑室内肿瘤无瘤周水肿，脑实质内肿瘤则有轻度瘤周水肿。

【影像鉴别】

（1）髓母细胞瘤　髓母细胞瘤常起源于第四脑室顶部，室管膜瘤起源于第四脑室底部；横轴位肿瘤前方有脑脊液环绕时，多为髓母细胞瘤，髓母细胞瘤密度稍高，钙化少见。

（2）脉络丛乳头状瘤　多见于成人，儿童多见于侧脑室三角区，一般肿瘤为颗粒样或凹凸不平，是该瘤的特点，常伴颗粒样钙化，增强扫描显著强化。

（3）星形细胞肿瘤　脑实质室管膜瘤以囊实性为主，少见实性肿瘤。星形细胞瘤多为实性，少见囊实性，室管膜瘤多伴钙化及出血；星形细胞瘤增强扫描多为轻度强化，室管膜瘤一般实性成分明显强化。

【特别提示】

多见于小儿及青少年，颅内高压及定位体征不明确。肿瘤多位于第四脑室，亦可见于侧脑室、第三脑室和脑实质内。CT 平扫肿瘤为等密度、高密度，散在低密度囊变区和点状钙化；增强扫描实性部分强化明显。

九、髓母细胞瘤

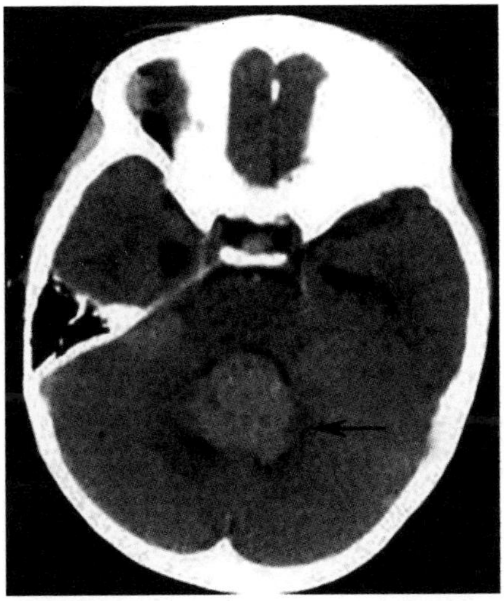

第四脑室内可见类圆形稍高密度肿块影，肿块密度较均匀，病变前缘可见脑脊液环绕

【影像表现】

肿瘤常位于第四脑室小脑蚓部，边界清楚。平扫多呈略高密度，少数为等密度，低密度罕见。46% 的肿瘤周围有水肿。增强扫描，肿瘤常呈不均匀显著强化。

【影像鉴别】

需与室管膜瘤鉴别：室管膜瘤起源于第四脑室底部，多沿着第四脑室侧孔、正中孔生长。髓母细胞瘤密度稍高，钙化少见，横轴位肿瘤前方有脑脊液环绕时，多为髓母细胞瘤。

【特别提示】

儿童颅后窝中线区实性肿块，密度稍高，增强扫描明显强化，多为髓母细胞瘤。

十、生殖细胞瘤

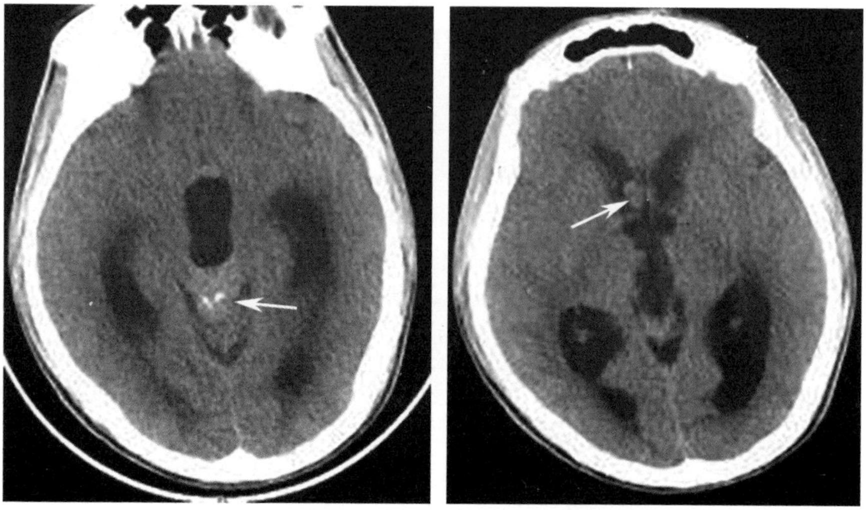

松果体区可见稍高密度肿块影，肿块后缘可见斑片样钙化影，第三脑室扩张；
右侧透明隔区可见结节影，提示脑脊液播散

【影像表现】

平扫表现为边缘清楚、稍不规则、欠均匀的略高密度肿块，增强扫描呈均匀强化，脑室壁可出现带状或结节状强化影，提示有室管膜播散。松果体区生殖细胞瘤常伴有梗阻性脑积水。放疗后肿块内可出现低密度囊性变。增强扫描有助于检出经脑脊液种植的病灶。

【影像鉴别】

（1）松果体细胞瘤　松果体细胞瘤多发生于女性，钙化多见，少见出血、坏死、囊变，生殖细胞瘤多见于年龄较小的男性患者。

（2）脑膜瘤　常来源于小脑幕或鞍结节，肿块为实性，增强扫描可见脑膜尾征。

（3）颅咽管瘤　多为囊性或囊实性，蛋壳状钙化常是颅咽管瘤的特征性表现。

【特别提示】

生殖细胞瘤有特定的发生部位和好发年龄。当儿童松果体区和（或）鞍上发现类圆形肿块时，则应考虑生殖细胞瘤；试验性放射治疗是诊断生殖细胞瘤的有力佐证。

十一、毛细胞型星形细胞瘤

【影像表现】

毛细胞型星形细胞瘤好发于小脑和下丘脑区，常伴有不同程度的囊变，平扫呈低密度，增强后肿瘤囊壁及实性部分强化，瘤周水肿轻，第四脑室常受压。

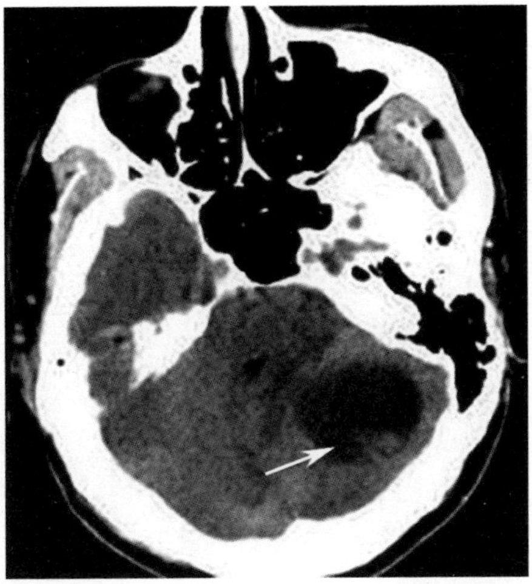

左侧小脑半球可见类圆形低密度影，后缘见结节样等密度影，
囊性成分呈低密度影，边界清

【影像鉴别】

（1）血管母细胞瘤　毛细胞型星形细胞瘤多见于儿童或青少年，典型血管母细胞瘤多见于成人，呈大囊小结节样改变，增强扫描结节明显强化，囊壁无强化。

（2）生殖细胞瘤　CT 表现为高密度，密度均匀，增强后均匀强化。

【特别提示】

肿瘤位于小脑半球或下丘脑区视神经通路，边界清楚，小脑半球病变多为囊实性，实性部分 CT 上呈低密度，增强后囊壁、间隔及实性部分多有明显强化，多提示为毛细胞型星形细胞瘤。

第三节　颅脑外伤

一、脑挫裂伤

【影像表现】

（1）脑挫裂伤 CT 表现为混杂密度，脑水肿为片状低密度区，其内见斑点状或小片状高密度影，为出血灶。

（2）病变具有占位效应，边界不清。

（3）病情较重时脑水肿及脑内血肿范围广泛。

【影像鉴别】

根据外伤史及典型 CT 表现容易作出诊断。

【特别提示】

（1）脑挫伤病理为脑内散在出血灶，静脉瘀血、脑血肿和脑肿胀。

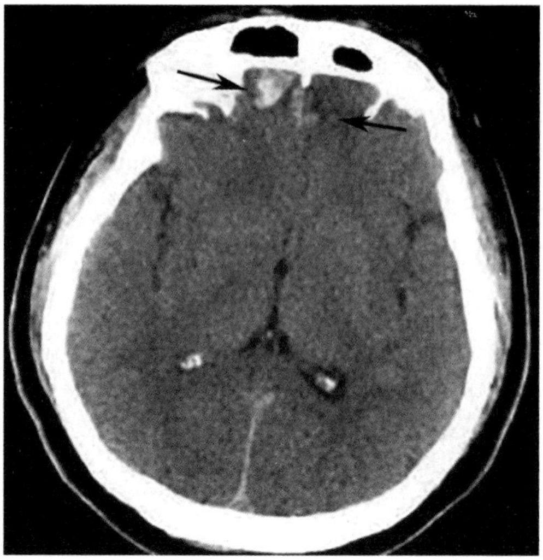

双额叶见片状高混杂密度灶，右额叶为著，边界欠清，周围可见低密度水肿区

（2）如伴有脑膜、脑或血管撕裂，则为脑裂伤。

（3）二者常合并存在，统称为脑挫裂伤。

二、硬膜外血肿

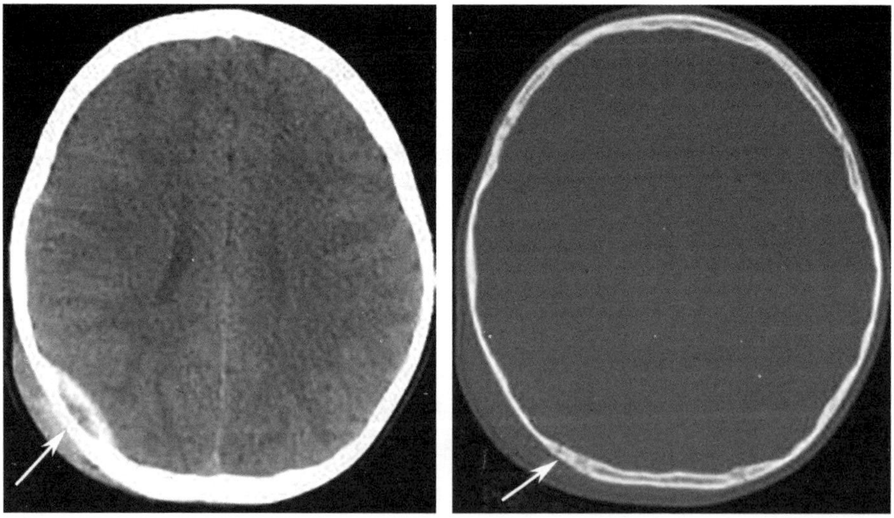

右顶部颅骨内板下见混杂梭形密度灶，边界较清，推压周围组织；骨窗显示右顶骨可见线样骨折线影，邻近头皮软组织肿胀

【影像表现】

（1）血肿呈颅板下梭形高密度灶，边缘清晰，密度较均匀。

（2）病变多位于骨折附近。

（3）因颅缝处硬脑膜与颅板连接紧密，故血肿一般不跨越颅缝。

（4）慢性期血肿往往呈等密度或低密度，若密度增高，有再出血的可能。

【影像鉴别】

根据外伤史及典型 CT 表现容易做出诊断。

【特别提示】

（1）多由硬脑膜血管损伤所致，脑膜中动脉受累最常见。

（2）血液聚集于硬膜外间隙，因硬脑膜与颅骨内板粘连紧密，故血肿较局限，呈梭形或双凸透镜形。

三、硬膜下血肿

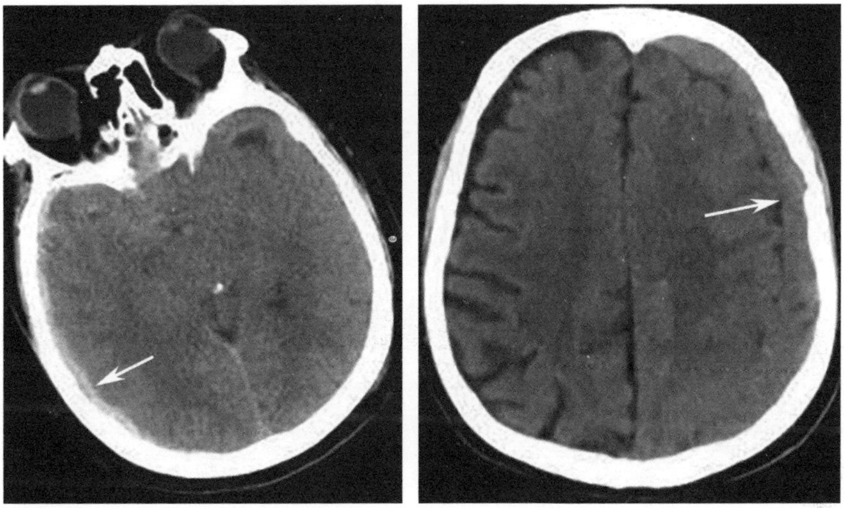

(a)　　(b)

（a）急性硬膜下血肿：右侧颞枕部颅骨内板下见类新月形高密度灶，密度欠均匀，边界较清，推压周围组织。（b）慢性硬膜下血肿：左侧额顶颞部颅骨内板下见新月形等密度灶，密度均匀，边界较清，推压周围组织，脑沟裂变浅消失

【影像表现】

（1）急性期血肿呈颅板下新月形或半月形高密度影，边界欠清。

（2）常伴有脑挫裂伤或脑内血肿，脑水肿和占位效应均明显。

（3）亚急性期血肿逐渐变为等密度；有时呈分层状，表现为上部是等密度或略低密度区，下部是高密度区。

（4）慢性期由于血肿内渗透压逐渐升高，液体不断渗入，故血肿体积增大。此时血肿逐渐变为双凸形或梭形，呈稍高、等、低或混杂密度灶，高密度为新鲜出血所致。

【影像鉴别】

根据病史及典型CT表现容易做出诊断。

【特别提示】

（1）多由脑表面桥静脉或静脉窦损伤出血所致，血液聚集于硬膜下腔，沿脑表面广泛分布。

（2）依据受伤时间可分为急性、亚急性及慢性硬膜下血肿。

四、弥漫性轴索损伤

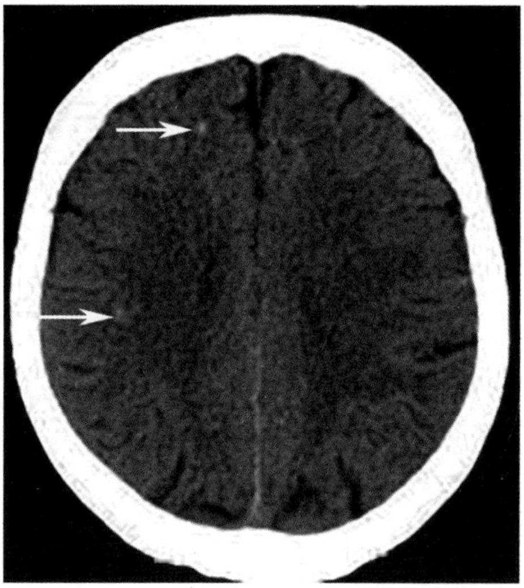

右额叶可见小斑片样高密度影，边界清晰，周围未见明显水肿密度影

【影像表现】

双侧幕上大脑半球的多个脑叶弥漫性肿胀，灰质、白质界限不清，表现为广泛低密度区，半卵圆中心、内囊、穹隆柱、前后联合结构不清，严重者脑干、胼胝体亦受累；脑室、脑池受压而变小，脑池和脑沟界限模糊；大脑半球灰白质交界处、基底节区、胼胝体、脑干以及小脑可见单发或多发点状至15mm以下的小片状出血灶；少有中线移位或仅有轻度移位（＜5mm）。部分病例可见蛛网膜下腔出血、脑室内出血或少量硬膜下出血。对于临床症状严重，而头颅CT未发现异常或改变轻微者，要考虑到弥漫性轴索损伤的可能。

【影像鉴别】

结合外伤病史，诊断较容易。

【特别提示】

根据严重的脑外伤史，CT有上述表现，且患者病情危重，无颅内大的血肿或不能用颅内血肿解释的临床表现，提示弥漫性轴索损伤的可能。

五、颅骨骨折

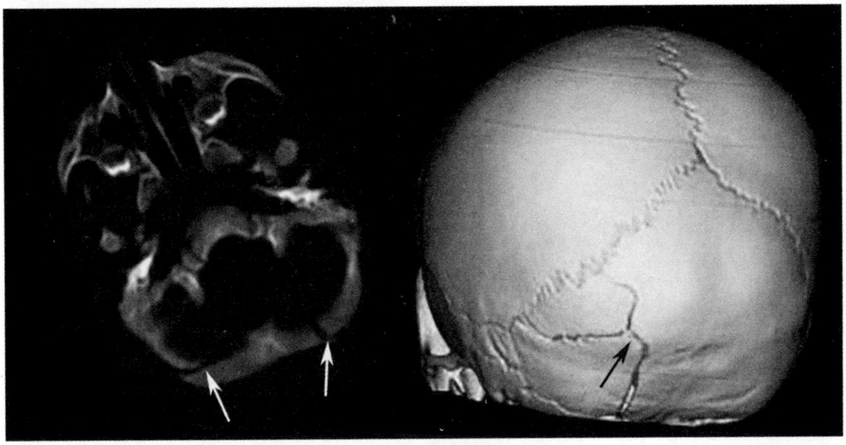

左侧枕骨、右侧颞骨岩部骨质结构不连续，见线样低密度影。CT VR 三维重建可清晰显示线样骨折线

【影像表现】

（1）骨质连续性中断、移位。

（2）颅缝增宽、分离。

（3）常累及颅底孔道，从而损伤通过的神经、血管。

【影像鉴别】

颅骨骨折需与颅缝、血管沟、蛛网膜颗粒压迹等正常解剖结构鉴别。

（1）颅缝　有特定部位，呈锯齿状，有硬化边。

（2）血管沟　呈条形凹痕，沿血管走行，表面光滑，有硬化边。

（3）蛛网膜颗粒压迹　典型部位在旁矢状窦、横窦，影像表现为颅骨内板局限性凹陷，颅板光滑，无骨质破坏，有硬化边。

【特别提示】

颅骨骨折应根据临床表现重点观察，避免遗漏；三维重建可立体地显示骨折与周围结构的关系，有利于手术治疗。

第四节　颅内感染

一、脑脓肿

【影像表现】

（1）CT 扫描早期为边界模糊的低密度区，这与组织坏死、液化及周围组织水肿有关，占位效应不明显。

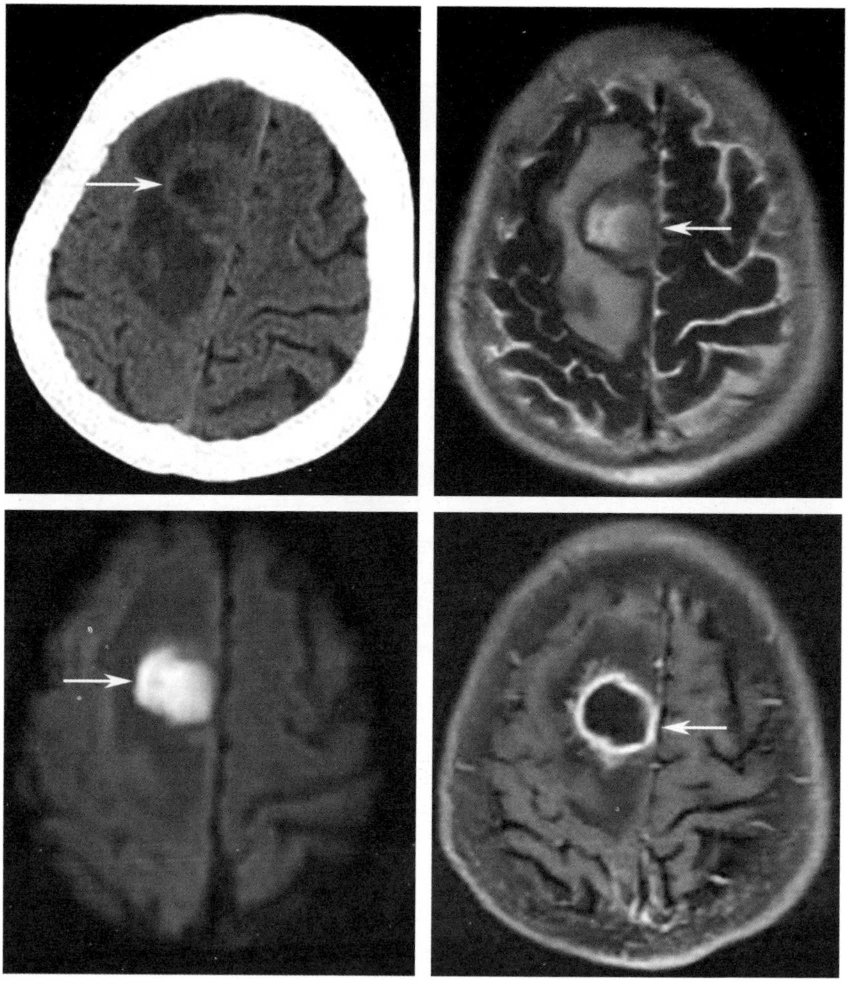

CT 示右额叶见类圆形异常密度灶，边缘呈等密度，其内密度较低，周围绕以片状低密度水肿区。MR 示 T2WI 病变边缘呈等信号，其内呈高信号，DWI 弥散受限，增强扫描边缘强化

（2）早期增强扫描多为斑片状或脑回样强化。

（3）4 ～ 14 天可为结节或环形强化，内可见气体。

（4）环形强化与血脑屏障受损、充血水肿及脓肿壁形成有关。

（5）多发脑脓肿多为圆形、类圆形薄壁环状强化或结节状强化。

【影像鉴别】

（1）与脑囊虫病鉴别　脑脓肿多为单发，病灶周围为指状水肿。脑囊虫为多发，周围水肿相对较轻，补体结合试验阳性。

（2）与结核性脑脓肿鉴别　结核杆菌感染多发结节伴有脑积水、脑梗死、血沉加快、脑池密度增高，结核性脓肿壁较厚，可有明显强化，常伴脑膜炎及结核瘤。后期可出现结节状钙化，成人少见。

（3）与脑转移瘤鉴别　脑转移瘤平扫多为等、低密度，增强后显著强化，且多发。肿瘤中央低密度区较脓液密度高，且壁厚、内外缘不光整，可见壁结节，周围有水肿，占位效应明显。多发的转移瘤常位于皮质及皮质下，壁厚且不规则，水肿呈“手掌形”。

（4）与陈旧性血肿鉴别　脑陈旧性血肿有明显外伤史，呈较厚的环形强化，壁不规则，水肿较轻。

（5）与脑淋巴瘤鉴别　淋巴瘤强化明显，常位于脑室周围及基底节区，壁欠完整，周围水肿密度更低。

【特别提示】

病变多位于皮髓质交界处，偶在脑深部，炎性病变区密度较低，但较周围水肿高，边缘模糊，占位效应取决于病变周围水肿情况，明显的占位效应可使脑沟、脑裂、脑池和脑室受压移位甚至消失。

二、病毒性脑炎

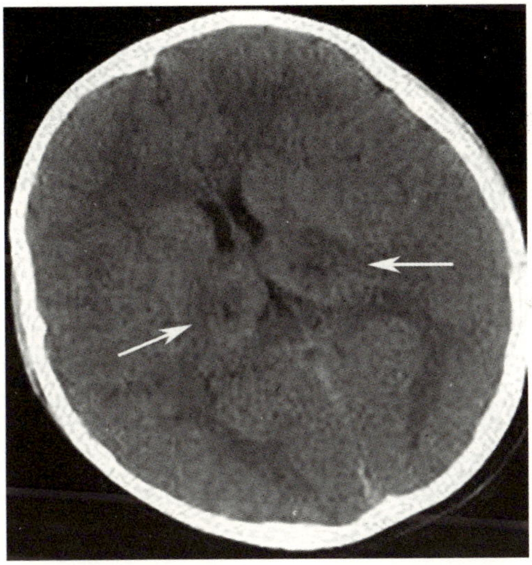

双侧丘脑可见斑片样低密度影，边界不清

【影像表现】

多表现为脑内单发、多发低密度灶；常见于一个或两个大脑半球的额叶、顶叶、颞叶、岛叶和基底节、丘脑区域，但也累及脑干和小脑。早期病变主要累及灰质，主要表现为脑组织弥漫性肿胀。急性脱髓鞘性脑炎主要累及皮质下和脑室周围白质。晚期表现为脑软化、脑萎缩，可有钙化。

【影像鉴别】

（1）多发性硬化　临床症状多具有缓解、复发或缓慢进展的特点，病程处于急性期时，增强扫描病灶有强化。

（2）脑梗死　患者年龄偏大，起病急，病灶与血管分布范围一致。

（3）脑转移瘤　病灶多发且有瘤结节，常有原发瘤病史。

【特别提示】

病毒性脑炎影像学表现缺乏特异性，诊断需结合临床；当病毒性脑炎出现局部脑组织水肿、占位效应时可类似肿瘤，将病毒性脑炎误诊为肿瘤而行外科手术的报道并不少见。诊断要点主要有：①呈急性或亚急性起病，以意识障碍、癫痫为主要临床表现；②主要表现为脑组织弥漫性肿胀，病变以侵犯灰质为主；急性脱髓鞘性脑炎则主要位于皮质下及侧脑室周围白质，呈对称或不对称分布；③增强扫描可不强化或呈弥漫性、脑回样强化。

第五节　颅脑先天性畸形及发育异常

一、先天性脑积水

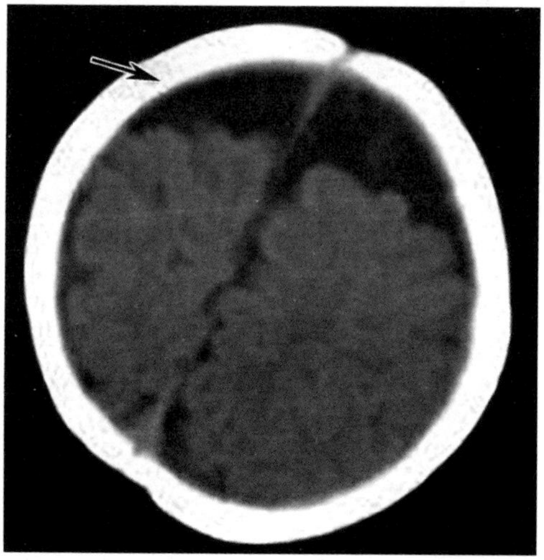

双侧额颞部颅骨内板下见较多脑脊液影，并向纵裂池延伸，局部脑沟较宽

【影像表现】

（1）脑室系统、脑沟裂池扩大。

（2）脑实质结构一般正常。

【影像鉴别】

（1）重度脑积水　脑室极度扩张，脑实质、枕叶变薄，但脑室轮廓仍然可见。

（2）慢性双侧巨大硬膜下血肿或水瘤　硬膜下腔极度扩张，其内充满脑脊液。脑实质内移，脑室受压变窄，向中线内聚。

【特别提示】

先天性脑积水患者临床表现为：①出生后数周或数月头颅迅速增大，与面部比例失调；②吞咽困难，“落日征”，深反射亢进；③颅骨透光试验阳性。结合临床表现与影像学表现，可做出诊断。

二、蛛网膜囊肿

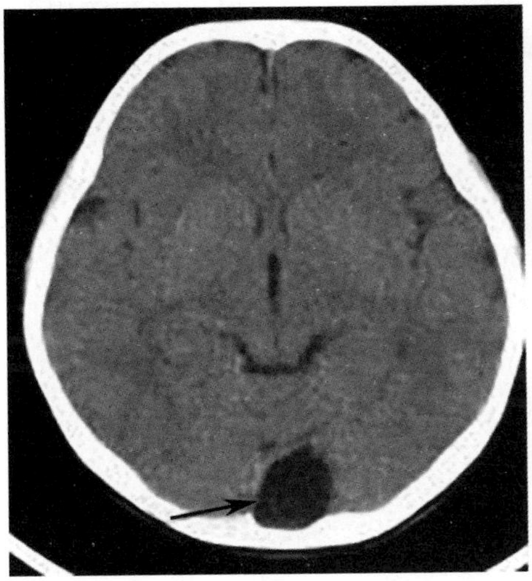

(a)

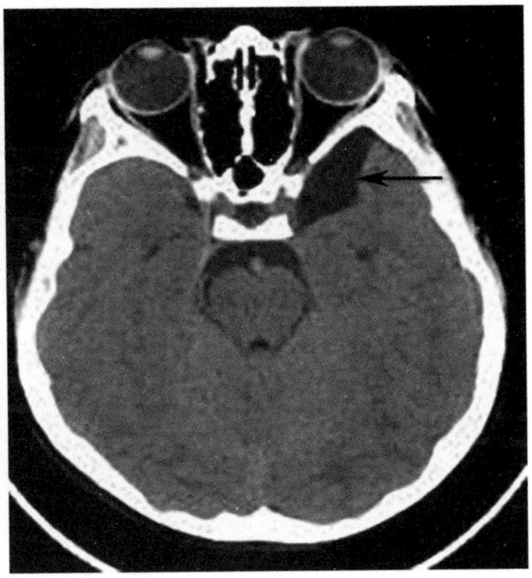

(b)

（a）枕大池区后上部见囊状低密度影，边界清，邻近脑质及颅板受压。（b）左侧颞极见囊状低密度影，边界清，邻近颞叶受压

【影像表现】

（1）局部脑裂或脑池扩大，表现为囊状低密度，CT 值与脑脊液相近。

（2）囊肿较大时，局部颅骨变薄、膨隆，局部脑组织受压移位，甚至导致脑萎缩。

【影像鉴别】

需与表皮样囊肿鉴别：多位于硬膜外，呈球形，为混杂密度，可有钙化。

三、小脑扁桃体下疝畸形

【影像表现】

（1）小脑扁桃体变尖、下移，下缘超过枕骨大孔下缘 5mm 以上。

（2）在横轴位表现为椎管上端脊髓背外侧两个卵圆形软组织块影，向上与小脑相延续。

【影像鉴别】

需与颅内压增高所致的小脑扁桃体枕骨大孔疝鉴别：扁桃体呈圆锥状下移，

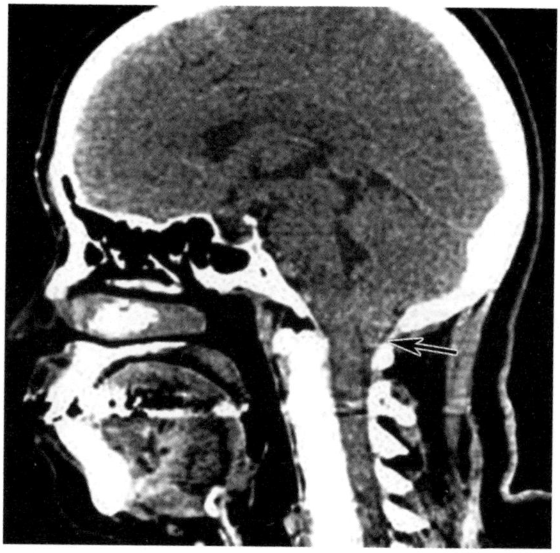

小脑扁桃体变尖、下移，下缘超过枕骨大孔下缘

嵌入枕骨大孔，且伴有颅内占位病变及颅内高压征象。

【特别提示】

小脑扁桃体低于枕骨大孔 3mm 以内属正常范围，介于 3 ～ 5mm 为界限性异常，5mm 以上则为病理状态。

四、先天性第四脑室中孔和侧孔闭锁

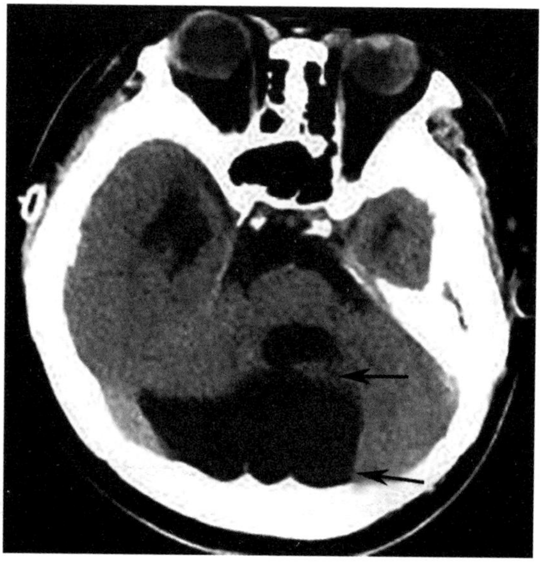

第四脑室扩大，小脑蚓部缺如，后颅窝扩大，可见较多脑脊液密度影

【影像表现】

第四脑室扩大，颅后窝扩大，其内主要为液性密度，枕骨变薄。直窦与窦汇上移至人字缝以上，小脑蚓部缺如及小脑发育不全等。常合并幕上畸形，如脑积水（75%）、胼胝体发育不全（25%）、枕部脑膨出（5%）、神经元移行异常（5% ～ 10%）。

【鉴别诊断】

（1）颅后窝巨大蛛网膜囊肿　不与第四脑室相通，可压迫第四脑室，使其变小和向前移位，幕上脑室对称性扩大并积水，但脑积水程度较轻，且无小脑发育畸形。

（2）巨大枕大池　它是一种发育变异，根据其完整的小脑蚓部、小脑半球可伴有受压萎缩、第四脑室位置正常、桥前池和桥小脑角池可显示正常等，可与本病鉴别。

【特别提示】

该病常见于儿童，70% ～ 80% 的患者在 1 岁内起病，多见于女性，是一种罕见的小脑发育畸形，又称为 Dandy-Walker 畸形。根据典型影像，诊断较容易。

五、脑灰质异位

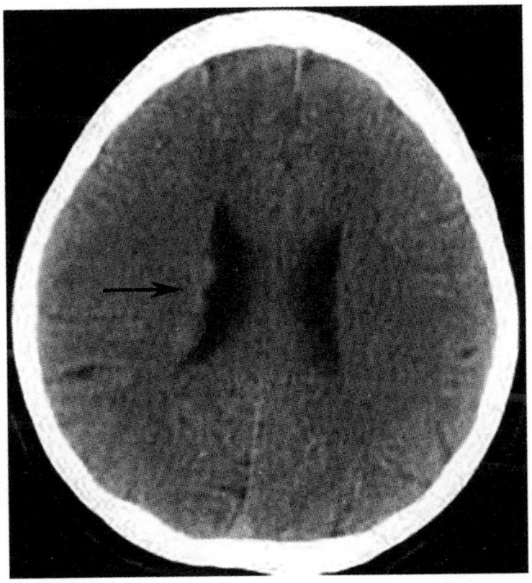

右侧侧脑室室管膜下可见多发结节样等密度影，密度同皮质，边界清楚

【影像表现】

可在白质内发现异位灰质灶，平扫或增强时 CT 值均与正常灰质相近。

【影像鉴别】

根据典型 CT 表现并结合临床，诊断不难。

【特别提示】

脑白质区、侧脑室旁出现的灰质密度影，边界清楚，无周围水肿，增强扫描与正常脑皮质强化一致。常伴其他发育畸形，如脑裂畸形、多小脑回、巨脑回等。可分为三类：局限性皮质下型灰质异位、室管膜下型灰质异位、带状型灰质异位。

六、胼胝体发育不全

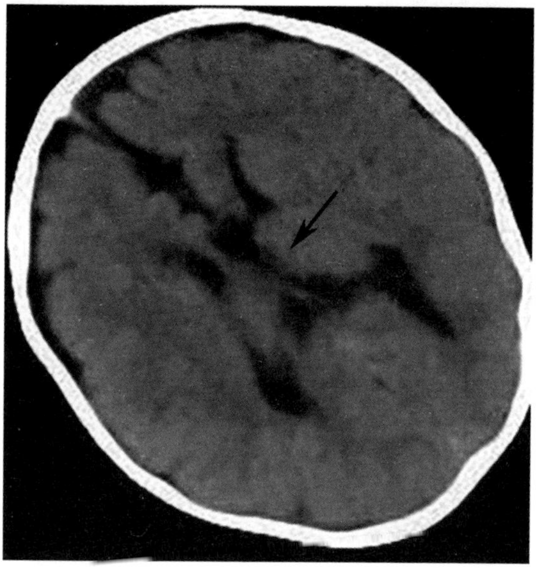

胼胝体部分缺如，第三脑室扩大上移，双侧侧脑室体部分离（箭头所示）

【影像表现】

第三脑室扩大上移，插入双侧侧脑室体部之间；双侧侧脑室明显分离，侧脑室后角扩张；严重时第三脑室可上移至两侧半球纵裂的顶部。合并的脂肪瘤呈低密度，CT 值为负值。

【影像鉴别】

（1）透明隔囊肿　第三脑室位置正常，胼胝体形态、位置正常。

（2）前脑无裂畸形　胼胝体发育不全偶可伴发纵裂囊肿，需与前脑无裂畸形鉴别，鉴别要点包括：前脑无裂畸形者的终板增厚，而胼胝体发育不全者终板常缺如；前脑无裂畸形者丘脑呈融合状态，胼胝体发育不全者丘脑明显分离；前脑无裂畸形者双侧侧脑室融合，无侧脑室前角。

【特别提示】

胼胝体发育不全常伴有其他颅脑发育畸形，如Dandy-Walker畸形、灰质异位、多小脑回畸形、巨脑回畸形、脂肪瘤、视 - 隔发育不良等。临床表现变化大，与致病因素的作用时间及强度有关。患者可无明显症状，有些仅有轻度视觉障碍和交叉触觉定位障碍，而智力正常。严重者出现精神发育迟缓和癫痫，可发生脑积水及颅内高压，呈痉挛状态和锥体束受损的表现。

七、神经皮肤综合征

（一）神经纤维瘤病

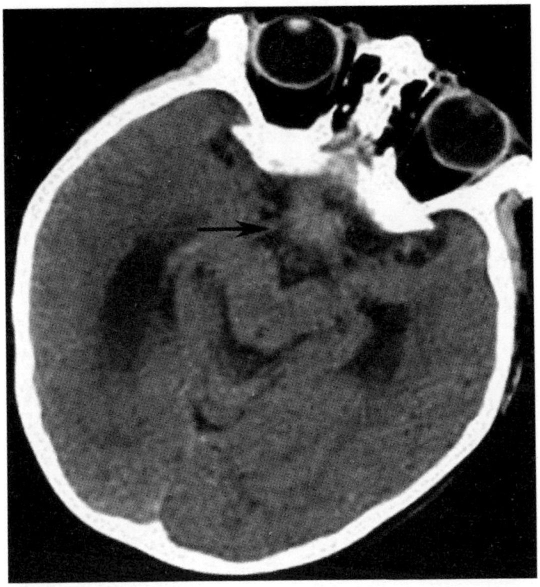

视神经胶质瘤：视交叉增粗，呈等密度，病变沿双侧视神经生长

【影像表现】

CT可发现多发性神经纤维瘤的瘤体及水肿引起的占位征象，本病常并发脑和脊髓肿瘤、脑发育异常及脑血管异常等。脑神经肿瘤多为听神经瘤，发病年龄较小，且多为双侧，其次为三叉神经和颈静脉孔神经纤维瘤。脑膜瘤多发生于大脑镰，其次为岩嵴与鞍结节，约半数病例为多发。Ⅰ型常并发视神经胶质瘤。脑发育异常可为脑大畸形、胼胝体发育不全、Chiari畸形、巨脑回畸形、灰质异位等。脑血管异常可见动脉瘤、动静脉畸形和动静脉瘘等。眶内肿瘤可为视神经纤维瘤、脑膜瘤或胶质瘤。脊髓肿瘤可以是马尾神经纤维瘤、脊膜瘤和室管膜瘤。

【影像鉴别】

根据病史及典型CT表现容易做出诊断。

【特别提示】

CT对颅骨和脊椎的发育缺陷显示清晰，行三维重建可显示其全貌，如颅底骨缺损包括眶骨及蝶骨大翼的缺损、岩骨发育不全和内耳道扩大，脊柱侧弯以及半椎体异常等。

（二）结节性硬化

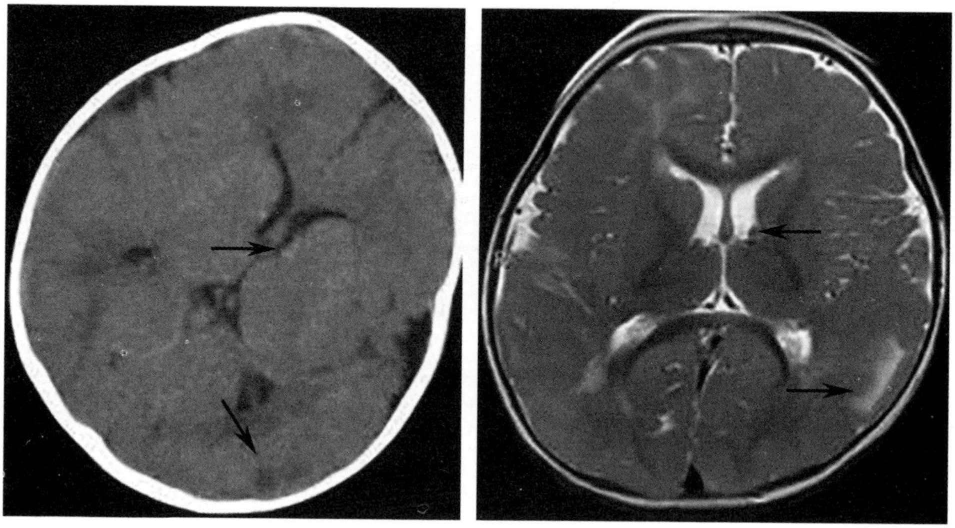

(a) (b)

（a）CT 示：双侧侧脑室室管膜下可见结节样钙化影，左侧顶枕叶皮质下可见斑片样低密度影。（b）MR 示：T2WI 双侧侧脑室室管膜下可见结节样低信号影，左侧顶枕叶皮质下可见斑片样高信号影

【影像表现】

可显示结节性硬化的小结节和钙化：①结节或钙化多位于室管膜下和脑室周围，呈类圆形或不规则形高密度影，双侧多发；②增强扫描，结节显示更清楚，钙化无强化；③皮质或白质内有时可见多发小结节状钙化，其密度比脑室壁钙化低，边界不清；④如发生在小脑，可呈广泛结节状钙化；⑤阻塞脑脊液通道，可出现脑积水；⑥部分病例有脑室扩大及脑萎缩；⑦少数病例可合并室管膜下巨细胞型星形细胞瘤。

【影像鉴别】

需与脑囊虫病鉴别：虽然也可表现为钙化或非钙化的结节或小囊，但多见于脑实质内，偶尔也可在脑室内形成囊肿，两者仍可区别。

【特别提示】

根据面部皮脂腺瘤、癫痫、智力发育障碍的典型临床特点，结合 CT 表现特征，诊断并不困难。

（三）脑颜面血管瘤病

【影像表现】

患侧大脑半球顶枕区表面有弧带状或锯齿状钙化，钙化周围可见脑梗死灶，偶见脑内出血灶，伴随脑发育不全时，则表现为相邻脑沟增宽、脑室扩大、同侧颅腔缩小、颅板增厚。增强扫描显示脑回状强化。

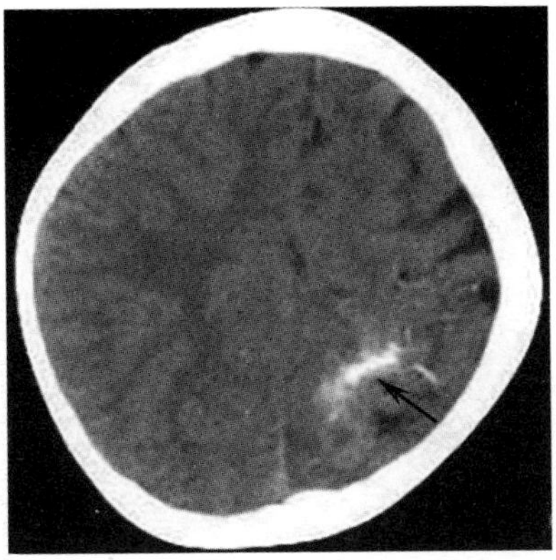

左侧额顶叶脑实质减少，脑沟裂增宽，左侧颅骨增厚，左顶叶可见条片状钙化影

【影像鉴别】

根据典型临床表现、头颅 CT 表现，大多数患者可明确诊断。

【特别提示】

脑颜面血管瘤病又称软脑膜血管瘤或 Sturge-Weber 综合征，一侧三叉神经分布区有紫红色血管瘤，以眼支区最为明显，并伴有同侧大脑半球顶枕叶软脑膜血管瘤，病侧大脑发育不良或萎缩。临床表现典型，有面部血管瘤、对侧痉挛性偏瘫和麻痹、智力发育障碍等。

第六节　椎管内肿瘤

一、室管膜瘤

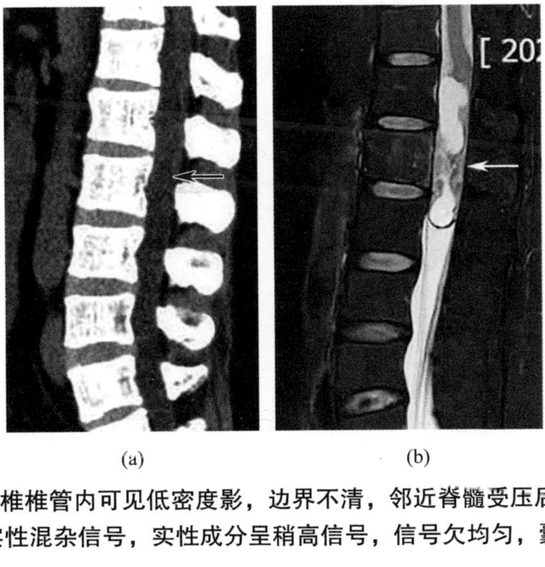

(a)　　(b)

（a）CT 示：胸腰椎椎管内可见低密度影，边界不清，邻近脊髓受压后移。（b）MR 示：T2WI 病变呈囊实性混杂信号，实性成分呈稍高信号，信号欠均匀，囊性成分呈高信号

【影像表现】

平扫可见脊髓不规则膨大，肿瘤呈低密度，边缘模糊。静脉注射对比剂后，肿瘤实质部分轻度强化或无强化。

【影像鉴别】

（1）星形细胞肿瘤　星形细胞肿瘤多见于儿童，边界不清，范围较为弥漫，不均匀强化；而室管膜瘤较局限，边界清楚，均匀强化，可有“帽征”。

（2）血管母细胞瘤　多位于髓内，可以单发或多发，多发见于 von Hippel-Lindau 综合征，表现为囊实性或实性，增强扫描实性成分明显强化。

【特别提示】

室管膜瘤是最常见的髓内肿瘤，约占髓内肿瘤的 60%。起源于中央管的室管膜细胞，可发生于脊髓各段。肿瘤边界比较清楚，生长缓慢，症状轻，就诊时常已长得较大。临床上多见于 30 ～ 70 岁，男性略多于女性。

二、星形细胞瘤

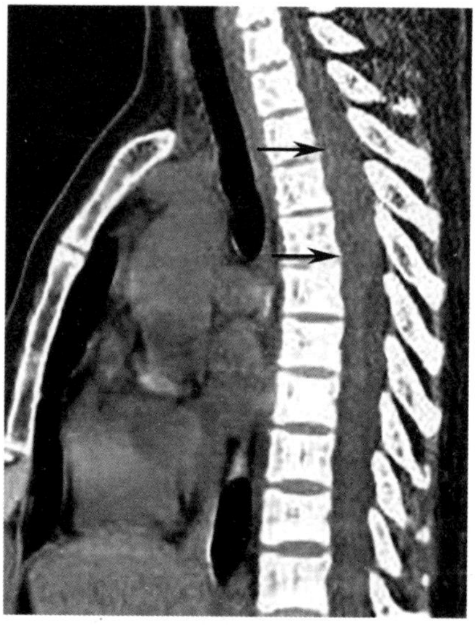

上胸髓增粗，上下累及范围较广，病变呈等密度影，边界不清

【影像表现】

平扫肿瘤呈略低密度或等密度，少数可呈高密度，边界不清。增强扫描肿瘤强化不均匀，少数可见均匀强化，囊变较常见。

【影像鉴别】

需与室管膜瘤鉴别：星形细胞瘤多见于儿童，边界不清，以颈胸段最为常见，较少累及马尾和终丝，范围较大，伴发囊肿机会较少，不均匀性强化；而室管膜瘤较局限，呈边界清楚的结节状，伴囊肿，均匀性强化，可有“帽征”。

【特别提示】

星形细胞肿瘤约占所有髓内肿瘤的40%，恶性程度较脑内星形细胞肿瘤低。发病部位以胸段、颈段最多见。病变呈浸润性生长，往往累及多个脊髓节段，甚至脊髓全长。临床上多见于儿童，无性别差异。

三、神经鞘瘤

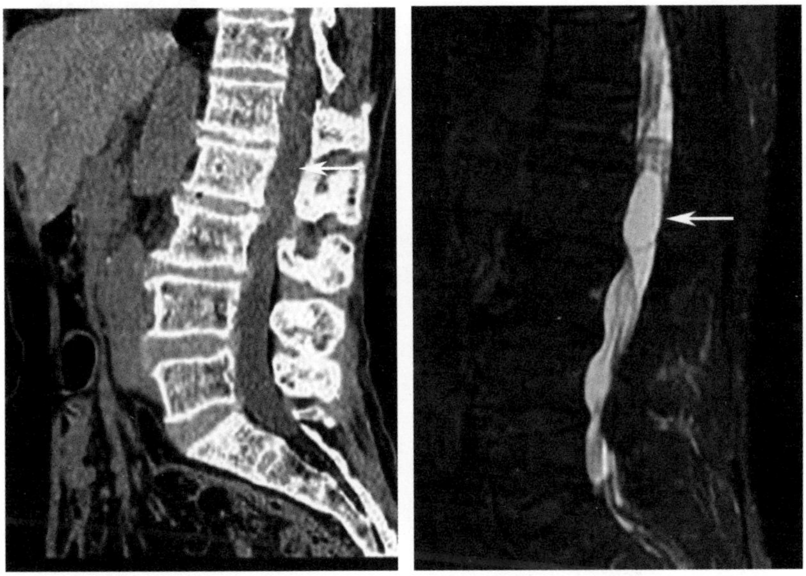

(a)　　(b)

（a）CT 示：病变呈等稍低密度，边界不清。（b）MR 示：病变呈囊实性，T2WI 实性成分呈等信号，囊性成分呈高信号

【影像表现】

平扫肿瘤呈圆形实质性肿块，密度较脊髓略高，脊髓受压移位，增强扫描呈中等强化。肿瘤易向椎间孔方向生长，致其扩大，骨窗可见椎弓根骨质吸收破坏，椎间孔扩大。

【影像鉴别】

需与脊膜瘤鉴别：脊膜瘤密度改变虽与神经鞘瘤相似，但易出现钙化，囊变少见，向椎间孔侵犯者较少，很少出现哑铃状改变。

【特别提示】

神经鞘瘤常有相应椎间孔扩大、椎弓根吸收破坏等骨质结构改变，CT 表现为略高于脊髓密度的肿瘤，增强扫描显著强化，囊变常见，根据上述典型表现不难诊断。

四、脊膜瘤

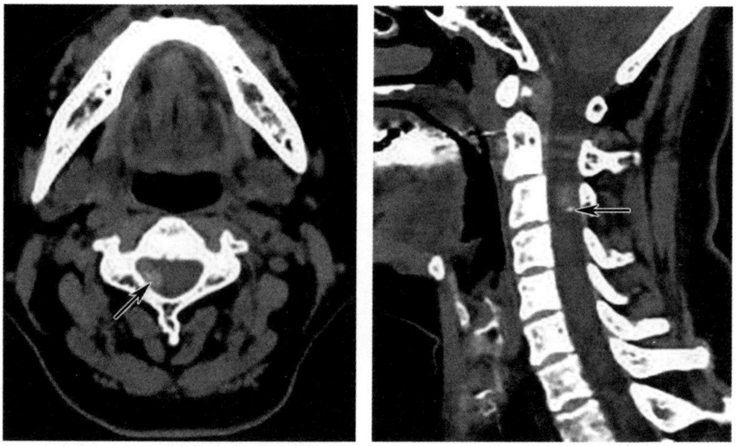

颈椎椎管右侧可见类圆形稍高密度肿块影，边界清，与硬脊膜呈宽基底相连，下缘见点状钙化

【影像表现】

肿瘤多为实性，较局限，椭圆形或圆形，密度多高于脊髓，有时在瘤体内可见不规则钙化，邻近骨质可有增生性改变。增强扫描肿瘤中度强化。

【影像鉴别】

需与神经鞘瘤鉴别：脊膜瘤常发生于胸段，女性多见，增强扫描可见硬膜尾征，是鉴别这两种肿瘤的主要征象之一。

【特别提示】

脊膜瘤的发病率在椎管内肿瘤中居第二位，占所有椎管内肿瘤的25%，起源于蛛网膜细胞，也可起源于蛛网膜和硬脊膜的间质成分。70%以上发生在胸段，颈段次之（20%），腰骶段极少。

（冯奇星　毕丽丽）

第二章

头颈部

第一节　眼及眼眶疾病

一、眼眶蜂窝织炎

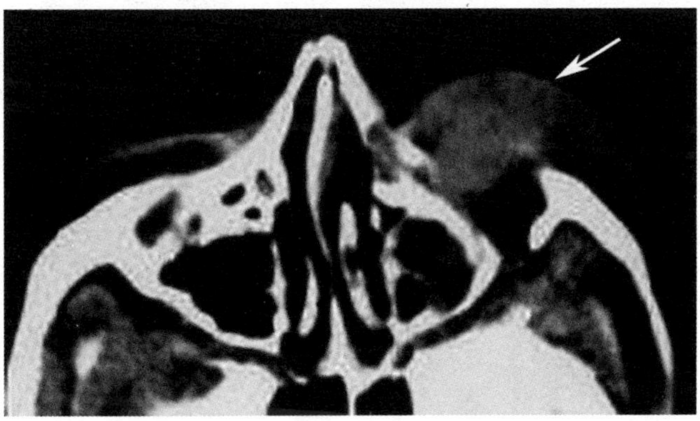

左眼睑肿胀，密度增高，脂肪间隙模糊不清

【影像表现】

CT表现为眼睑软组织肿胀、增厚，边界不清，可见气体密度影；眼外肌增厚，边缘模糊；球后脂肪密度略增高，其内斑点、索条影增多；眼球突出；眼环、视神经、泪腺可受累。骨窗可见眶壁骨质增生、硬化，考虑为长期、反复炎症刺激所致。累及颅内时可见受累的脑膜增厚强化，硬膜下脓肿形成时可见中央脓腔无强化，脓肿壁明显强化。

【影像鉴别】

（1）发生于儿童需与横纹肌肉瘤鉴别　横纹肌肉瘤是儿童肌锥外间隙最常见的间叶肿瘤。CT平扫呈均匀等密度或稍低密度，邻近骨质破坏，其周围结构受到侵犯，并有钙化；病程进展迅速，应考虑横纹肌肉瘤可能。

（2）成人眶蜂窝织炎需与眼眶恶性肿瘤及炎性假瘤鉴别　眼眶恶性肿瘤可见眶骨骨质破坏等侵袭性表现；弥漫炎症型炎性假瘤病变可广泛无边界，眼外肌增粗、眼环增厚等，但病人症状较蜂窝织炎轻，且具有反复发作特点。

【特别提示】

（1）本病是由细菌感染引起的眶内软组织急性炎症。

（2）常由鼻窦炎、外伤、眼睑炎、颜面部化脓性感染等引起。

（3）临床起病较急，小儿发病最为常见，多表现为眼睑红肿、球结膜充血、眼球运动障碍，可伴有视力下降。感染控制不及时可致眼上静脉血栓性静脉炎、眶内脓肿、脑膜炎和硬膜下脓肿等。

二、炎性假瘤

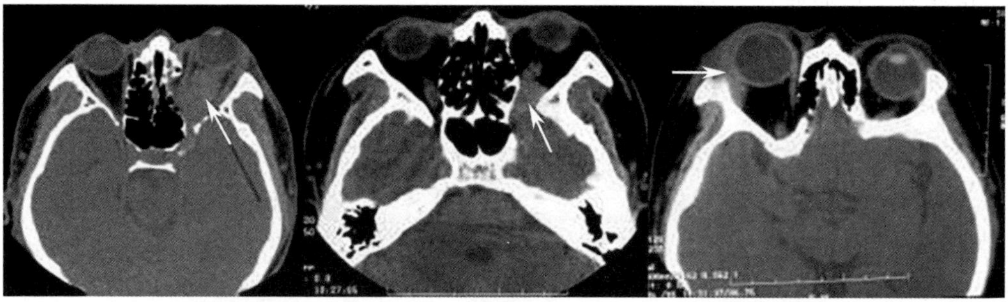

(a) (b) (c)

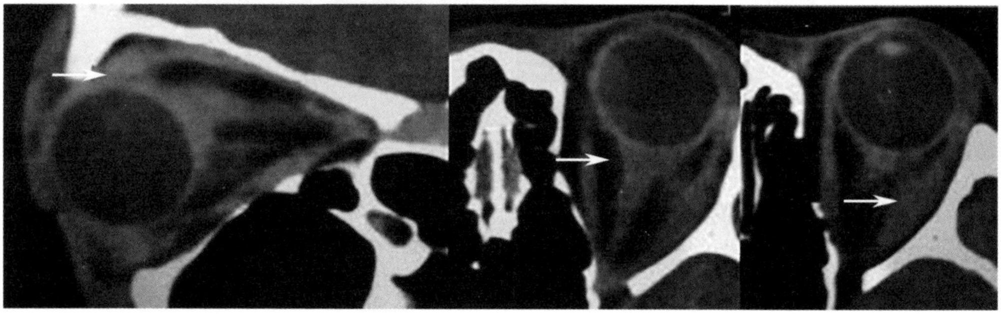

(d) (e) (f)

（a）、（b）见左眼球后肌锥内间隙见软组织块影，边界欠清晰，同侧视神经孔扩大。（c）见右眼环增厚，外直肌增粗，边界不清。（d）~（f）见左侧多条眼肌增粗，以外直肌增粗为著，整条眼肌均增粗，肌腱部分亦弥漫性肥大，并以肌腱近眼球处为主

【影像表现】

CT 根据炎症累及范围分为不同类型：眶隔前炎型、肌炎型、巩膜周围炎型、视神经束膜炎型、弥漫型、肿块型、泪腺炎型。

（1）眶隔前炎型　眶隔前眼睑组织肿胀增厚。

（2）肌炎型　眼外肌增粗，典型者为单侧眼外肌肌腹和肌腱同时增粗，以上直肌和内直肌最易受累。

（3）巩膜周围炎型　眼球壁增厚。

（4）视神经束膜炎型　视神经增粗，边缘模糊。

（5）弥漫型　可累及眶隔前软组织、肌锥内外、眼外肌、泪腺及视神经等，CT 典型表现为患侧眶内低密度脂肪影被软组织密度影取代，眼外肌增粗，泪腺增大，眼外肌与病变无明确分界，视神经可被病变包绕，增强扫描病变强化，而视神经不强化。

（6）肿块型　边界清楚的肿块，呈软组织密度，增强检查可见轻、中度强化。

（7）泪腺炎型　泪腺增大，一般为单侧，也可为双侧。

【影像鉴别】

（1）肌炎型炎性假瘤应与以下疾病鉴别　①甲状腺相关眼病：眼外肌增粗，边界清楚，以肌腹增厚为主，肌腱附着处正常。②淋巴瘤：眼外肌肌腹和肌腱均增厚，以眼上肌群较易受累，眼睑和眼球周围可见软组织增厚，需行活检明确。③颈动脉海绵窦瘘：常有多条眼外肌增粗，眼上静脉增粗，同时伴海绵窦扩大，一般于颅面部外伤后发生，鉴别困难时可行 MRA 或 DSA 检查。

（2）弥漫型应与眼眶蜂窝织炎鉴别　一般蜂窝织炎临床症状重，病程短而急，可有眶骨破坏及脓肿形成，一般不形成眶内实性肿块影。

（3）肿块型应与眶内肿瘤鉴别　一般良性肿瘤多有完整包膜，淋巴瘤则边缘不规整，边界模糊，转移瘤多伴有骨质破坏。

【特别提示】

（1）见于任何年龄，男性好发，可单眼或双眼交替急性、亚急性或慢性起病，激素治疗有效但易复发。主要累及眶隔前组织、眼外肌、泪腺、巩膜、视神经束膜，可表现为弥漫型或局限肿块型。

（2）CT 表现多种多样，可表现为弥漫炎症型、肿块型、泪腺炎型、肌炎型。

三、甲状腺相关眼病

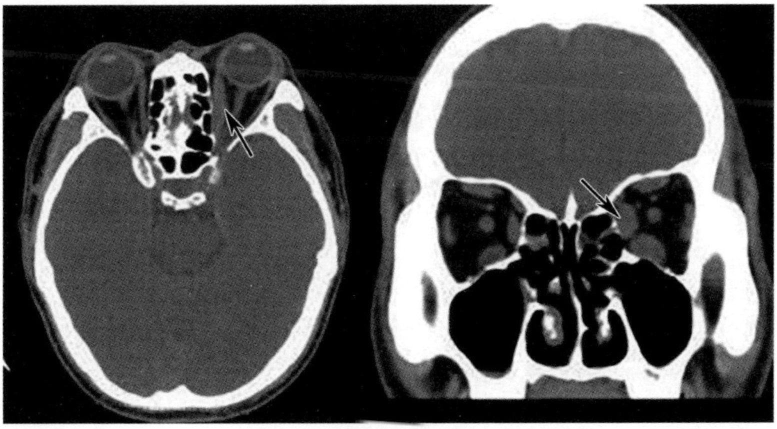

双侧眼球外突，多条眼外肌增粗，以下直肌和内直肌明显，其肌腹部呈梭形肥大，而肌腱处正常

【影像表现】

（1）两侧多条眼外肌增粗，最常累及下直肌，其次为内直肌、上直肌和上睑提肌，偶尔累及外直肌。其特征为肌腹增粗，附着于眼球壁上的肌腱不增粗，少数也可同时累及眼外肌肌腹和肌腱。

（2）单一下直肌肥大的患者，CT 横轴位扫描显示肌锥内软组织肿块影，易误诊为眶尖肿瘤，结合冠状位扫描有助于诊断。

（3）眶内脂肪增多表现为球后间隙异常清晰，眶隔前移。增强扫描见增粗的眼外肌有明显的强化。

【影像鉴别】

炎性假瘤多为单侧发病，无性别差异，肌腱、肌腹均增大，眼肌附着处的眼环也可受累。

【特别提示】

（1）多为双侧发病。本病以中年女性多见，男女之比为 1∶3。

（2）主要病理变化为眼外肌肥厚和眶内脂肪成分增多。发病缓慢，有甲状腺疾病病史。

（3）临床可表现为甲状腺功能亢进、正常或低下。

（4）CT 检查见两侧多条眼外肌增粗，以下直肌和内直肌最多见，肌腹部呈梭形肥大，而肌腱处正常为其特征性表现。

四、视网膜母细胞瘤

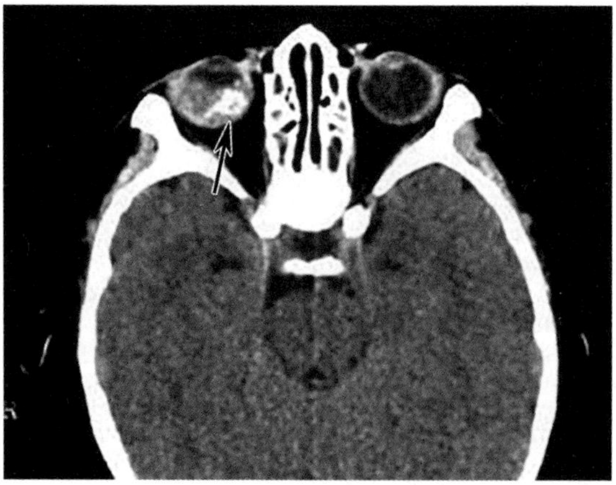

右眼球后部可见肿块影，形态不规则，密度不均，其内可见斑点状钙化

【影像表现】

眼球内不规则肿块，95% 发生钙化，钙化呈团块状、斑片状或点状，视网膜母细胞瘤附着处的巩膜和脉络膜增厚。

【影像鉴别】

（1）永存性原始玻璃体增生症　表现为小眼球，整个玻璃体腔密度增高，但钙化少见。

（2）视网膜脱离、球内炎及 Coats 病（渗出性视网膜炎）　与弥漫性视网膜母细胞瘤影像表现相似，但后者发病年龄小，增强扫描病灶明显强化；前者则表现为视网膜下积液、视网膜增厚及轻度强化改变。

【特别提示】

（1）多见于 3 岁以下儿童，在婴幼儿瞳孔中有黄光反射，多为单眼发病，25% 为双眼发病。

（2）肿瘤来源于胚胎型视网膜细胞，呈灰白色，质软，常伴坏死；钙化发生率高达 80% 以上。

（3）CT 平扫表现为球内实质性肿块，形态类圆形或不规则，密度不均，常伴有特征性斑块状或斑点状钙化。

五、泪腺多形性腺瘤

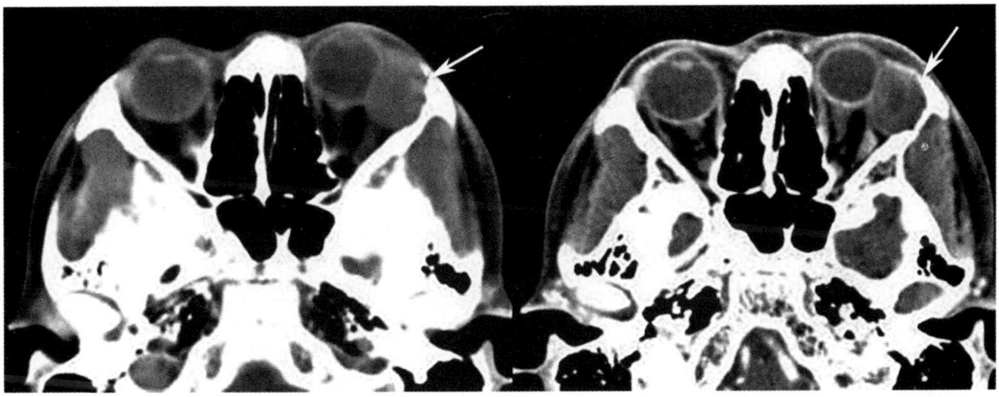

左侧泪腺区见类圆形软组织团块影，密度较均匀，边界较清，眶外侧壁呈受压变薄改变，左眼球内移

【影像表现】

（1）CT 平扫良性多形性腺瘤多为泪腺窝内边界清楚的软组织肿物，呈等密度，增强扫描明显强化，泪腺窝骨质受压变薄，无骨质破坏征象。

（2）恶性多形性腺瘤或泪腺癌，肿块边缘不清，密度不均匀，并可见眶壁骨质破坏，增强扫描呈不均匀强化。肿瘤可侵犯周围结构。

【影像鉴别】

（1）泪腺炎　多表现为泪腺肿胀，边缘模糊，形态仍保持泪腺形状，无邻近骨质压迫吸收或破坏表现。

（2）泪腺炎性假瘤　多伴有眼外肌肥大、眼环增厚、视神经增粗等改变。

（3）泪腺癌　病史短，生长迅速，疼痛明显，边界不清，密度不均匀，伴有骨质破坏或颅内侵犯。

【特别提示】

（1）眶内肌锥外最常见的肿瘤，多源于泪腺眶部，80% 为良性，常见于女性，平均发病年龄约 40 岁。

（2）CT 平扫表现为泪腺窝内软组织肿块，良性者泪腺窝骨质受压迫变薄；恶性者边缘不清，并可见眶壁骨质破坏及向周围结构侵犯。

六、海绵状血管瘤

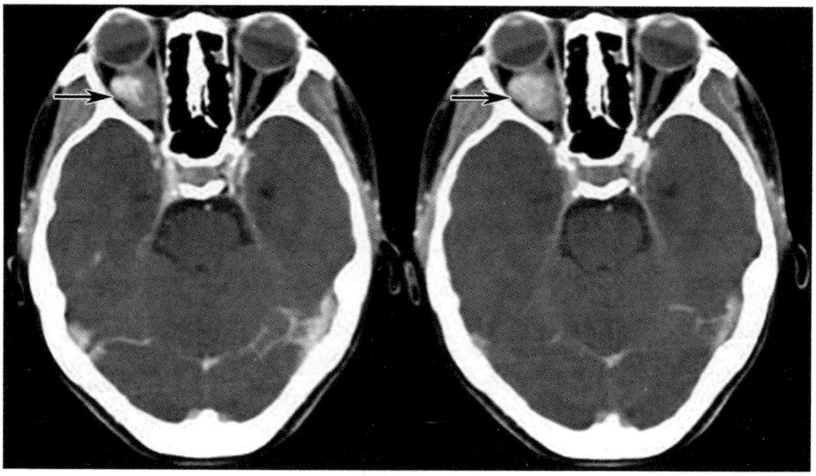

右眼球后方肌锥内间隙见软组织肿块，边界清晰，增强扫描可见肿块呈渐进性明显强化，眶尖脂肪存在

【影像表现】

（1）肿瘤多位于眶内，呈软组织密度，边界清楚，密度均匀，强化明显。

（2）动脉造影可见眼动脉增粗，眶内有丰富的异常血管或血管团。

（3）增强扫描呈“渐进性强化”，即瘤内首先出现小点状强化，延时扫描强化范围逐渐扩大，直至瘤体均匀显著强化。

（4）早期明显强化，持续时间长也是本病的特点。

（5）可见眶尖“空虚征”：眶内肿瘤不侵及眶尖脂肪，使眶尖脂肪存在，表现为低密度区。

【影像鉴别】

需与神经鞘瘤鉴别：为眼球后方肌锥内或外间隙的良性肿瘤，密度较低且不均匀，增强后呈轻中度快速强化，其内一般可见无强化的坏死或囊变区。

【特别提示】

（1）成人最常见的眶内原发肿瘤，多单侧发病。

（2）其临床表现缺乏特征性，常见渐进性轴性眼球突出，后期引起眼球运动障碍。

（3）CT 发现肌锥内肿瘤，边界清楚，强化明显，“渐进性强化”是本病的特点。

七、眼部异物

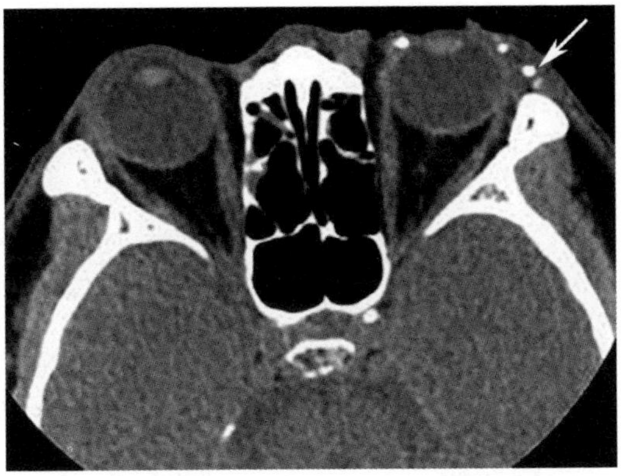

左眼球周围多发高密度影，周围软组织肿胀

【影像表现】

（1）CT 是目前临床上首选检查方法。CT 对不透 X 线和半透 X 线的异物较 X 线平片敏感；可发现 0.6mm 以上的铁、铜等金属异物，对一些合金、玻璃碎屑也可发现；但不易发现木屑、泥沙等 X 线可穿透的异物。

（2）金属异物呈高密度影，周围可见放射状伪影。

（3）非金属异物可为高密度，如砂石、玻璃和骨片等，CT 值多在 300HU 以上，一般无放射状伪影；也可为低密度，如植物类、塑料类等，CT 值在 −99HU ～ 50HU 之间。

【特别提示】

（1）结合眼部外伤史及临床表现，仔细辨别密度差别是确诊的关键。

（2）CT 能发现 0.6mm 的不透光金属异物，如铁质；能发现 1.5mm 的半透光异物，如铝质；对于较小的木质异物显示相对困难。目前 CT 是临床上首选检查方法。

八、眼眶骨折

【影像表现】

（1）常规采用 HRCT，应行横断面及冠状面重建。

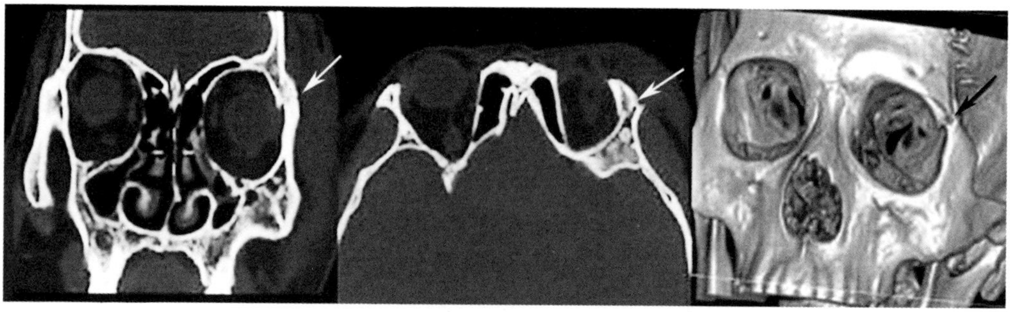

左眶外侧壁骨折，断端略移位，周围软组织肿胀

（2）直接征象为眶壁或视神经管的骨质连续性中断、粉碎及移位等改变。

（3）间接征象主要为邻近软组织的改变，如眼肌增粗、移位及嵌顿，眶内容物脱出或血肿形成，移位组织可通过骨折处疝入附近鼻窦内。

【特别提示】

（1）结合眼部外伤史，并认识眶区正常骨结构，如眶下孔、筛前动脉、筛后动脉走行处以及眶壁正常弯曲等，是正确诊断、避免误诊的关键。

（2）CT横断以及冠状面、薄层扫描是最准确的检查方法。看到眶壁或视神经管的骨质连续性中断、粉碎及移位等则诊断较明确。一些比较隐蔽或微小的骨折常需通过薄层图像或通过间接征象来提示，如邻近软组织的改变，包括眼肌增粗、移位及嵌顿，眶内局部积气、积血等。

（3）眼眶骨折以内壁、下壁骨折多见，顶壁及外壁骨折较少。

第二节　鼻和鼻窦疾病

一、鼻窦炎

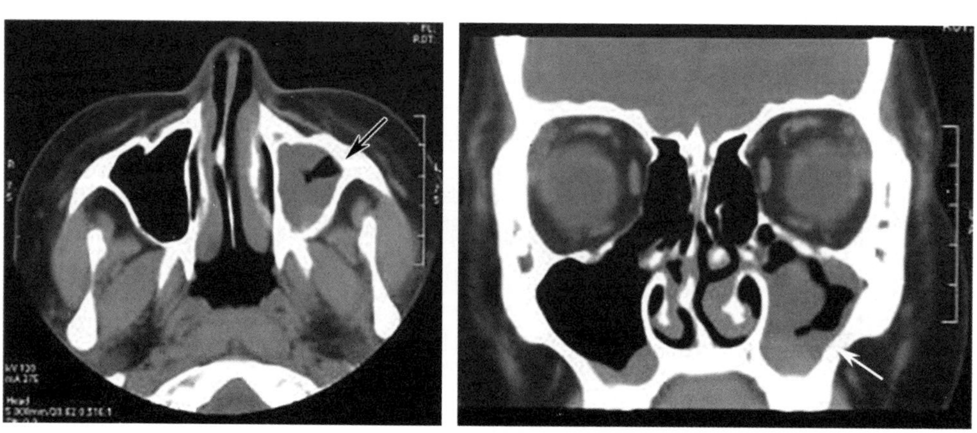

双侧上颌窦内见软组织密度影，以左侧为著，软组织影与窦壁平行，左侧窦壁增厚，下鼻甲肥大

【影像表现】

（1）鼻甲肥大，鼻腔、鼻窦黏膜增厚，黏膜水肿显著，可呈分叶状息肉样肥厚。

（2）分泌物潴留，部分可见液平面；增强扫描见黏膜强化呈高密度，而分泌物不强化。

（3）骨壁变化　急性期并发骨髓炎时，可见骨质破坏，破坏区边界不清；慢性期可见骨壁硬化、增厚或骨质吸收。

【影像鉴别】

（1）鼻窦肿瘤　窦腔内实性肿块，强化明显，骨质破坏多见，无流涕及分泌物。

（2）鼻窦囊肿　密度均匀，边界清楚，不随体位变化，邻近骨质大多无异常改变。

【特别提示】

（1）鼻窦炎为最常见的鼻窦疾病，分为急性和慢性。主要继发于鼻腔和牙根尖周感染、外伤骨折等。上颌窦发病率最高，其次是筛窦，常多发。

（2）临床表现为鼻塞、流脓涕、局部压痛甚至头痛，急性期还可出现畏寒、发热等全身症状。

（3）CT 发现与窦壁或分隔表面平行，分叶状等密度或水样密度病变，可以诊断。病变可引起邻近骨质破坏，但较少见，慢性期多表现为骨壁硬化增厚。

二、真菌性鼻窦炎

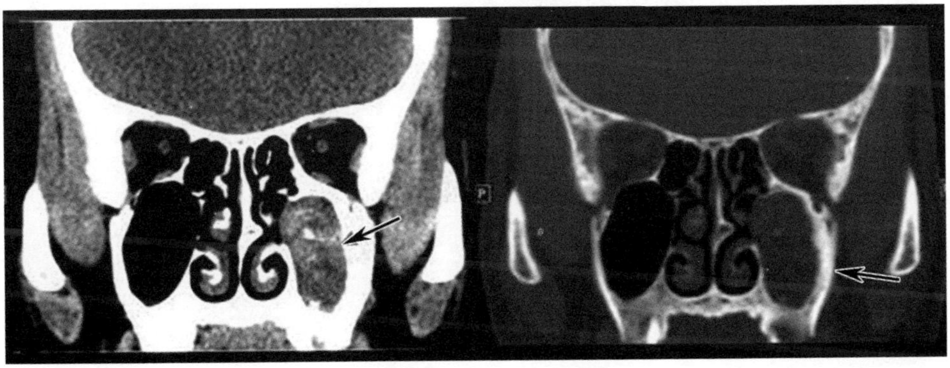

左侧上颌窦内见软组织密度影，内见结节状、小片状高密度影。骨窗示左侧上颌窦壁骨质增厚，呈增生硬化表现

【影像表现】

（1）真菌球多单侧发生，且多见于上颌窦。CT 表现为窦腔内软组织密度影伴窦口区点状及片状致密影，窦壁骨质以增生硬化为主，亦可见骨质破坏。

（2）变应性真菌性鼻窦炎多发生于单侧或双侧全组鼻窦，表现为窦腔内充满软组织密度影，内混杂弥漫分布的斑片状高密度影，鼻窦壁呈膨胀性改变。

（3）侵袭性真菌性鼻窦炎表现为窦腔内软组织密度影，伴窦壁骨质增生硬化及破坏，邻近结构如眼眶、翼腭窝、颅内受累。

【影像鉴别】

（1）慢性化脓性鼻窦炎　窦壁骨质增生硬化，可伴黏膜囊肿或息肉形成，增强扫描黏膜线样强化，钙化少见，且常位于病变的周围。

（2）鼻窦恶性肿瘤　可见异常强化软组织肿块，邻近窦壁溶骨性破坏，可侵犯周围及远处转移。

（3）鼻窦息肉　增强扫描多表现为黏膜线样强化，一般无骨质异常改变。

（4）坏死性上颌窦炎　上颌窦可见软组织密度影，伴有较高密度的血性斑块，呈低密度炎症与高密度出血灶相混杂表现，强化不明显。

【特别提示】

（1）好发于成年人，男女比例相近，多为单侧发病，好发部位为上颌窦。

（2）真菌是一种条件致病菌，当机体抵抗力低下时可侵袭机体引起机会性感染。

（3）鼻窦真菌病较常见的病原菌有曲霉菌、毛霉菌和念珠菌。

（4）临床表现有涕中带血、霉臭味、混有污秽干酪样物。

三、黏液囊肿

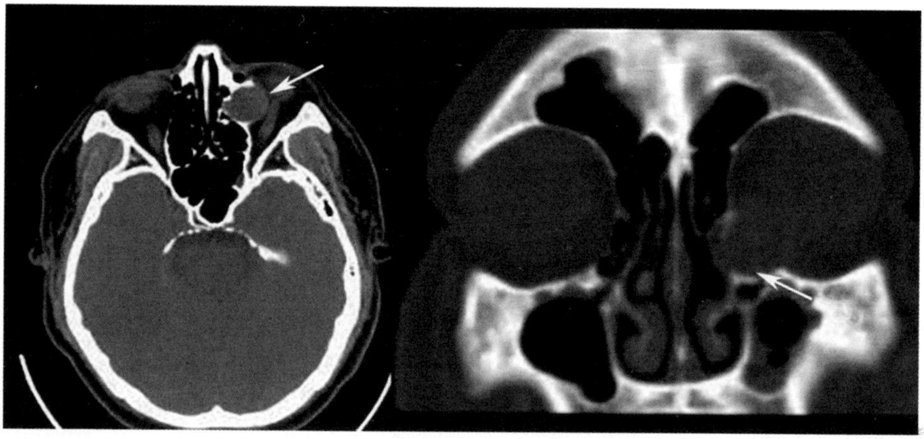

左侧筛窦内见一类圆囊性肿块影，密度均匀，邻近窦壁受压变薄，局部骨质消失，并向眼眶内突出

【影像表现】

（1）多见于筛窦及额窦，也可见于蝶窦，典型表现为窦腔扩大，窦壁骨质变薄、外移或部分消失，窦内密度较低但均匀，轮廓规则。

（2）增强扫描内容物无强化，部分囊壁可见增强，尤其是伴有感染时。筛窦黏液囊肿常侵入眼眶致眼球突出、移位，眼外肌及视神经受压、移位。

【影像鉴别】

（1）息肉　发病部位不同，鼻腔、鼻窦内均匀软组织密度肿块，一般有粗细不等的蒂，增强扫描黏膜线样强化。

（2）内翻性乳头状瘤　鼻腔外侧壁、鼻甲不规则状中等密度肿块，鼻中隔受压、移位，鼻外侧壁骨质吸收破坏。窦壁受压、移位、变形，增强扫描呈不均匀强化。

（3）鼻窦恶性肿瘤　异常强化软组织肿物，可伴邻近骨质破坏，骨破坏区一般边界不清。

【特别提示】

（1）由于鼻窦开口阻塞，窦内分泌物长期潴留致窦腔膨胀扩大形成囊性肿块，常见于额窦及筛窦。

（2）临床上早期无症状，增大后可压迫窦壁引起疼痛。

四、黏膜潴留囊肿

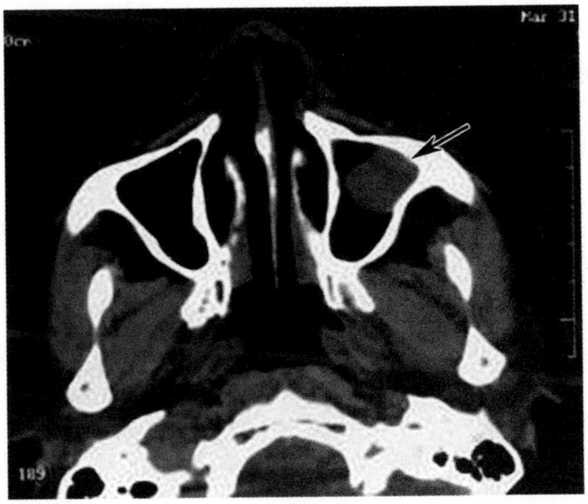

左侧上颌窦内水样密度影，半球形或球形，密度均匀，边界清楚、锐利

【影像表现】

（1）窦腔内低密度结节影，或呈基底部位于窦壁的半球形或球形低密度灶，密度均匀，水样密度，边界清楚、锐利。

（2）增强扫描无强化，表面黏膜可有轻度强化，一般较小，不充满窦腔。

【影像鉴别】

（1）息肉　鼻腔、鼻窦内均匀软组织密度肿块，一般有粗细不等的蒂。

（2）内翻性乳头状瘤　鼻腔外侧壁、鼻甲不规则状中等密度肿块，鼻中隔受压、移位，鼻外侧壁骨质吸收破坏。窦壁受压、移位、变形，增强扫描呈不均匀强化。

（3）鼻窦恶性肿瘤　异常强化软组织肿物，可伴邻近骨质破坏，骨破坏区一般边界不清。

【特别提示】

（1）可单发或多发，一般较小，不充满窦腔。类圆形，囊肿壁较薄，囊内可为浆液或黏液。

（2）临床一般无症状，有时可有局部胀感、头痛等。

五、鼻及鼻窦息肉

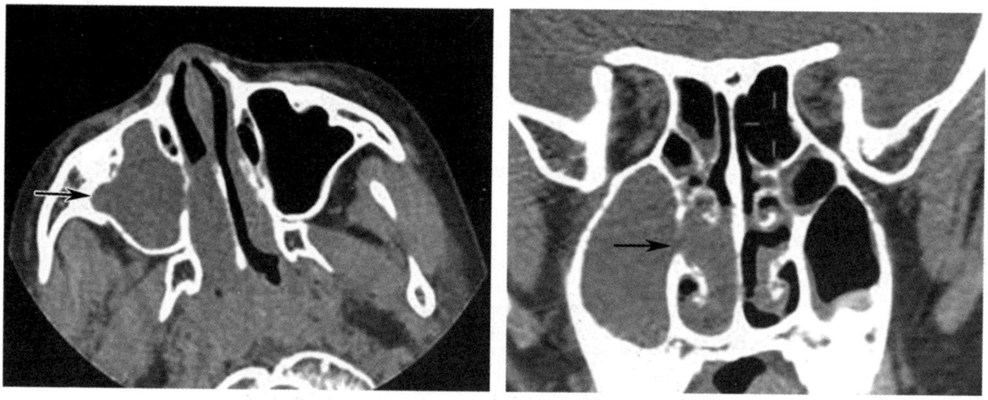

右侧鼻腔、鼻窦内软组织影，密度均匀，右侧上颌窦口扩大

【影像表现】

（1）鼻腔、鼻窦内均匀软组织密度影，密度低于鼻甲黏膜。

（2）增强扫描呈轻度线条状强化。

（3）有蒂为典型表现；同时伴有同侧鼻窦炎改变；当息肉充满窦腔时，窦壁呈膨胀性改变，偶可见骨质吸收或硬化。

（4）鼻窦及后鼻孔息肉多见于青少年，常起源于上颌窦，同侧鼻腔及上颌窦软组织影相连，窦口和鼻腔增宽。

（5）当息肉充满窦腔时，窦壁呈膨胀性改变，偶可见骨质吸收或硬化。

（6）冠状位显示较好。

【影像鉴别】

（1）乳头状瘤　鼻腔内略高密度软组织肿块，呈不规则结节状，边界清楚，常见钙化；增强扫描无或轻度强化；可见上颌窦内侧壁等骨质破坏。

（2）上颌窦炎　窦腔内水样密度，增强扫描见黏膜强化呈高密度，而分泌物不强化。

（3）鼻咽部血管纤维瘤　增强扫描有明显强化。

【特别提示】

（1）以窦口鼻道复合体多见。

（2）CT表现为鼻腔、鼻窦内均匀软组织密度肿块，密度低于鼻甲黏膜，增强扫描无强化或黏膜线样强化。

六、内翻性乳头状瘤

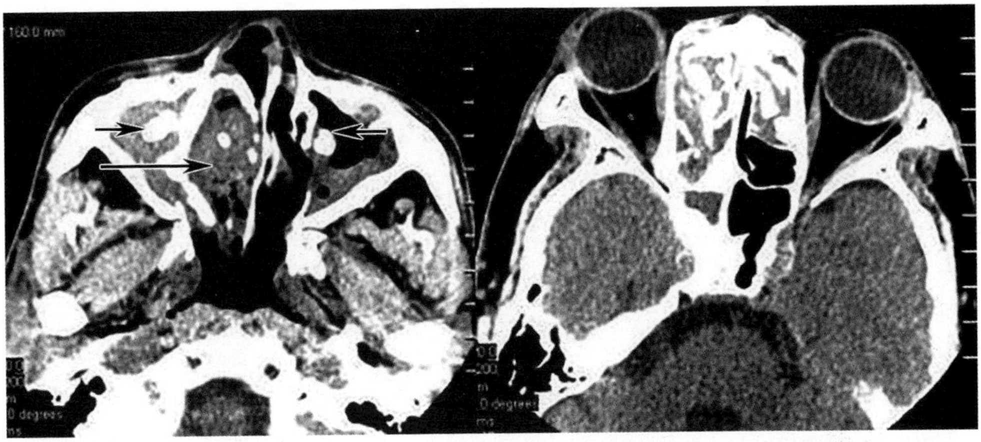

右侧鼻腔内略高密度软组织肿块，边界欠清，其内可见点状钙化（长箭头所示）；右上颌窦内侧壁骨质欠完整；窦腔无明显扩大。双侧上颌窦内密度增高，内部可见钙化（短箭头所示）

【影像表现】

（1）本病多见于中鼻道鼻腔外侧壁，沿中鼻甲长轴生长，呈乳头状，密度均匀，增强扫描轻度强化。

（2）CT 表现为不规则软组织肿块，边缘分叶，密度均匀；瘤体内可见有气体，称为气泡征，为本病特征性表现。

（3）骨质吸收破坏或骨质增生，如发生恶变，骨质破坏更加明显。

（4）CT 增强扫描实性肿块部分强化。

【影像鉴别】

（1）鼻及鼻窦息肉　鼻腔或鼻窦内光滑的软组织影，密度均匀，有蒂为典型表现；增强扫描呈轻度线条状强化；同时伴有同侧鼻窦炎改变。

（2）鼻窦恶性肿瘤　鼻窦内不规则软组织肿块，密度不均匀，边缘模糊；增强扫描呈不均匀强化，形式多样，可见骨质破坏。

【特别提示】

（1）内翻性乳头状瘤主要发生在鼻腔和鼻窦。在鼻和鼻窦良性肿瘤中居第二位，约占 30%。

（2）男女比例为 3:1 或更高。青少年虽有发病，但多见于 40 岁以上，以 50 ～ 60 岁发病率最高。单侧发病。

（3）CT 发现鼻腔和同侧鼻窦内不规则结节状软组织肿块，其内可见点条状钙化，增强扫描无明显或轻度强化，应考虑乳头状瘤的诊断。

七、鼻窦恶性肿瘤

（一）嗅神经母细胞瘤

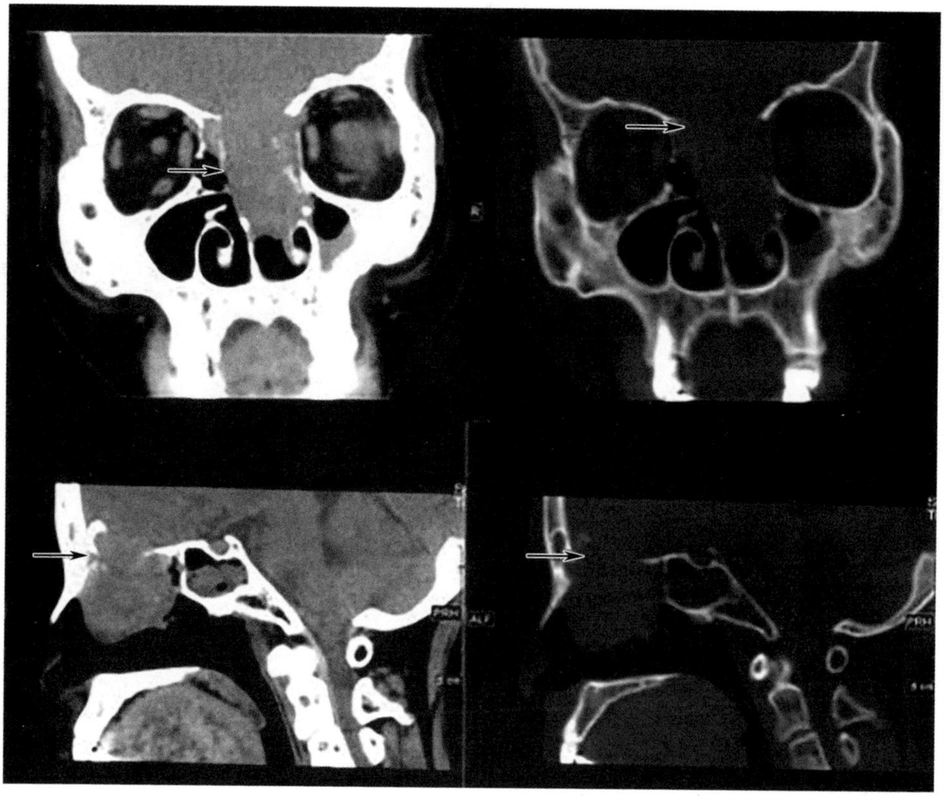

鼻腔顶部 - 左侧筛窦区软组织密度肿块影，向上达颅内，病变区骨质破坏

【影像表现】

（1）根据嗅神经分布，多发生于鼻腔顶部。

（2）CT 表现为软组织肿块，密度均匀，形态不规则。

（3）随肿瘤的生长可侵及眼眶、颅内等邻近结构，肿瘤侵及骨质可见骨质破坏，尤以破坏筛板多见。

（4）增强扫描呈轻度强化，病变内及边缘可见线状、环状或花环状强化。

【影像鉴别】

（1）鼻窦癌　多见于老年患者，可伴有出血、囊变，边界不清，周围骨质弥漫性破坏，广泛累及邻近结构，破坏的骨质边缘毛糙。

（2）鼻腔淋巴瘤　多位于鼻前庭区，常累及鼻背部或面颊部软组织，瘤体轻度均匀强化，骨质破坏轻且局限。

（3）鼻咽部纤维血管瘤　多起源于鼻咽顶壁，多见于 15 ～ 30 岁男性青壮年，早期长入翼腭窝。

（4）嗅沟脑膜瘤　呈圆形或卵圆形，以宽基底与前颅窝底相连，较少向下发展侵及筛窦。

【特别提示】

（1）可发生于任何年龄，发病高峰在 11 ～ 12 岁及 50 ～ 60 岁，女性略多于男性。

（2）主要表现为鼻塞和鼻出血，其次是嗅觉丧失、头痛，侵犯眼眶引起眼球突出、视觉障碍等。

（3）起源于筛板、鼻中隔上 1/3、上鼻甲和前组筛窦的嗅神经上皮层，肿瘤生长缓慢，血供丰富。

（4）CT 表现为肿瘤中心位于鼻腔顶部的肿瘤，侵犯邻近结构，骨质呈侵蚀性破坏，应首先考虑为嗅神经母细胞瘤。

（5）肿瘤生长缓慢，预后较好，无并发症的病例 5 年以上生存率为 50%, 最严重的并发症是通过筛板和眼眶侵入颅内和远处转移，即使已侵犯颅内，生存时间仍有 2 ～ 6 年。

（二）鼻窦癌

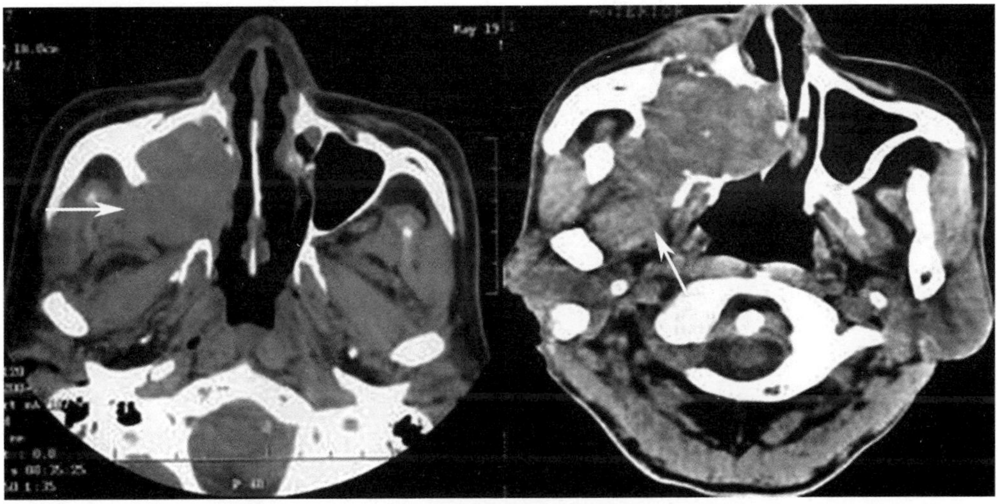

右侧上颌窦内不规则软组织肿块，平扫呈等密度，密度不均，边界欠清；增强后不均匀强化，窦壁破坏，窦腔扩大；肿瘤向内侵入鼻腔，向后外方侵犯颞下窝

【影像表现】

（1）鼻窦内不规则的软组织肿块，平扫呈等密度，密度不均匀，可有液化坏死，部分肿瘤可见钙化，边缘模糊。

（2）增强扫描中度或明显强化，形式多样。

（3）有虫蚀状骨质破坏，为其诊断的重要征象，最常见为内壁破坏，窦腔膨胀扩大。

（4）肿瘤侵袭性生长，直接侵犯邻近结构如眼眶、翼腭窝、颞下窝、面部软组织，如向内侵入鼻腔，也可破坏前壁、外侧壁以及向上、向下侵犯，如后外方脂肪影被肿瘤占据，则表明癌肿侵入颞下窝和翼腭窝。

【影像鉴别】

（1）上颌窦炎　鼻甲肥大，鼻窦黏膜增厚；窦腔内水样密度。急性期并发骨髓炎时，见骨质破坏，临床症状较重；慢性期可见骨壁硬化增厚。

（2）上颌窦囊肿　密度均匀，边界清楚，不随体位变化，邻近窦壁骨质无异常。

（3）内翻性乳头状瘤　鼻腔外侧壁、鼻甲不规则状中等密度肿块，鼻中隔受压、移位，鼻外侧壁骨质吸收破坏，窦壁受压、移位、变形，增强扫描呈不均匀强化。

【特别提示】

（1）上颌窦恶性肿瘤最常见，其次为筛窦，原发于蝶窦和额窦的恶性肿瘤少见。

（2）鼻窦癌多数为鳞癌，少数为腺癌、未分化癌等。

（3）早期常局限于窦腔内，多无明显症状；一侧鼻塞、鼻腔排出脓血性鼻涕，经久不愈为重要症状；晚期肿瘤向周围侵犯生长，引起面部疼痛和变形。

（4）CT 见鼻窦内不规则的软组织肿块，密度不均匀、骨质破坏，应考虑其诊断，最常见为内壁破坏，窦腔膨胀扩大；易向周围结构侵犯，如鼻腔、颞下窝、翼腭窝等。

八、骨瘤

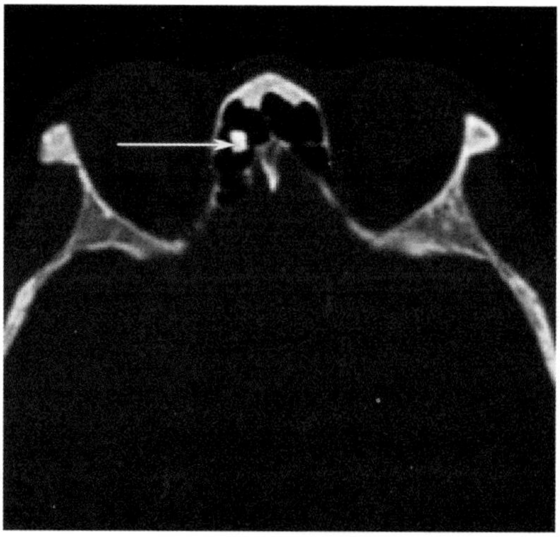

右侧筛窦内不规则形骨样密度影，边界清，与周围正常骨质不相连

【影像表现】

（1）好发于额筛交界区，额窦最多，其次为筛窦。

（2）CT 表现为骨质密度，边界清，形状多规则。

（3）骨瘤与正常骨质间有明显分界。

（4）CT 图像应采用骨算法重建，以区分象牙型、海绵状型及混合型。

【影像鉴别】

（1）骨纤维异常增殖症　CT 显示为受累骨质的膨胀性增厚，边界不清，磨玻璃样密度，多见于颅底骨和面骨。

（2）骨化性纤维瘤　边界清晰的膨胀性病变，边缘为较厚的骨性包壳，中心呈低密度。

【特别提示】

（1）可发生于任何年龄，一般没有症状。

（2）单纯骨性密度，边界清晰。

（3）好发于颅骨外板和鼻窦壁，颅骨外板者呈半球状、扁平状骨性突起，边界清。

（4）象牙型　骨质密度均匀且致密；海绵状型内部与板障骨相似，呈毛玻璃样改变；混合型即高密度的瘤体间杂有多发低密度。

九、鼻骨骨折

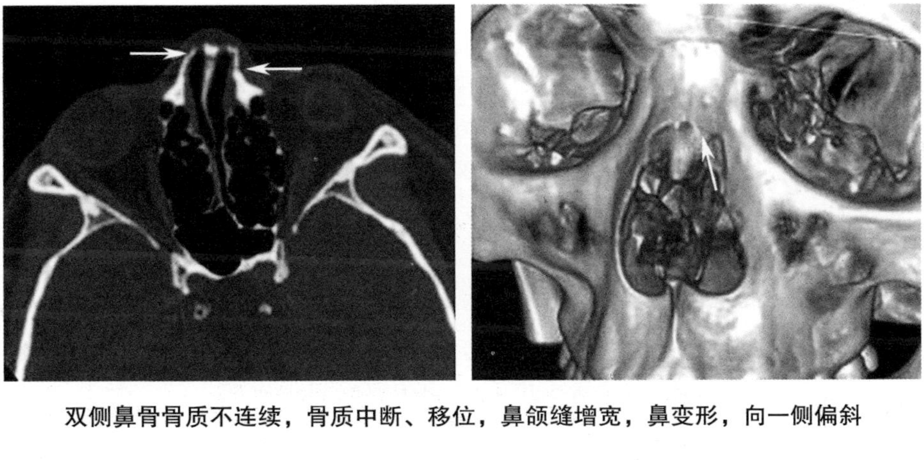

双侧鼻骨骨质不连续，骨质中断、移位，鼻颌缝增宽，鼻变形，向一侧偏斜

【影像表现】

（1）鼻骨、上颌骨额突、骨性鼻中隔骨质中断和（或）移位。

（2）骨缝分离增宽和（或）错位。

（3）鼻变形，向一侧偏斜。

（4）鼻周软组织肿胀、积气。

【影像鉴别】

（1）正常的鼻骨骨缝　鼻颌缝、鼻额缝和额颌缝等骨缝边缘硬化，呈锯齿样。

（2）鼻骨变异　鼻骨内收或外撇状变异，鼻骨尖驼峰状或鹰嘴状变异，形态异常，但无骨折线。

【特别提示】

（1）有外伤病史。

（2）鼻骨骨折须与鼻骨正常骨缝仔细鉴别。

十、鼻窦壁骨折

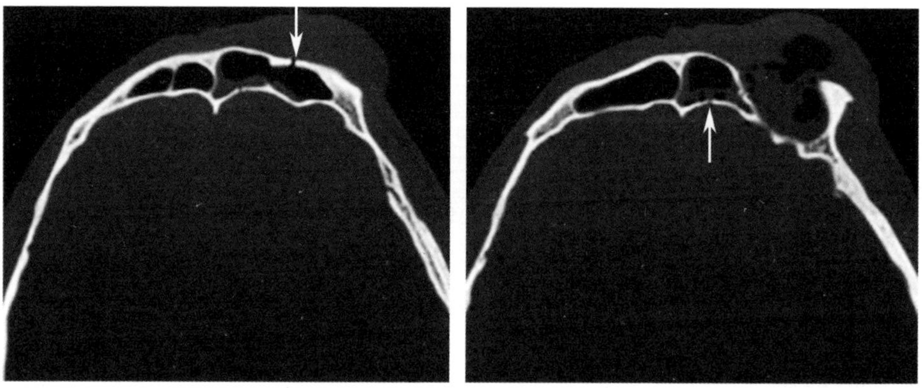

左侧额窦前壁、后壁骨质不连续

【影像表现】

（1）上颌窦骨折　表现为窦壁骨质中断、移位，骨折导致上颌窦积血，表现为高密度；骨折伴周围软组织损伤，导致上颌窦内壁黏膜肿胀和增厚。

（2）额窦骨折　多发生于前壁，单纯性骨折是指额窦前壁线性骨折，复杂性骨折可能涉及前壁、后壁和底壁的多处骨折，可能伴有硬脑膜撕裂，导致脑脊液鼻漏或颅内血肿。

（3）筛窦骨折　常见部位为筛骨纸板或筛板处，筛骨纸板多呈现向中心线弧形凹陷，筛板骨折实际为颅前窝底的骨折。

（4）蝶窦骨折　表现为蝶窦壁的骨质中断或移位，可能表现为密度增高，这是由于骨折导致的出血所致。蝶窦位于颅底中央，毗邻垂体、视交叉、脑桥、海绵窦、颈内动脉等，骨折可引起严重临床表现。

【影像鉴别】

（1）上颌窦骨折需要与眶下沟、眶下管、后齿槽神经沟等正常解剖结构相鉴别。

（2）额窦需与眶上切迹变异相鉴别。

（3）蝶窦骨折需与蝶窦外侧壁上颌神经沟鉴别。

【特别提示】

（1）上颌窦骨折常与其他颌面骨骨折关联，如颧骨和鼻骨骨折，应注意观察。

（2）额窦骨折可能导致脑损伤、硬膜下血肿，可同时累及筛板和硬脑膜，发生硬脑膜撕裂时，可形成脑脊液鼻漏。

（3）筛窦壁骨折常常伴有筛窦内积血和额叶损伤等。

（4）蝶窦骨折损伤颈内动脉时可致颈内动脉海绵窦瘘，除骨折征象外，还表现为海绵窦扩大，眼上静脉扩张。

第三节　咽部疾病

一、腺样体肥大

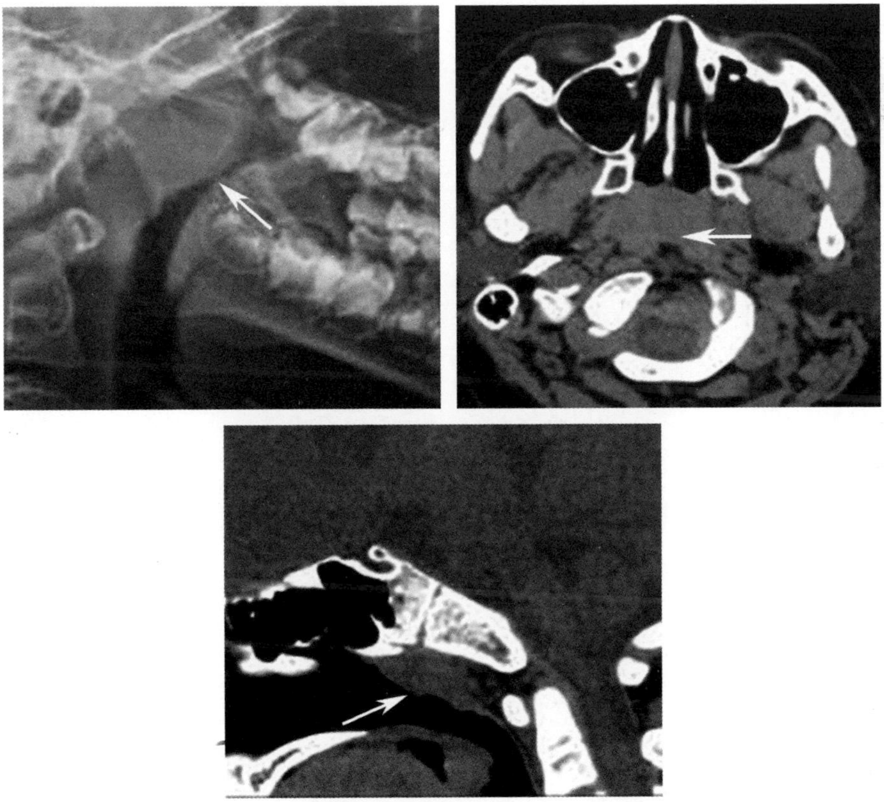

鼻咽顶后壁软组织弥漫性对称性增厚，呈等密度，密度均匀，与周围邻近结构界限清楚，颅底骨质无破坏，鼻咽腔变窄

【影像表现】

（1）CT 平扫呈等密度或稍高密度，密度均匀，有纵行沟纹。

（2）增强扫描明显强化。

（3）与周围邻近结构界限清楚，颅底骨质无破坏。

【影像鉴别】

需与鼻咽部炎症鉴别：以黏膜增厚为主，无深层改变。

【特别提示】

（1）腺样体自幼年起逐渐增大，10 岁以后开始萎缩。

（2）若腺样体因炎症刺激发生病理性增生，称腺样体肥大。

（3）腺样体厚度（*a*）与鼻咽腔宽度（*n*）比率（*a*/*n*）是评估腺样体肥大的重要指标。对于儿童来说，*a*/*n* ＜ 0.6 属于正常范围，≥ 0.7 则被认为是肥大。

二、鼻咽部纤维血管瘤

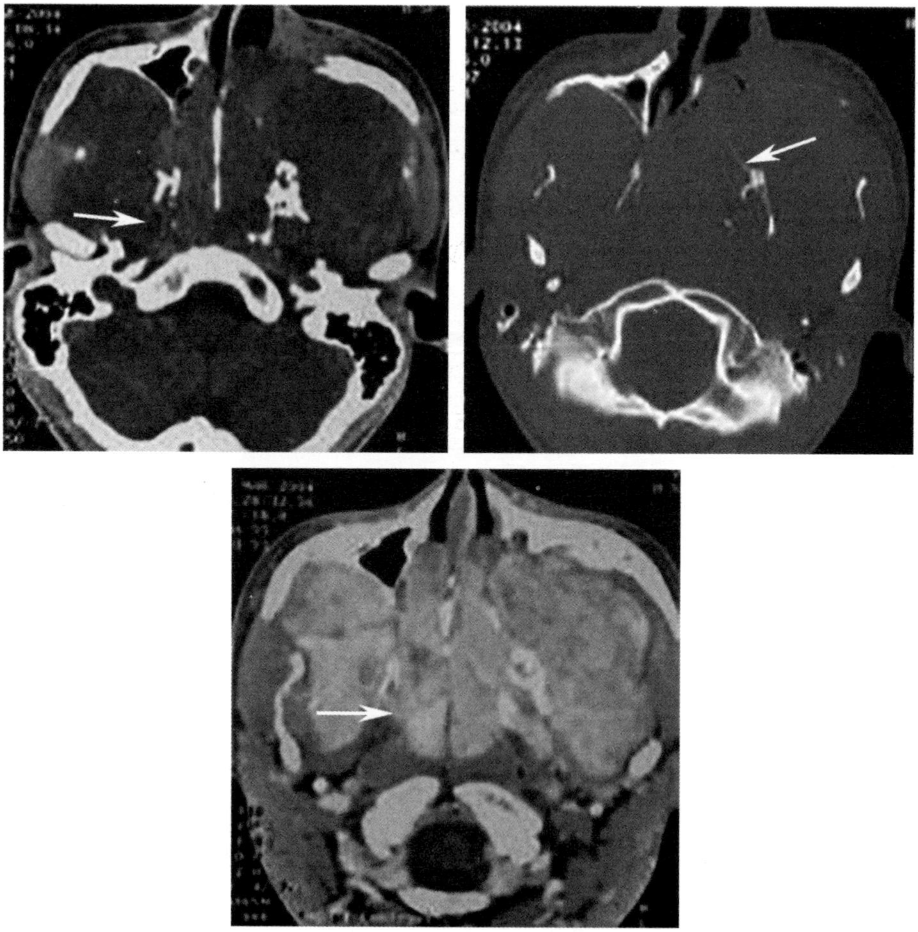

CT 平扫见鼻咽顶部较大软组织肿块，增强扫描明显不均匀强化，边界较清，肿瘤侵犯邻近结构，部分结构受压、移位，颅底骨质可见破坏

【影像表现】

（1）平扫为鼻咽顶部软组织肿块，等密度，与肌肉分界不清，充满鼻咽腔，并经后鼻孔长入，充满同侧鼻腔。

（2）增强扫描，强化明显且延时增强是其特点，较小肿瘤强化均匀，较大者强化不均匀。

（3）肿瘤可侵犯邻近结构，邻近结构受压、移位，可破坏颅底骨质进入海绵窦甚至脑内。

【影像鉴别】

（1）鼻咽癌　好发于中老年人，好发于咽隐窝，弥漫浸润生长，与周围组织分界不清，常有颈部淋巴结转移，颅底骨质破坏为不规则或虫蚀状；鼻咽纤维血管瘤血供极丰富，增强扫描强化极显著，与周围组织分界较清楚，沿颅底孔隙生长，可呈哑铃状或多头状，颅底骨质受压改变，孔隙变大。

（2）鼻息肉　密度较低，无强化或黏膜线样强化。

（3）淋巴瘤　强化不如鼻咽纤维血管瘤明显，范围相对更广泛。若有全身其他部位淋巴瘤或多发淋巴结肿大，更支持淋巴瘤诊断。

【特别提示】

（1）好发于 10 ～ 25 岁的男性青少年，瘤内血管丰富，易出血，又称男性青春期出血性鼻咽血管纤维瘤。

（2）肿瘤由丰富的血管组织和纤维组织基质构成，血管壁薄，缺乏弹性，易引起大出血。

（3）本瘤虽属良性，但具有侵袭性，且范围较广泛，不易彻底切除，术后易复发。

（4）反复大量出血为临床主要症状，若堵塞后鼻孔和咽鼓管咽口，可有鼻塞、耳鸣和听力下降；若侵及骨质，长入邻近结构或压迫脑神经，可产生相应症状。

三、鼻咽癌

【影像表现】

（1）局部软组织肿块　好发于咽隐窝及顶后壁，较小时仅表现为一侧咽隐窝变浅、消失，黏膜增厚，表面凹凸不平。形成肿块，肿块常突入鼻咽腔，致其不对称、狭窄或闭塞。平扫肿块为等密度，增强扫描呈轻中度强化。

（2）深部浸润　向深部侵犯翼内外肌致咽旁间隙变窄或消失；向后外蔓延至颈动脉鞘；向前扩展可填塞后鼻孔、鼻腔，侵犯上颌窦；向上可累及斜坡、蝶窦及筛窦等。

（3）鼻窦、乳突炎症　窦腔黏膜增厚或积液，CT 呈低密度或等密度。

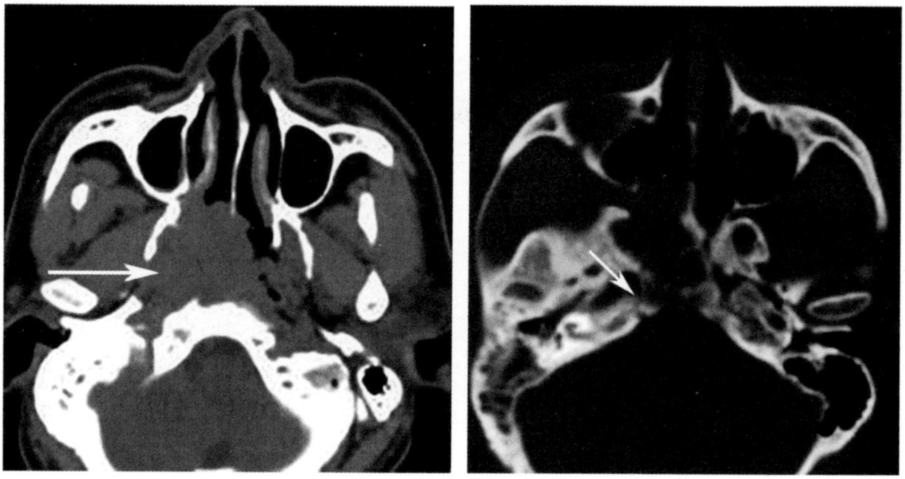

鼻咽腔变形、不对称，右侧咽隐窝消失，鼻咽顶侧壁增厚，可见软组织块影（长箭头所示），邻近颅骨骨质破坏，边界不清（短箭头所示）

（4）颅底骨质破坏　常见破裂孔、蝶骨大翼、蝶骨体、枕骨斜坡等骨质吸收破坏，破坏区边界不清，正常骨质被肿瘤组织取代。

（5）颅内侵犯　常累及海绵窦、桥小脑角及颞叶等。冠状面最易显示肿瘤自鼻咽部向颅内侵犯情况，增强扫描颅内病灶明显强化。

（6）颈部淋巴结转移　颈深上淋巴结群和咽后外侧淋巴结等，呈类圆形、等密度，中央坏死呈低密度，增强扫描可区分强化的血管和无强化的淋巴结。

【影像鉴别】

（1）鼻咽部纤维血管瘤　临床易有出血症状，以腔内生长为主，增强扫描有明显强化。鼻咽血管纤维瘤为压迫性骨吸收破坏，鼻咽癌为侵蚀性骨质破坏、消失。

（2）鼻咽部腺样体肥大　见于儿童，鼻咽顶壁和后壁软组织对称性增厚，不伴有周围侵犯及破坏。

（3）鼻咽部恶性淋巴瘤　青壮年多见，侵犯范围广，病变多为软组织弥漫性增厚，颅骨破坏少见。

（4）腺样囊性癌　密度多不均匀，可有囊性低密度区，且可沿神经播散蔓延。

【特别提示】

（1）鼻咽癌起源于鼻咽黏膜上皮，40～60岁好发，男性明显多于女性。

（2）好发于鼻咽顶壁和侧壁，发病因素与种族因素、家族因素、EB病毒因素、环境致癌因素等密切相关。

（3）生长方式特点　①上行型，侵犯颅底及脑神经，一般无淋巴结转移；②下行型，多有颈部淋巴结转移；③上下行型，为上述两种情况同时发生。

（4）临床表现　鼻出血或血性鼻涕，头痛及脑神经症状，颈部淋巴结肿大等。

四、下咽癌

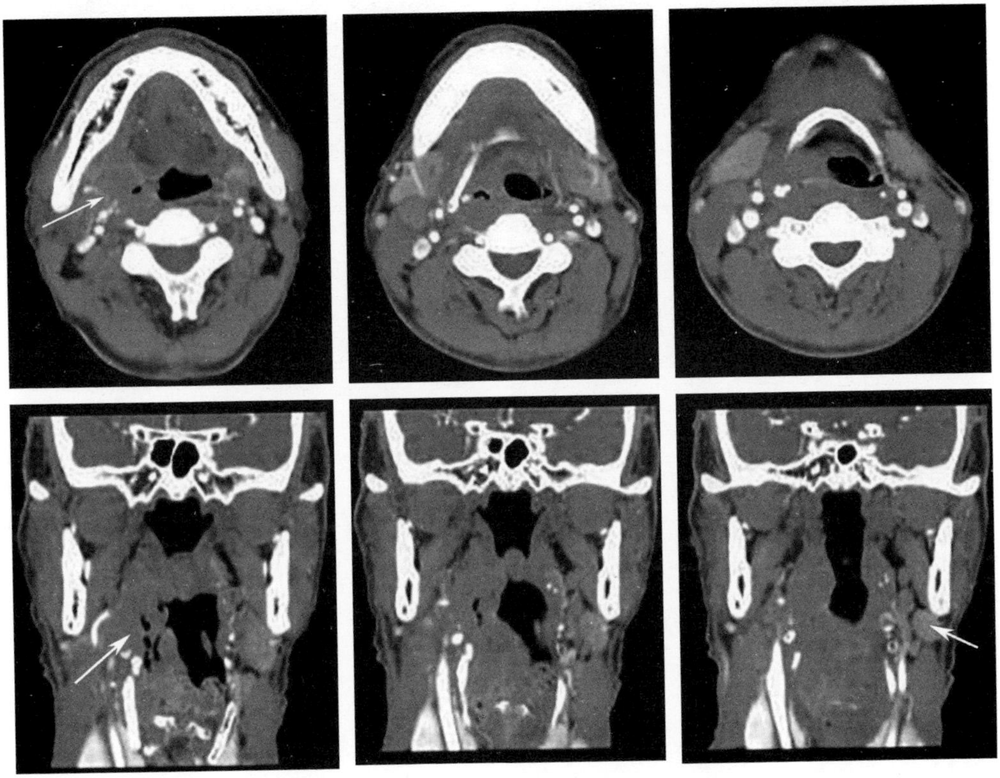

右侧梨状窝变形、狭窄，壁不规则增厚，可见结节状肿块，增强 CT 示不均匀强化（长箭头所示）；右侧咽旁间隙变窄、模糊，左侧颈动脉鞘间隙见肿大淋巴结（短箭头所示）

【影像表现】

（1）按原发部位分为梨状窝癌、环后区癌（环状软骨后区癌）、咽后壁癌，以梨状窝癌最常见。

（2）梨状窝癌的影像学表现：梨状窝变形、狭窄，壁不规则增厚，有结节状肿块，CT 平扫密度稍高，增强扫描有明显强化，肿瘤增大可侵犯周围组织。

【特别提示】

下咽癌也称喉咽癌，是指原发于喉外的喉咽部恶性肿瘤。

五、咽腔淋巴瘤

【影像表现】

（1）多表现为咽淋巴环增厚，呈软组织密度，密度均匀，增强扫描呈较均匀中度强化，坏死少见。

（2）肿块范围可以较大，跨中心，也可双侧受累。

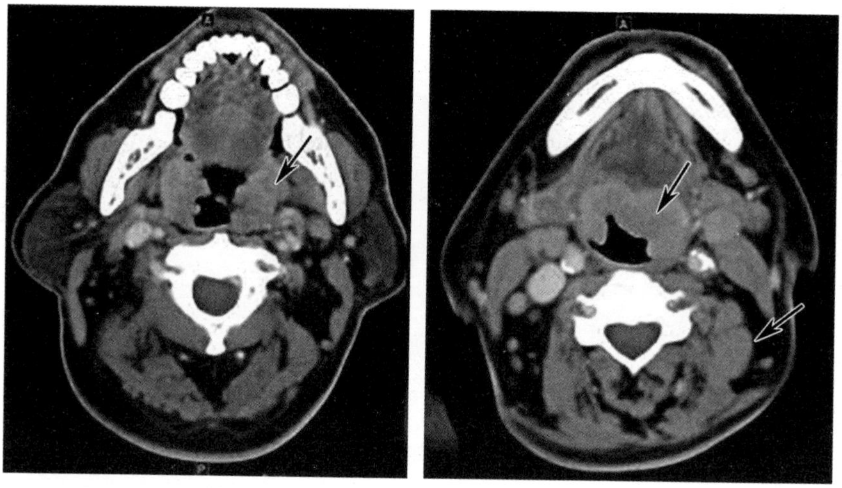

咽淋巴环弥漫性增厚，呈软组织密度，均匀强化，颈部见增大淋巴结

（3）可伴有颈部及其他部位淋巴结肿大。

【影像鉴别】

需与咽腔癌鉴别：多起源于黏膜层，病变小可见黏膜异常强化；病变较大可发生坏死，容易有骨质等邻近结构破坏。

【特别提示】

（1）青壮年多见，侵犯范围广泛。

（2）密度均匀，坏死少见；鲜有颅底骨质破坏。

第四节　喉部疾病——喉癌

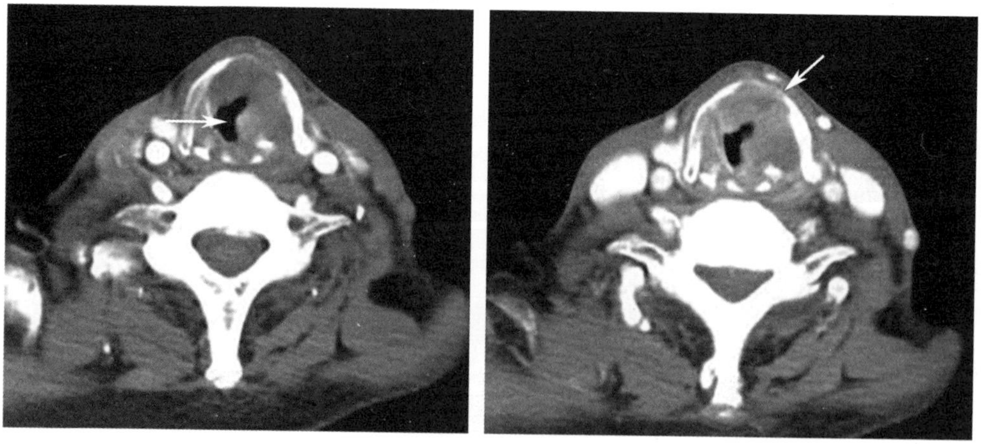

左侧声带明显增厚，呈软组织密度，喉室变窄（长箭头所示），病变累及前联合至对侧，甲状软骨板前部破坏（短箭头所示）

【影像表现】

（1）声门上型　占30%，发生于会厌游离缘、杓会厌皱襞、室带等处，可伴有喉软骨受侵，分化差，早期即可出现颈部淋巴结转移，预后差。

（2）声门型　最多见（60%），发生于声带的喉室面，喉室变小，易侵犯前联合，晚期可破坏甲状软骨、杓状软骨及环杓关节。分化好，发展慢，淋巴转移少，预后好。

（3）声门下型　原发者极少见，发生于声带下缘到环状软骨下缘之间。

（4）混合型　晚期表现，肿瘤累及声门区及声门上区，声带和室带多同时受侵，伴周围软组织广泛浸润及颈部淋巴结转移。

【影像鉴别】

需与喉息肉和乳头状瘤鉴别：多见于声带前端，病变限于黏膜面，不侵犯深层组织。

【特别提示】

（1）多见于40岁以上男性，多为鳞癌。多发生于声门区，声门上区次之，声门下区最少。

（2）可有咽喉异物感、喉痛、声嘶、呼吸困难、喉部肿块、淋巴结肿大等临床表现。

（3）CT平扫见肿瘤部位软组织不规则增厚和肿块，多为中等密度，界限欠清，增强后可有不同程度强化。

（4）前联合厚度正常不超过2mm，喉癌时如前联合受累厚度超过2mm。

第五节　耳部疾病

一、慢性化脓性中耳乳突炎

【影像表现】

（1）中耳鼓室和乳突密度增高，边界不清，听小骨模糊。

（2）若有脓肿形成，有时可见液平，气房间隔骨质吸收。

（3）单纯型显示鼓室、乳突黏膜增厚和其内条索状、片状软组织密度影，病变周围骨质及听小骨无明显破坏。

（4）肉芽肿型可见听小骨破坏，严重者可致听骨链中断、碎裂，上鼓室、乳突窦入口和乳突窦可见骨壁破坏、模糊，密度增加。

【影像鉴别】

需与中耳癌鉴别：中老年多见。骨破坏边缘不规则，呈虫蚀样。常见耳出血，同侧面瘫。

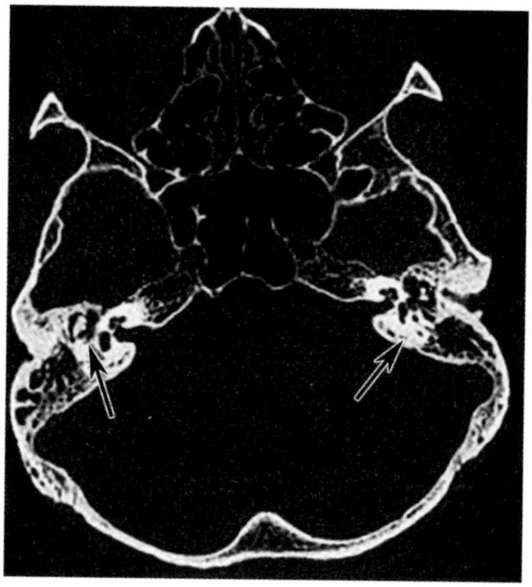

双侧鼓室及乳突窦扩大，中耳鼓室内充满软组织影

【特别提示】

多由急性炎症迁延所致，为中耳黏膜的慢性化脓性炎症，常伴有慢性乳突炎。

二、中耳乳突胆脂瘤

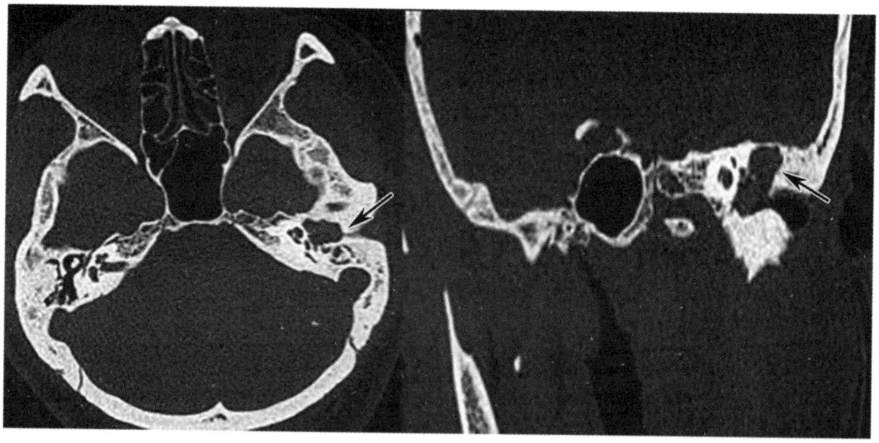

左侧鼓室明显扩大，其内见软组织肿块，并见骨质破坏，骨破坏区边缘光滑、清晰，Prussak 间隙增宽

【影像表现】

（1）上鼓室、乳突窦入口、乳突窦骨质破坏，边缘锐利清楚，伴软组织肿块。

（2）增强后肿块本身无强化，其周围炎性肉芽组织可环形强化。

（3）较小胆脂瘤可仅表现为 Prussak 间隙（鼓室上隐窝）增宽。听骨链与鼓室盾板破坏，严重者可破坏乙状窦壁、鼓室乳突窦盖、半规管及面神经管等结构。

【影像鉴别】

（1）单纯型中耳炎　无团块状软组织影，多数为黏膜增厚，病灶分布较弥散，无中耳及乳突区骨质破坏。

（2）肉芽肿型中耳炎　为肉芽组织增生性炎性包块，与胆脂瘤所含成分不同，好发于上鼓室及鼓窦入口，骨质破坏不明显，范围小，少有面神经及半规管破坏，与早期小胆脂瘤较难鉴别。

（3）中耳癌　骨质破坏以中耳腔为中心向周围发展，骨质破坏呈虫蚀样，增强扫描肿块有强化。

（4）先天性胆脂瘤　青少年多见，常发生在岩部，首发症状多为面瘫，可广泛侵犯迷路、面神经管等周围结构。

【特别提示】

（1）常见于硬化或板障型乳突之上鼓室，经乳突窦入口累及乳突窦，长入乳突。表现为持续性耳流脓。

（2）多有混合性耳聋，听力损失较重。

（3）CT 表现：上鼓室、乳突窦入口、乳突窦骨质破坏及软组织肿块，增强扫描示肿块无强化。

三、中耳癌

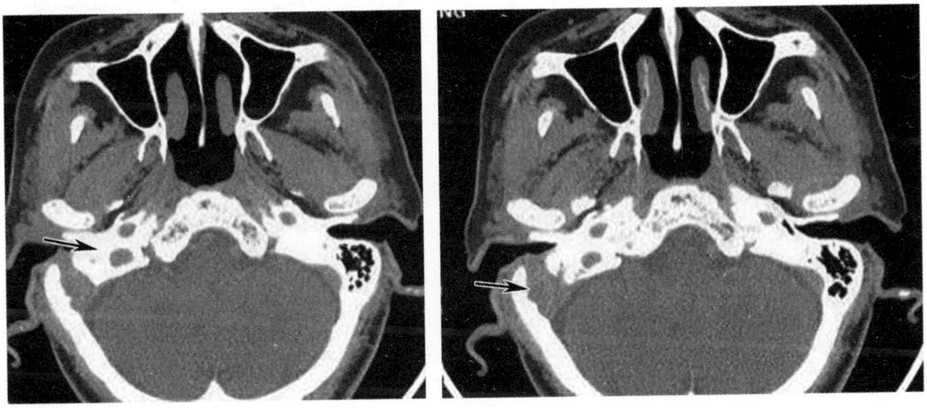

右侧中耳鼓室内软组织肿块，边界不清，密度较均匀，中耳后壁骨质不规则破坏，并侵入颅内

【影像表现】

（1）中耳内软组织肿块，强化明显。

（2）听小骨不规则破坏，鼓室壁广泛虫蚀样不规则破坏。

【影像鉴别】

（1）慢性化脓性中耳乳突炎　中耳鼓室和乳突密度增高，若有脓肿形成，有时可见液平面，气房间隔骨质吸收。

（2）胆脂瘤　CT见上鼓室、乳突窦入口、乳突窦骨质破坏及软组织肿块，盾板常被破坏，增强扫描肿块无强化。

【特别提示】

（1）中耳癌较少见，多为原发性，亦可继发于外耳道、鼻咽、颅底或腮腺等处的癌瘤。

（2）病因不明，多数患者有慢性化脓性中耳炎病史，可能与长期刺激有关。

（3）病理上以鳞状细胞癌为主，腺癌与肉瘤极少。

四、颈静脉球瘤

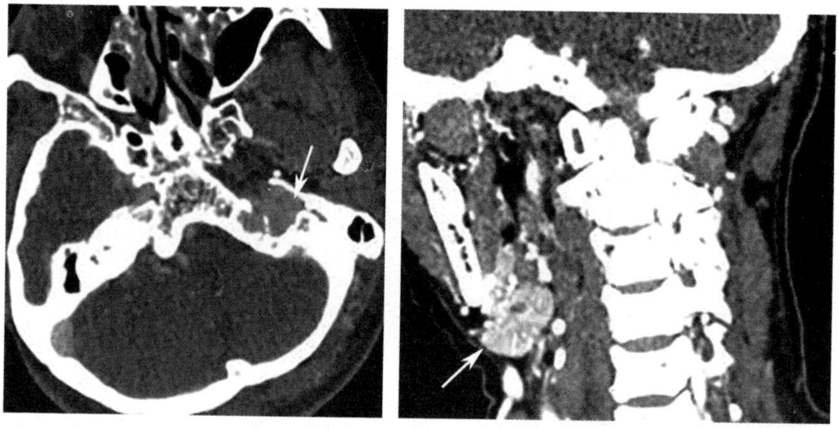

左侧颈静脉孔区见软组织肿块，边界不规整，周围骨质破坏，增强扫描明显强化，强化程度类似血管

【影像表现】

（1）颈静脉孔区或鼓室内，等密度或略高密度、均匀的软组织肿块，边界不规则。

（2）颈静脉窝不规则扩大，周围骨质破坏，鼓室内下壁虫蚀样不规则破坏，有时肿块内可见残存小骨片影，无骨质增生。

（3）增强扫描肿块明显强化，强化程度类似血管。

（4）病变侵及颅后窝时可表现为类似桥小脑角区肿瘤的征象；当肿瘤穿过鼓室突向外耳道时表现为“冰山顶”征。

【影像鉴别】

（1）颈静脉孔区脑膜瘤　起源于颈静脉球或邻近静脉窦部的蛛网膜颗粒，为高密度肿瘤，颈静脉孔增大不明显，邻近骨质常增生硬化。

（2）神经鞘瘤　颈静脉孔受压迫扩大呈扇贝样改变，骨皮质完整，肿瘤内容易发生坏死、囊变。

（3）软骨肉瘤　高密度肿块，密度不均，颈静脉孔边缘骨质不规则破坏，病灶内可见钙化。

【特别提示】

（1）起源于颈静脉球部血管外膜及迷走神经耳支（Arnold 神经）的副神经，肿瘤局限于颈静脉孔，或向下呈侵袭性生长，不累及中耳腔。

（2）该肿瘤生长缓慢，呈侵袭性，易通过神经血管间隙侵入邻近软组织或结构，常伴骨质破坏。

（3）该肿瘤为富血供肿瘤。

五、颞骨骨折

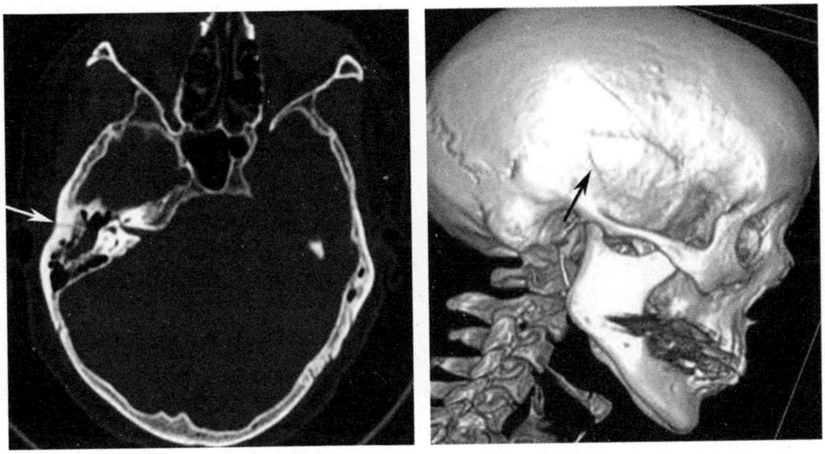

右侧颞骨骨折，可见横行线样低密度影，断端无明显移位

【影像表现】

按骨折线与岩锥长轴的关系，可分为三型。

（1）纵行骨折　最多见，骨折线与岩骨长轴平行。

（2）横行骨折　骨折线与岩骨长轴垂直。

（3）混合型骨折　兼而有之。

HRCT 可清楚显示颞骨骨折。

【影像鉴别】

颞骨骨折需与正常颅缝、血管沟鉴别：颅缝一般双侧对称，血管沟边缘光滑，骨折线一般较锐利，局部常有移位。

【特别提示】

（1）颞骨骨折以岩部骨折最常见，其骨折线可与岩锥长轴平行（即纵行骨折，占 70% ～ 80%）或垂直（即横行骨折，占 10% ～ 20%），也可为混合型（或粉碎性）骨折。

（2）临床可有外耳道出血、脑脊液耳漏、面瘫、耳聋及眩晕等症状。以岩骨骨折最常见。

（3）高分辨率 CT 对于颞骨骨折的诊断非常有价值，可清楚显示颞骨骨折。

（4）要结合临床，避免遗漏听小骨脱位的诊断。

第六节　口腔颌面部疾病

一、牙源性囊肿

（一）根尖囊肿

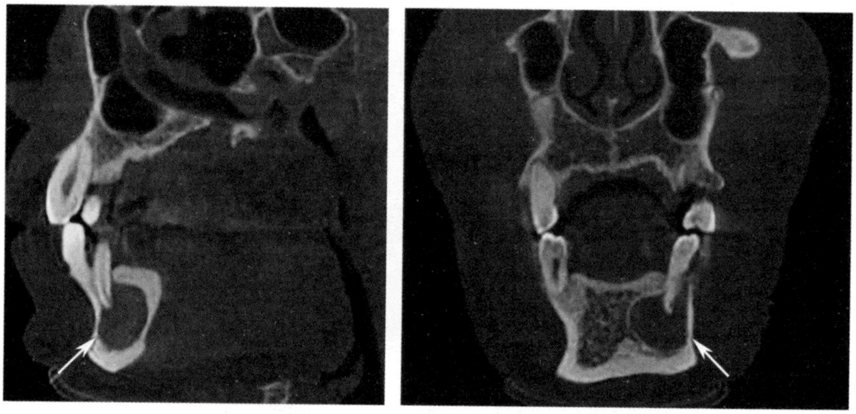

左下颌见一囊性低密度影，以牙根为中心，边界清晰，周围见硬化边

【影像表现】

（1）以病源牙根尖为中心形成形状较规则、大小不等的圆形或卵圆形低密度病变区，边缘清晰锐利。

（2）由于囊肿发展缓慢，在囊肿边缘形成一致密的线条影。

（3）牙可被推压移位，牙根偶有吸收。

【影像鉴别】

（1）含牙囊肿　多含有未萌出牙齿，且囊肿包含于未萌牙的牙颈部。

（2）角化囊性瘤　与病源牙无关，多沿颌骨长轴发展，向舌腭侧膨胀为主，牙根吸收较少。

（3）成釉细胞瘤　与病源牙无关，向唇颊侧膨胀为主，可为单房或多房，牙根一般吸收明显，呈特征性截根状。

【特别提示】

（1）是颌骨内最常见的牙源性囊肿，属于炎症性囊肿，常发生于一死髓牙的根尖部。

（2）成年人多见；多发生于前牙。是由于根尖慢性肉芽肿中央发生变性、坏死，周围组织液渗出而形成。

（3）口腔内可发现深龋齿、残根或死龋牙。

（二）含牙囊肿

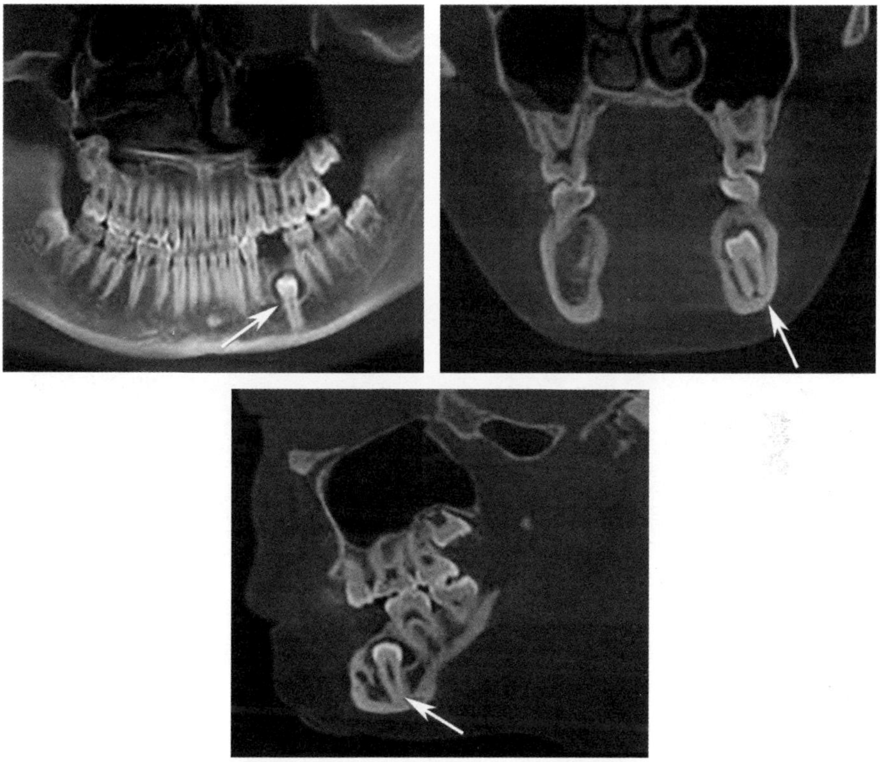

左侧下颌骨区见边界清晰的密度减低区，内含未萌出的牙，牙冠朝向囊腔，囊腔边缘附着在该牙的牙颈部

【影像表现】

（1）颌骨中边缘光滑的类圆形密度减低区，内含有不同发育阶段的未萌出牙。

（2）所含牙的牙冠朝向囊腔，囊腔边缘附着在该牙的牙颈部。

（3）所含牙数目多为一个，少数也可为多个。

（4）囊腔以单囊多见，多囊少见。

（5）周围线状骨质增生硬化，密质骨受压变薄。

【影像鉴别】

（1）根尖囊肿　多有病源牙，以病源牙根尖为中心形成形状较规则、圆形低密度病变区，边缘清晰锐利，并可见致密线样高密度影。

（2）角化囊性瘤　与病源牙无关，多沿颌骨长轴发展，向舌腭侧膨胀为主，牙根吸收较少。

（3）成釉细胞瘤　与病源牙无关，向唇颊侧膨胀为主，可为单房或多房，牙根一般吸收明显，呈特征性截根状。

【特别提示】

（1）属牙源性囊肿，是在牙胚胎期牙体硬组织形成之后，所余釉上皮和牙冠之间或所余釉上皮之间出现液体积聚所致，其囊肿包围着一个未萌出牙的牙冠，且囊壁附着于该牙的颈部。

（2）又称滤泡囊肿，多发生于上颌尖牙或下颌后磨牙区。

二、牙源性角化囊性瘤

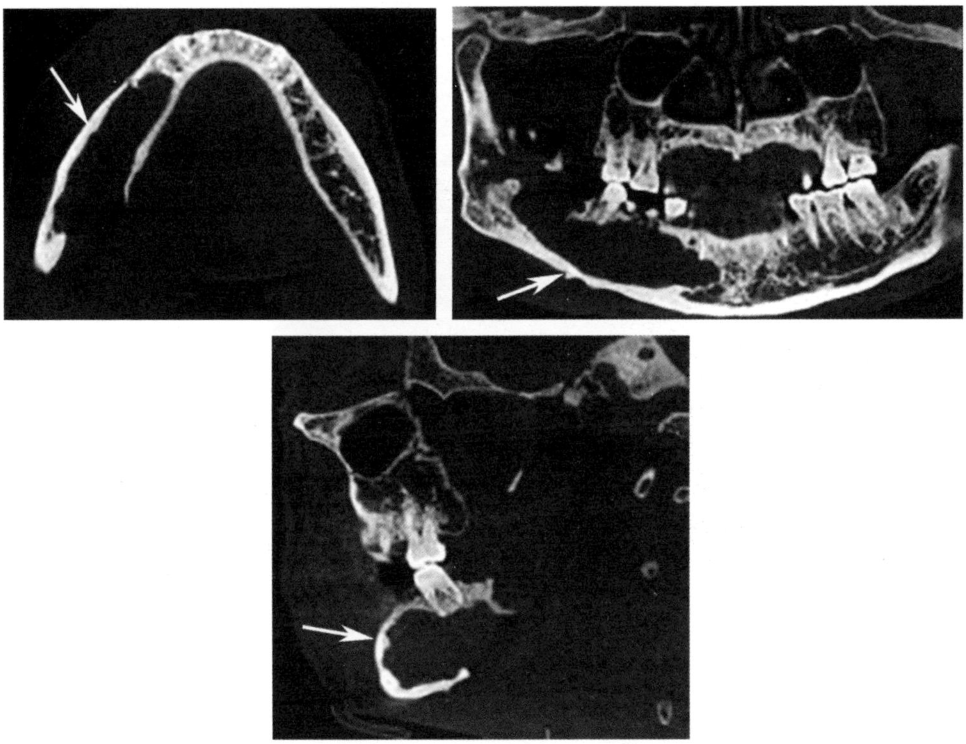

右侧磨牙区见一与颌骨长轴一致的囊性低密度影，病变呈膨胀性，舌侧骨板不完整，牙根斜面状

【影像表现】

（1）常沿颌骨长轴生长或发展，可单囊或多囊（囊腔大小相差不明显），可多发，一般向舌腭侧膨胀明显。

（2）可含牙或不含牙，牙根吸收较轻，多呈斜面状。

（3）可发生颌骨膨隆，多向舌侧膨隆。

（4）囊肿易继发感染，术后复发率高。

（5）多发者可表现为基底细胞痣综合征。①肋骨异常：分叉肋、肋骨粗细不均、肋骨融合。②脊柱异常：脊柱侧弯、椎体裂。③颅内异常：前、后床突骨质增生或骨桥形成；颅内异常钙化。

（6）可成釉细胞瘤变或恶性变。

【影像鉴别】

（1）根尖周囊肿　以病源牙根尖为中心形成形状较规则、圆形低密度病变区，边缘清晰锐利，并可见致密线样高密度影。

（2）含牙囊肿　多含有未萌出牙齿，且囊肿包含于未萌牙的牙冠部。

（3）成釉细胞瘤　肿瘤呈等、低混杂密度，瘤内呈多房性、蜂窝状或单房状，一般向唇颊侧膨胀明显。牙根吸收明显，可呈特征性的截根状。

【特别提示】

（1）下颌（第三磨牙区）多见，上颌较少（多位于上颌结节区），约占全部颌骨囊肿的 10%。

（2）影像表现可类似根尖周囊肿、含牙囊肿、成釉细胞瘤。

三、成釉细胞瘤

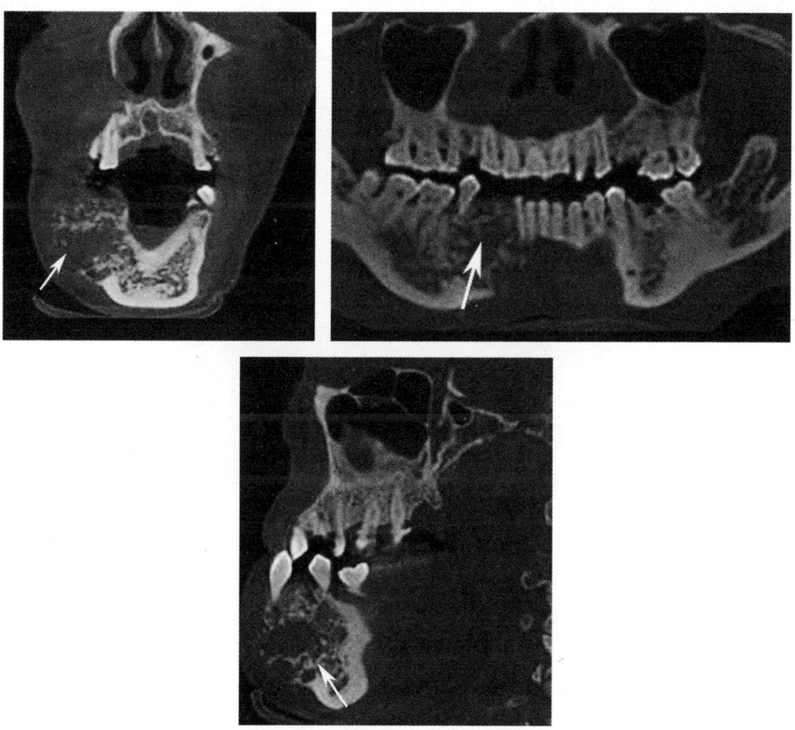

下颌骨右侧部见多囊状低密度影，密度不均匀，房室大小不 ，呈明显膨胀性，部分骨质不连续，牙槽突骨质破坏，牙根被推挤，牙脱落

【影像表现】

（1）多房型　最多见，分房大小悬殊，大房大、小房小，成群排列，互相重叠。膨胀以唇颊侧为主。无骨膜增生或病理骨折。其内可含牙或不含牙。易向牙槽突浸润生长，牙根被推挤分离，可致牙脱落。病灶内牙根可见锯齿状或截根状吸收。少数出现局部硬化，与感染有关。

（2）蜂窝型　基本相同的小分房，间隔粗厚不规则。纯粹的蜂窝型很少，多数伴有少许大房存在。

（3）单房型　更少，单房状低密度区，边缘有切迹或子囊存在。

【影像鉴别】

（1）根尖周囊肿　以病原牙根尖为中心形成形状较规则的圆形、低密度病变区，边缘清晰锐利，并可见致密线样高密度影。

（2）含牙囊肿　多含有未萌出牙齿，且囊肿包含于未萌牙的牙冠部。

（3）角化囊性瘤　表现为与颌骨长轴一致的膨胀性病变，以向舌腭侧膨胀为主，牙根吸收以斜面状吸收为主。

【特别提示】

（1）是最常见的牙源性良性肿瘤。主要来源于残余的牙板和造釉器。

（2）80% 发生于下颌骨，大多数在磨牙区和升支。

（3）引起颌骨膨胀性破坏，边缘为致密的骨质。可有包膜，但不完整。瘤体为实性或囊性，或兼而有之。

（4）CT 可见颌骨膨大，皮质变薄；肿瘤呈等、低混杂密度，瘤内呈多房性、蜂窝状或单房状；增强扫描肿瘤实质部分明显强化。

四、骨纤维异常增殖症

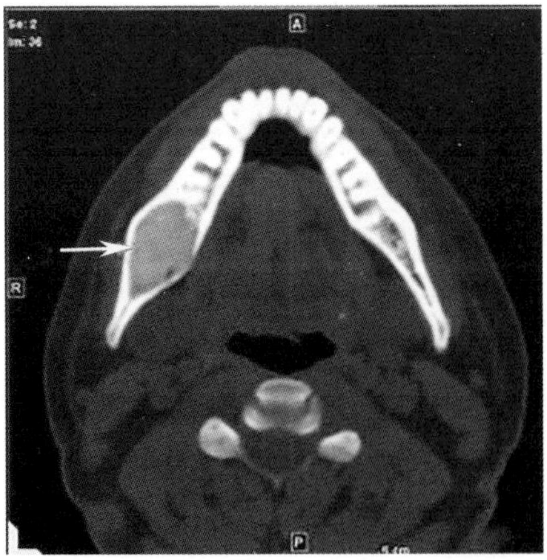

下颌骨体部右区见片状磨玻璃样密度增高影，邻近骨质呈膨胀性改变，骨皮质变薄、连续

【影像表现】

（1）病灶可呈单纯溶骨性、磨玻璃样，有硬化边的单囊性或多囊性改变、丝瓜瓤样改变。

（2）病灶与正常骨之间可呈渐进性移行过渡。

（3）骨皮质变薄但完整，无骨膜反应。

（4）增强扫描可呈轻中度强化或不强化。

【影像鉴别】

（1）骨瘤　位于额窦、筛窦，成年男性多见，骨窗上多为致密骨影，增强后多不强化。

（2）骨化性纤维瘤　一般呈圆形或椭圆形，有清晰的边界，边缘硬化。

【特别提示】

（1）发病年龄 2 ～ 50 岁，但以青少年为主，男女差别不大。

（2）病灶生长缓慢，骨骼成熟之后趋于静止。

（4）治疗以观察为主，极少部分患者可发生恶变。

五、骨化性纤维瘤

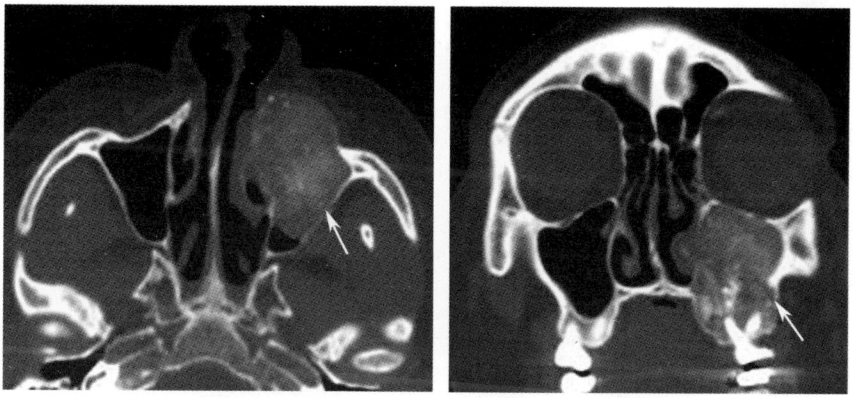

左侧上颌窦区见膨胀性生长肿物，其内见低密度、磨玻璃样密度，边缘硬化，病变内见多发片状、结节状高密度，左侧上颌窦变小

【影像表现】

（1）常单发，表现为单房或多房膨胀性肿物，圆形、椭圆形或分叶状。

（2）大部分病灶边界清楚，有菲薄而完整的骨壳，病灶内可见斑点状骨化影。

（3）病灶可呈低密度、磨玻璃样密度，其内散在多种形态的钙化或骨化影，内也可见低密度区。

【影像鉴别】

（1）骨瘤　多位于额窦、筛窦，成年男性多见，骨窗上多为致密骨影，增强扫描多不强化。

（2）骨纤维异常增殖症　一般多骨受累，边界不清，沿骨长轴生长。

【特别提示】

（1）本病属良性纤维性骨病变的一种，具有向骨质和纤维组织双向分化的特点。

（2）常见于青少年，女性常见，女男比例从 8∶1 到 5∶1 不等。

（3）肿瘤生长缓慢，具有局部侵袭性，可发生恶变。

（4）手术是骨化性纤维瘤最有效的治疗手段。

六、腮腺良性肿瘤

（一）腮腺混合瘤

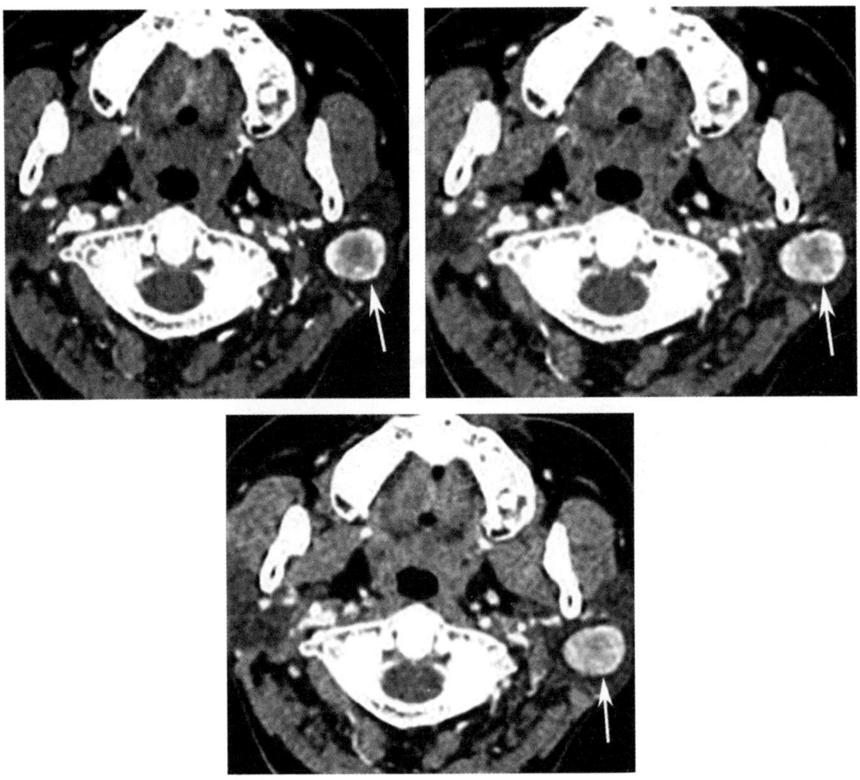

左侧腮腺浅叶内见类圆形软组织肿块，边缘光滑，界限清楚，呈渐进性、延迟强化

【影像表现】

（1）一般单发，腮腺内圆形或椭圆形软组织肿块，边缘光滑，界限清楚。

（2）肿块大多位于腮腺浅叶。

（3）瘤内可有纤维化、钙化或囊变，导致密度不均匀。

（4）增强扫描均匀或环形强化，一般呈轻中度延迟强化。

【影像鉴别】

（1）腮腺恶性肿瘤　可根据有无生长加快、变硬、固定、面瘫、溃疡等临床特征相鉴别。腮腺恶性肿瘤形态不规则、边界不清，其内极易发生出血、坏死、囊变，呈浸润性生长。

（2）腺淋巴瘤　老年男性多见，好发于腮腺浅叶后下极，可多发。增强扫描多较明显强化，呈快进快出强化方式。包绕血管或贴边血管征为其特征性 CT 表现。

【特别提示】

（1）又称多形性腺瘤，因瘤内含有多种组织得名，包括软骨样组织、黏液样组织以及黄色角化物，并可伴有囊变、钙化。

（2）肿瘤多呈圆形或椭圆形，包膜完整，10% 可恶变。

（3）中老年女性多见，生长缓慢，质软，活动可。

（4）若肿瘤生长迅速，并出现疼痛、粘连，甚至破溃或面瘫症状，应考虑恶变可能。

（5）术后易复发。

（二）腮腺腺淋巴瘤

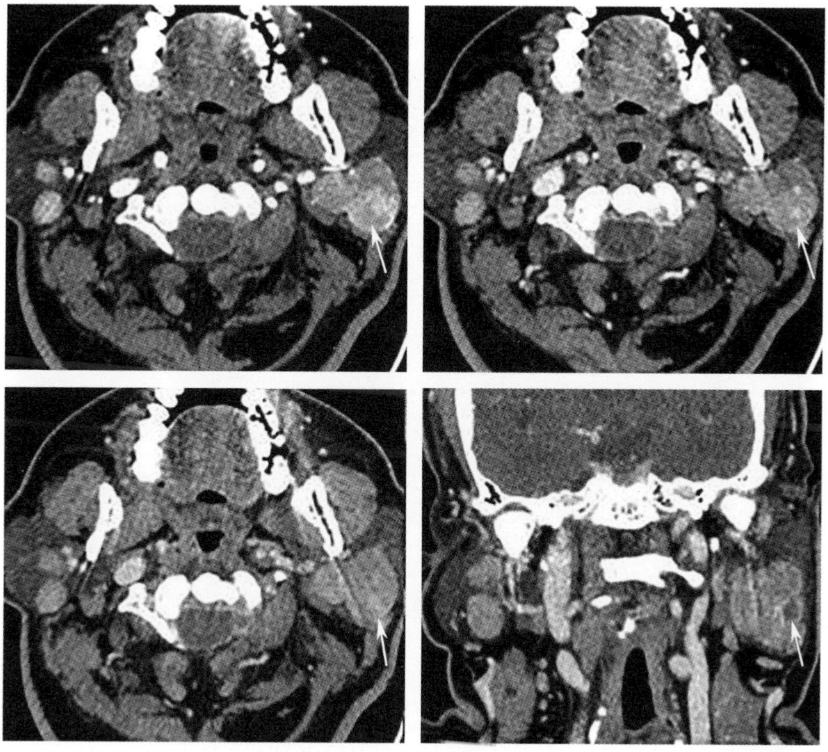

左侧腮腺内见类圆形软组织影，增强扫描强化不均匀，呈“快进快出”表现，肿瘤周边见囊变（短箭所示）

【影像表现】

（1）肿瘤多位于腮腺浅叶后下极。

（2）肿瘤常为多发性，可表现为双侧腮腺肿瘤，也可在一侧出现多个肿瘤。

（3）CT 表现为圆形或卵圆形软组织影，平扫密度高于正常腮腺，可有分叶或多发小囊状表现，囊变位于肿瘤周边。

（4）增强扫描多较明显强化，呈快进快出强化方式。包绕血管或贴边血管征为其特征性 CT 表现。

【影像鉴别】

（1）多形性腺瘤　中老年女性多见，一般呈轻中度延迟强化。

（2）腮腺恶性肿瘤　形态不规则，边界不清，其内极易发生出血、坏死、囊变，呈浸润性生长。

【特别提示】

（1）多见于男性，男女比例约为 6∶1。

（2）好发于 40 ～ 70 岁。

（3）患者常有吸烟史，其发病可能与吸烟有关。

（4）可有消长史，这是因为肿瘤由肿瘤性上皮和大量淋巴样间质组成，淋巴样间质很容易发生炎症反应。

（5）肿瘤多位于腮腺浅叶后下极，可能是该部位分布的淋巴结较多所致。

（6）病灶有纵向生长的特点。

（7）肿瘤常为多发性，^{99m}Tc 扫描有“热结节”。

（三）腮腺基底细胞腺瘤

【影像表现】

（1）好发于腮腺浅叶，呈类圆形，边缘较光整，边界清楚。

（2）绝大多数为单发，少数可单侧或双侧多发。

（3）体积一般较小，不超过 3cm，容易发生规则或不规则囊变。

（4）增强扫描实性部分明显强化，强化程度常达 100HU 以上，强化方式为“快进慢出”。

【影像鉴别】

（1）多形性腺瘤　增强扫描强化程度弱于腮腺基底细胞腺瘤，常呈延迟强化。

（2）腺淋巴瘤　大多见于老年男性，与吸烟相关，好发于腮腺浅叶后下极，常多发，增强扫描呈“快进快出”强化的特点，强化程度一般低于基底细胞腺瘤。

（3）腮腺恶性肿瘤　形态不规则，边界不清，其内极易发生出血、坏死、囊变，呈浸润性生长。

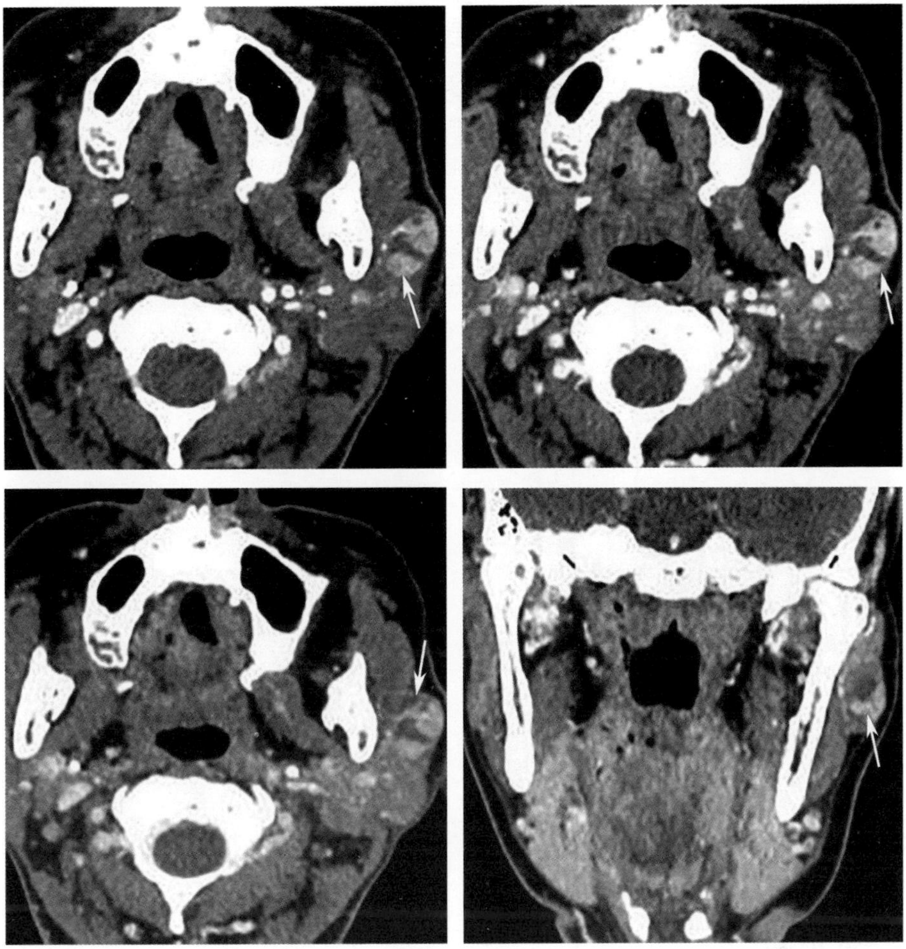

左侧腮腺浅叶内见类圆形软组织影，边界较清，密度不均匀，见坏死、囊变，增强扫描呈明显强化，部分区域 CT 值达 100HU 以上，强化方式为“快进慢出”

【特别提示】

（1）多见于女性，男女比例约为 1∶2。

（2）好发于 50 ～ 60 岁。

（3）肿瘤为上皮源性肿瘤，是涎腺肿瘤中少见的良性肿瘤。

（4）常为无痛性、可移动的肿物，生长缓慢。

（5）手术切除后，肿瘤有约 32.5% 的复发率，注意随访。

七、腮腺恶性肿瘤

【影像表现】

（1）低度恶性肿瘤 CT 表现为边界清晰或部分清晰，形态较规则，密度均匀

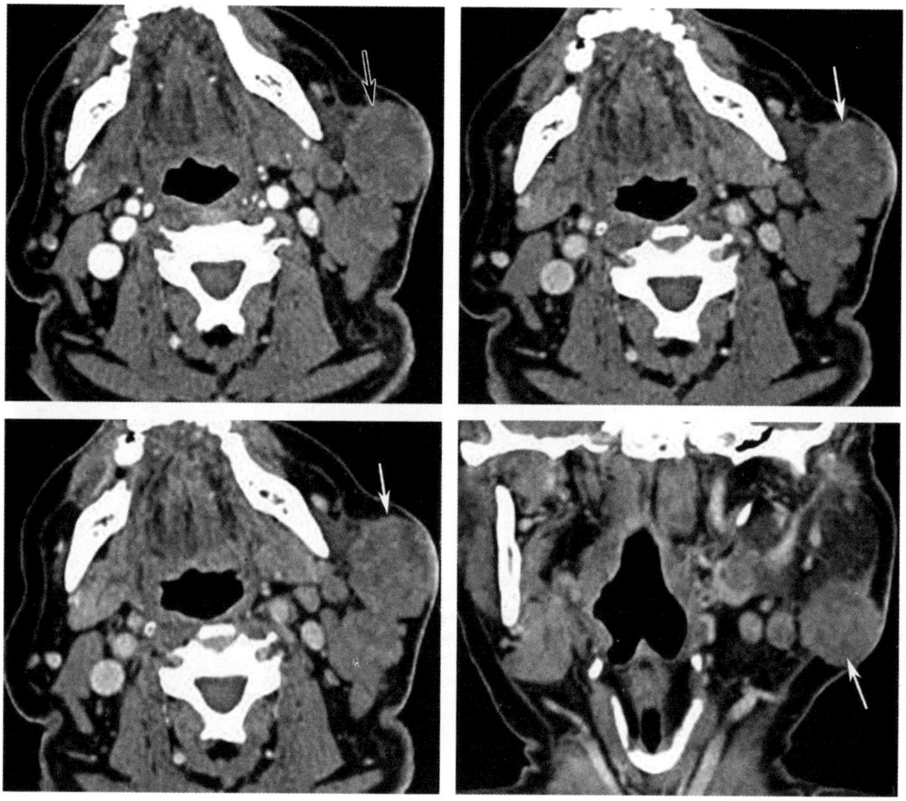

左侧腮腺内见一不规则形异常强化影，形态欠规则，呈浅分叶状，边界欠清，不均匀强化，边缘强化较明显，内见片状低密度区

或欠均匀的肿块，增强扫描强化密度高于颈部椎旁肌肉密度。

（2）中高度恶性上皮源性肿瘤CT多表现为边界模糊不清，形态不规则，密度均匀或不均匀的肿块，增强扫描强化密度高于颈部椎旁肌肉密度，常见大片的坏死区，深、浅两叶同时累及，易侵犯邻近结构或淋巴转移等。

【影像鉴别】

需与腮腺良性肿瘤鉴别：肿物形态规则、边界清，无面神经及邻近结构受累，无淋巴结等转移。

【特别提示】

（1）多数恶性肿瘤触诊质地较硬，与周围组织粘连及活动受限。

（2）临床上多以耳部周围肿块就诊，部分伴有面神经受累症状，包括疼痛、口角歪斜、额纹消失、不能鼓腮、闭眼困难等。

（3）活检易造成瘤细胞种植，故影像学检查在术前定位及定性上有非常重要的价值。

第七节　颈部疾病

一、颈动脉体瘤

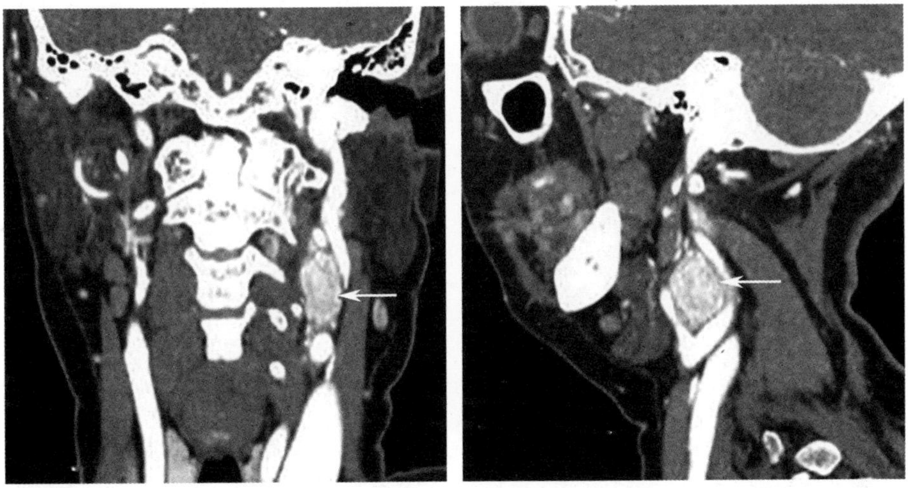

左侧颈总动脉分叉处见类椭圆形软组织肿块，边界清晰，显著强化。重建见肿块位于颈内外动脉分叉处上方，颈内外动脉明显受压，分叉角增大

【影像表现】

（1）肿瘤位于颈动脉间隙，以颈总动脉分叉处为中心。

（2）圆形或椭圆形软组织密度肿物，界限清晰。

（3）增强扫描明显强化，常接近动脉血管的密度，均匀或不均匀。

（4）颈内和颈外动脉分叉角度增大，或被肿瘤包绕，管腔变窄。

【影像鉴别】

（1）神经纤维瘤 / 神经鞘瘤　咽旁神经鞘瘤较多见，内部囊变坏死明显，增强扫描强化程度不如颈动脉体瘤，神经纤维瘤较少见于咽旁间隙。

（2）淋巴结肿大　可致颈动静脉受压移位，但病变常多发，增强扫描强化程度不如颈动脉体瘤明显。

【特别提示】

（1）属于副神经节瘤，是发生于颈动脉体的化学感受器的肿瘤，常见于颈总动脉分叉处。

（2）大体上肿瘤有包膜，表面光滑，有丰富的滋养血管；镜下肿瘤为富含血管性肉芽组织，淋巴或远处转移以及切除后复发是恶性肿瘤的主要征象。

（3）肿瘤主要由颈外动脉供血，可压迫或包绕颈总动脉和颈内、颈外动脉。

二、颈部神经鞘瘤

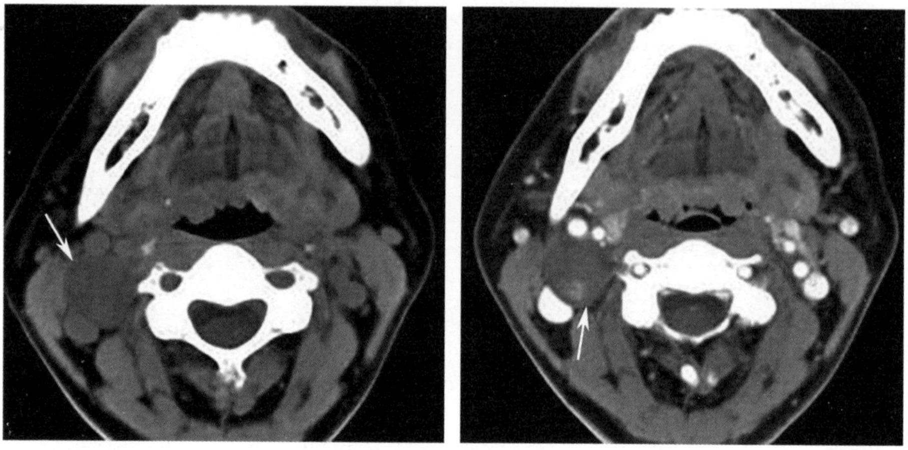

右侧颈动脉鞘区软组织肿块，边界清晰，密度均匀，增强扫描肿块可见不均匀强化，内见片状低密度无强化区

【影像表现】

（1）肿瘤多位于颈动脉间隙，呈软组织密度肿块，圆形或椭圆形，边界清楚，中央可伴有坏死、囊变。

（2）增强扫描后实性部分可见较明显强化，囊变区不强化。

【影像鉴别】

需与颈动脉体瘤鉴别：呈均匀明显强化，好发于颈内、颈外动脉分叉处，颈内和颈外动脉分叉角度增大。

【特别提示】

（1）起源于神经鞘膜的施万细胞，常见于颈动脉间隙。

（2）大体上肿瘤呈球形或椭圆形，单发，表面光滑，包膜完整，肿瘤较大时可见坏死、液化。

三、淋巴管瘤

【影像表现】

（1）一侧颈部囊性病灶，好发于胸锁乳突肌前内侧区，容易顺颈部间隙蔓延，圆形或椭圆形，常为多囊。

（2）增强扫描无强化。

（3）典型者呈水样密度，感染后密度可增高，边缘可出现强化。

【影像鉴别】

（1）甲状腺舌管囊肿　表现为颈前正中类圆形囊性病灶，边缘光滑，密度均匀，

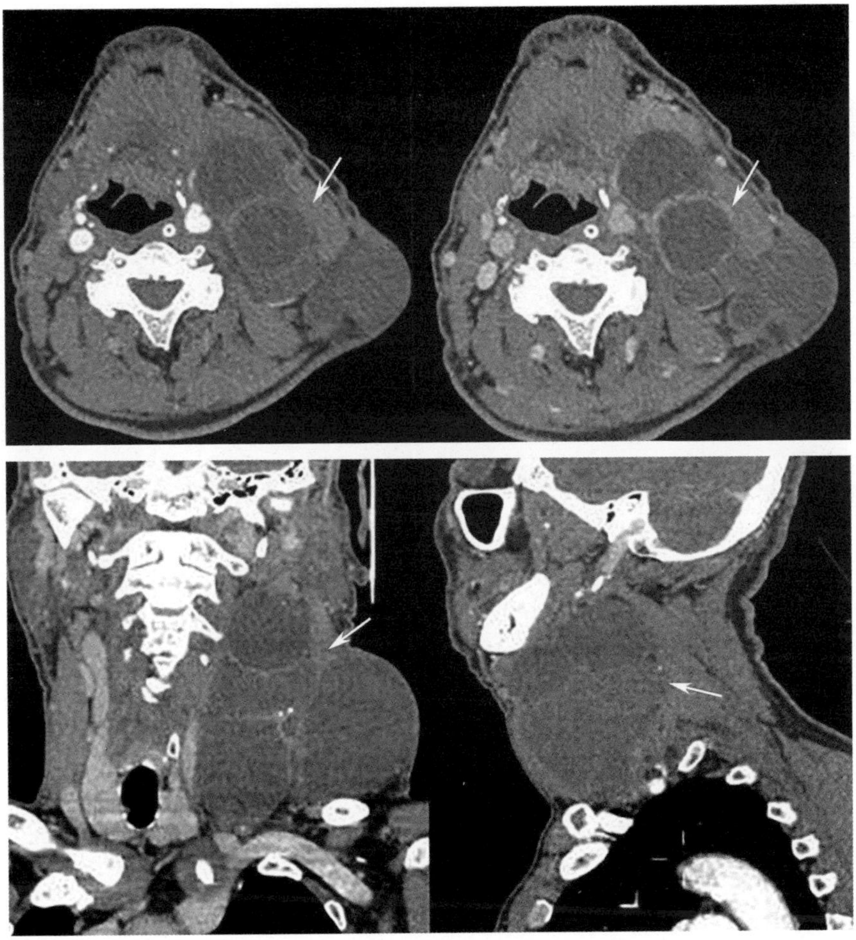

左颈部胸锁乳突肌内外侧见囊性密度影，边界清，密度均匀，无强化，病灶呈匍行性顺颈部间隙生长，邻近结构受压移位

呈液体密度，无强化。

（2）鳃裂囊肿　系胚胎时期鳃裂的残余组织所形成，常较大，多见于颈侧部的动脉三角区，常有波动感，穿破后，可以长期不愈，形成鳃裂瘘。病灶位置相对局限，膨胀性更明显，一般无分隔。

（3）脂肪瘤　肿块大小不一，呈扁圆形或圆形，边界不清，典型者呈脂肪密度。

【特别提示】

（1）也称先天性囊性水瘤。90% 发生于 2 岁以内婴儿。

（2）瘤体由增生、扩张及结构紊乱的淋巴管组成，多房，囊壁薄，内含黄色淋巴液。

（3）生长缓慢，呈匍行性顺颈部间隙生长，不超过筋膜间隙，病变向下经颈后三角向腋下和纵隔或向前向口底生长，如果肿块很大，可跨过中线。

四、淋巴结转移瘤

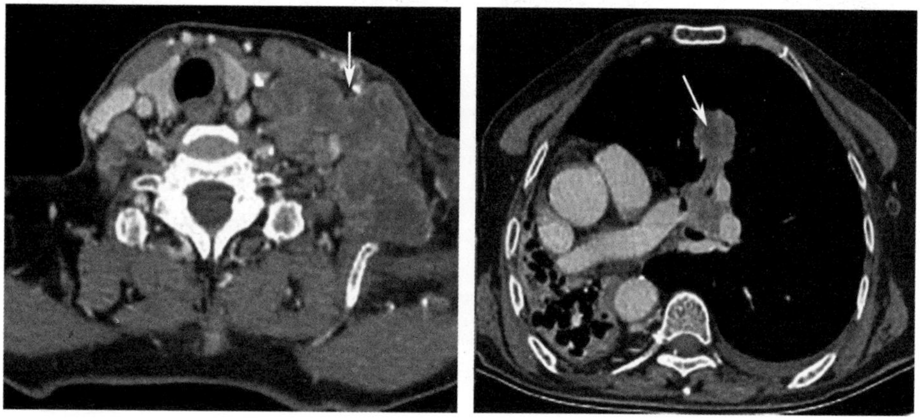

左侧锁骨上窝见多发软组织结节影，呈环状强化，中央坏死、囊变，病变融合，局部边界不清。左肺为原发恶性肿瘤

【影像表现】

（1）颈静脉周围、颈后区等多发大小不等软组织密度肿块，边缘清楚或不清楚，部分融合。

（2）增强扫描实质区轻度强化，伴有中央坏死、囊变者呈环状强化，壁厚而不规则。

（3）可侵犯周围结构。

【影像鉴别】

（1）淋巴管瘤　儿童多见，边界清楚，增强扫描无强化。

（2）颈部淋巴瘤　肿块常多发，可多个淋巴结融合成团块，较大，平扫呈软组织密度，一般坏死较少，增强扫描病灶轻中度均质强化。

【特别提示】

（1）大多数为鳞癌，主要来自口腔、鼻窦、喉、咽等处；腺癌多来自甲状腺、涎腺、鼻腔。

（2）多分布于颈内静脉区、胸锁乳突肌周围；锁骨上淋巴结转移多源于胸腔、腹腔的腺癌。

五、淋巴瘤

【影像表现】

（1）单侧或双侧多发淋巴结肿大，可融合成大的团块，为低密度，坏死少见。

（2）增强扫描呈轻中度较均质强化。

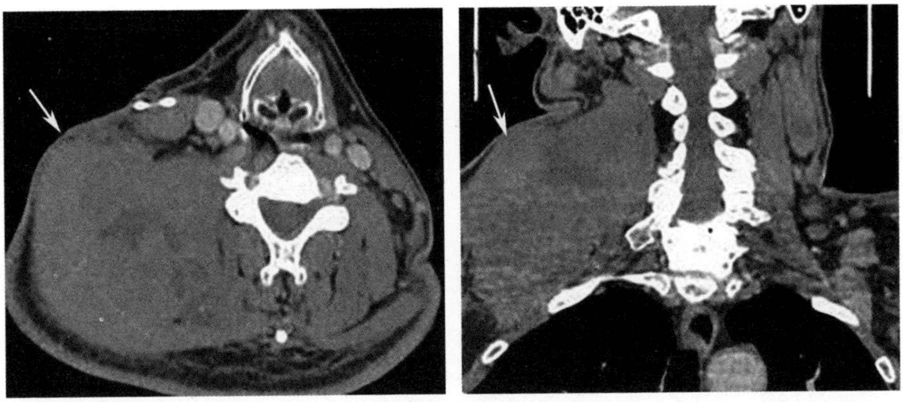

右侧颈部多发软组织肿块，部分融合成团，增强扫描病灶大部分呈轻度均匀强化，部分内见低密度无强化区

【影像鉴别】

需与淋巴结转移瘤鉴别：多有恶性肿瘤病史，常为多发，部分融合，直径可达3～4cm，增强扫描病灶呈轻度强化，中央坏死液化呈环形强化，环壁厚，不规则。

【特别提示】

（1）包括霍奇金淋巴瘤和非霍奇金淋巴瘤，多见于青壮年。

（2）一侧或双侧发病，以双侧多发、散在淋巴结肿大为多见。

六、颈部囊肿

（一）甲状舌管囊肿

【影像表现】

（1）颈前正中类圆形囊性病灶，边缘光滑，密度均匀，呈液体密度，无强化。

（2）囊肿后缘有一柄状突起，伸入舌会厌韧带及甲状软骨之后，密度与囊肿相似，为特征性表现。

（3）颈部CT扫描除可了解肿瘤部位、范围外，还有助于明确肿块与颈动脉、颈内静脉等重要结构的关系，为手术治疗提供重要参考依据。

【影像鉴别】

（1）腮裂囊肿　第二腮裂囊肿最常见，发病部位不同，好发于颈前三角区，胸锁乳突肌前内侧。

（2）囊性淋巴管瘤　好发于2岁以内儿童，病灶有向周围组织间隙蔓延生长特性，内可见分隔。

（3）皮样囊肿　多位于中线区，内部含有脂肪，较具有特征性。

【特别提示】

（1）可发生于任何年龄，但20岁以前多见。

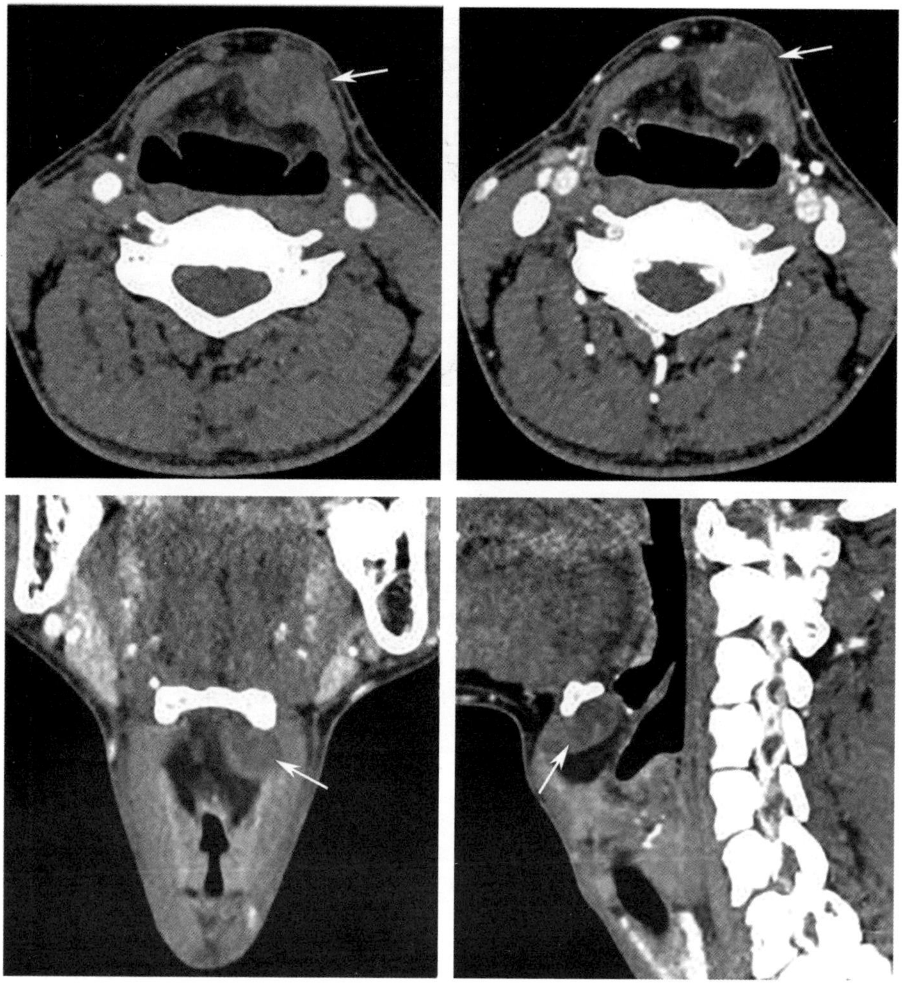

颈前正中类圆形囊性病灶，边缘光滑，呈液体密度；增强扫描边缘强化（合并感染）

（2）临床表现　囊肿一般在颈前正中线、舌骨下方，多为圆形，表面光滑，边界清楚，无压痛，随吞咽上下移动。

（3）囊内分泌物积聚易继发感染，囊肿破溃或切开引流后形成瘘管，经久不愈。

（二）腮裂囊肿

【影像表现】

（1）肿瘤多位于颈前三角区，病变可使颌下腺前移并压迫颈动脉鞘使其内移。

（2）CT 表现为圆形、类圆形的囊性密度影，边界清晰，囊内密度均匀，囊壁薄。

（3）增强扫描囊壁轻微强化，囊内未见强化。合并感染时囊壁可中度或明显强化。

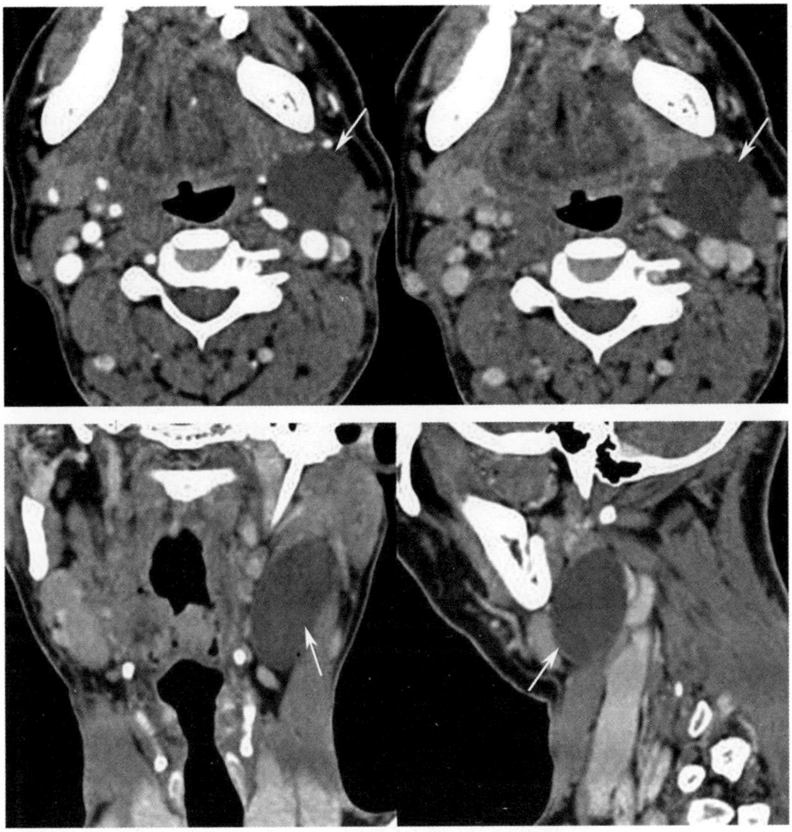

左颈部胸锁乳突肌前内侧见类椭圆形囊性病灶，边缘光滑，密度均匀，呈液体密度，未见强化，邻近结构呈受压改变

【影像鉴别】

（1）甲状舌管囊肿　发病部位不同，多发生在舌骨下至胸骨切迹之间的中线任何部位的正前方或略偏侧方。

（2）囊性淋巴管瘤　好发于2岁以内儿童，病灶有向周围组织间隙生长的特性，内可见分隔。

（3）皮样囊肿　多位于中线区，内部含有脂肪，较具有特征性。

【特别提示】

（1）可发生于任何年龄，以儿童最为常见。

（2）是先天性胚胎发育异常所形成的颈侧部囊性肿块。

（3）临床上以第二腮裂发育异常最为多见，其次为第一腮裂囊肿。

（4）常为无意中发现的颈部或腮腺区无痛性肿块，大小不等，生长缓慢。

（5）合并感染可出现红肿、疼痛，严重时出现全身症状，可破裂，形成窦道。

（6）可伴有咽部不适、听力下降，可能与肿瘤压迫相关结构有关。

（三）舌下腺囊肿

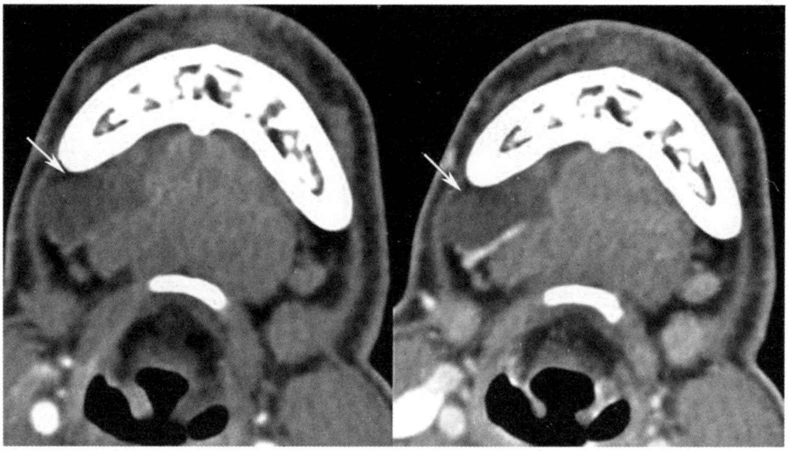

右侧口底见囊状低密度灶，增强扫描病灶未见强化，病灶边界清晰，邻近结构呈受压改变

【影像表现】

（1）肿瘤多位于口底一侧的黏膜下，长大时可越过中线。

（2）CT 平扫表现为囊性低密度影，密度均匀，边界清楚，囊壁较薄，壁光滑，部分可有钙化。周围舌下腺、邻近组织及血管受压，界限更清楚。偶可见舌下腺导管扩张。

（3）增强扫描见囊壁线样强化，囊内无强化。

【影像鉴别】

（1）舌下区血管瘤　血管瘤大小相对固定，无反复肿胀史，穿刺可见血液。血管瘤 CT 平扫密度偏高，与周围组织密度相近。强化明显，可等血池强化，部分见迂曲增粗血管。

（2）脂肪瘤　CT 表现为脂肪密度影，无强化。

（3）下颌下区囊性水瘤　多见于婴幼儿，病变容易跨间隙生长，内可见分隔。

【特别提示】

（1）多发于儿童及青少年，有反复破裂、流出蛋清样黏液的病史，但不久后又肿大，是一种黏液囊肿。

（2）本病是一种较为常见的唾液腺黏液囊肿，是由于导管阻塞致唾液潴留、舌下腺导管或腺泡破裂致唾液外漏而形成的。

（3）临床上舌下腺囊肿可分为 3 型，分别为单纯型（口内型）、口外型（潜突型）、哑铃型（混合型）。

（4）舌下腺囊肿目前最佳的治疗方法是手术治疗，复发少见。

（邹雪雪　张晓瑞）

第三章

呼吸系统纵隔、横膈

第一节　气管和支气管疾病

一、气管、支气管异物

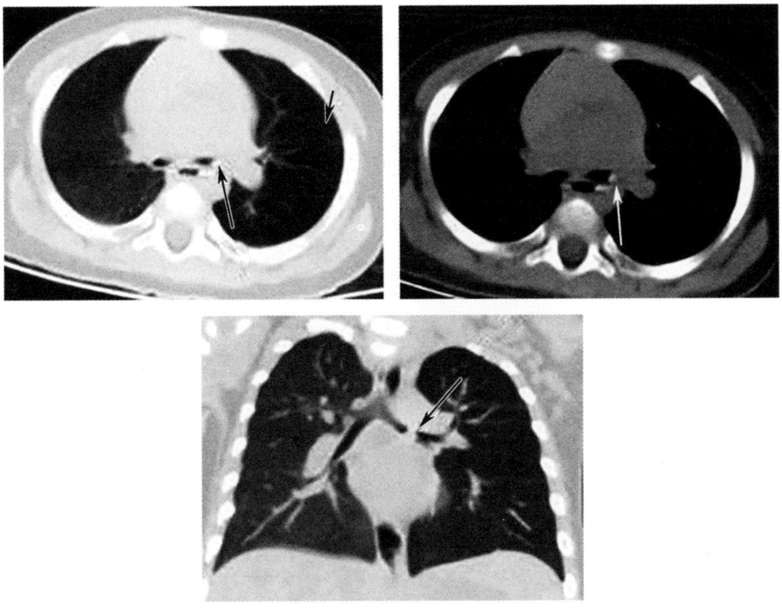

左主支气管腔内见结节状高密度影（长箭头所示），左肺体积增大、透亮度增加（短箭头所示）

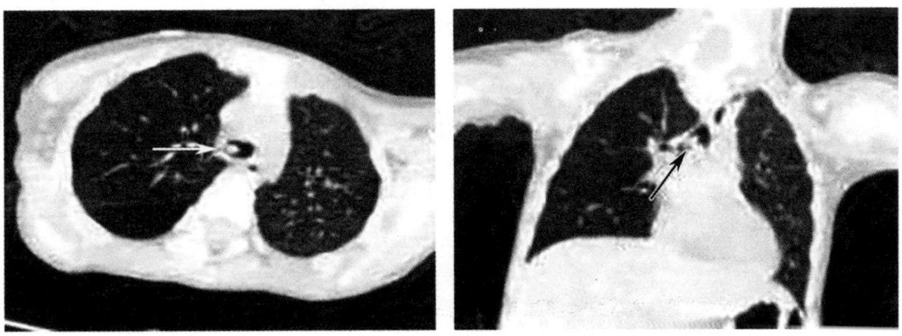

右主支气管起始部见结节状高密度影，右肺透亮度增强

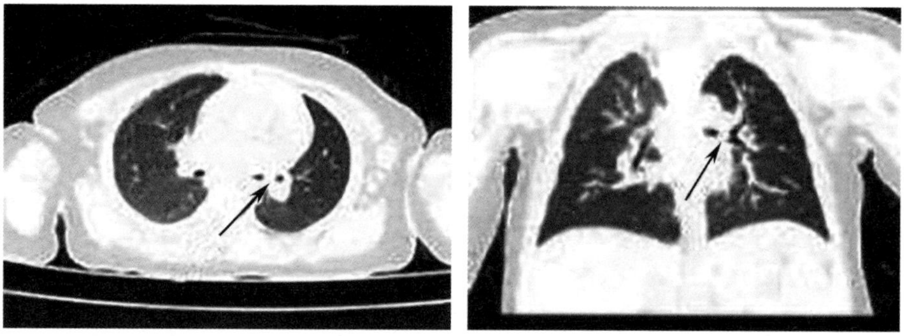

左主支气管内可见结节状高密度影，相应管腔狭窄

【影像表现】

（1）气管异物　气管内见高密度异物，呼气性阻塞。

（2）支气管异物　支气管内高密度异物，引起叶段肺不张、纵隔摆动、阻塞性肺气肿、肺部感染。

【影像鉴别】

结合病史、症状可做出诊断。影像学检查的目的在于发现异物、定位、了解继发改变。

【特别提示】

（1）多见于5岁以下儿童，常见异物有植物性异物、矿物性异物、动物性异物。

（2）CT可以发现不透X线及透X线的气管、支气管异物，可明确异物的有无、异物的部位、大小及形态，从而有助于支气管镜下异物的取出。

（3）CT对异物所引起的早期或轻微继发改变的发现较X线敏感，因此在有条件的情况下，可考虑先行CT检查。

二、支气管扩张

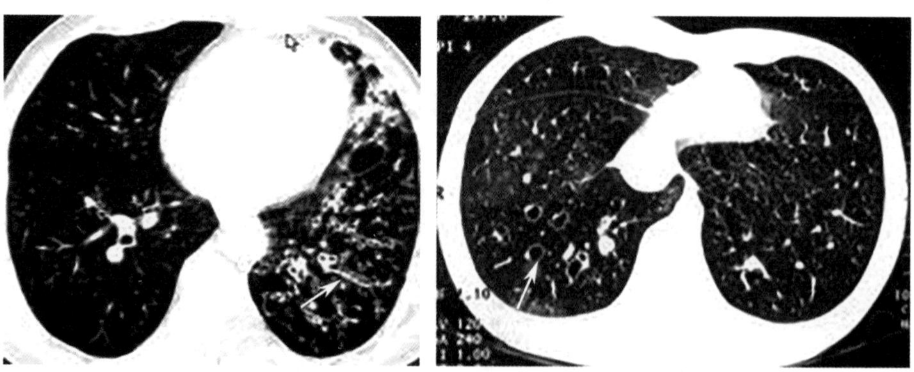

柱状支气管扩张：轨道征，印戒征

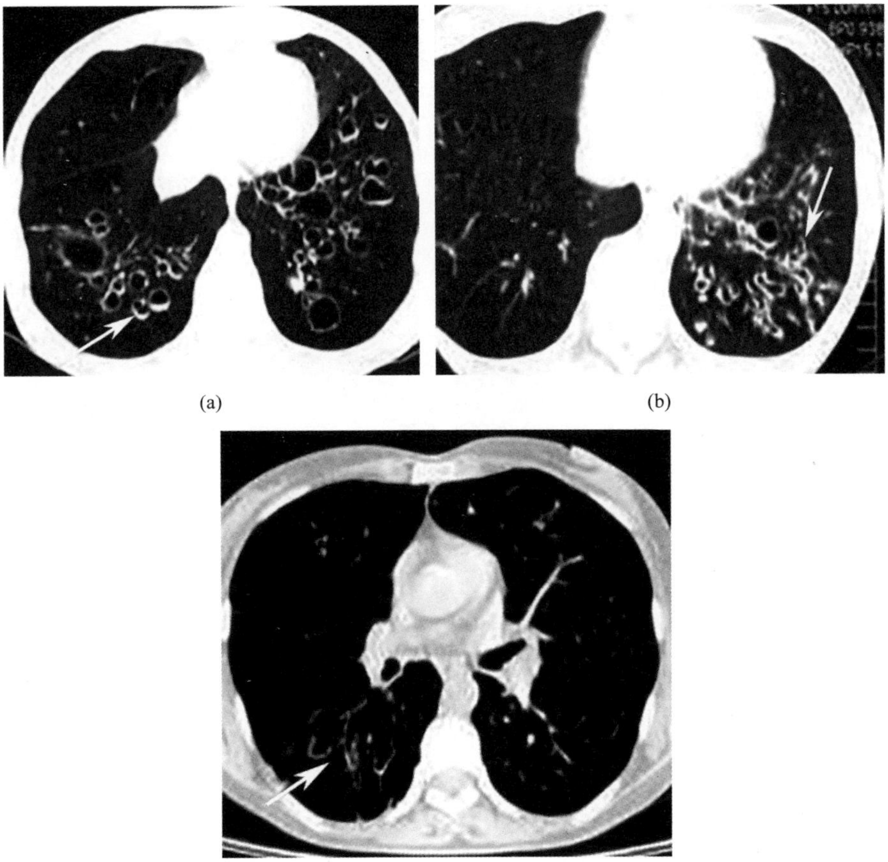

(a)　(b)　(c)

（a）囊状支气管扩张并感染，囊内见气液平面；（b）曲张型支气管扩张，支气管管径粗细不均，管壁不规则；（c）混合型支气管扩张（曲张型和囊状型）

【影像表现】

根据其形态分为柱状型、囊状型、曲张型和混合型，影像表现如下。

（1）柱状型支气管扩张

①"轨道征"：支气管水平走行，与 CT 层面平行。

②"印戒征"：支气管与 CT 层面呈垂直走行，表现为管壁圆形透亮影。

（2）囊状型支气管扩张　支气管远端呈囊状膨大，成簇的囊状扩张可形成葡萄串状阴影；合并感染时囊内可出现液平及囊壁增厚。

（3）曲张型支气管扩张　支气管管径粗细不均，管壁不规则，可呈串珠状。

（4）混合型支气管扩张　有两型以上表现。

【影像鉴别】

囊状支气管扩张有时需与多发性肺囊肿及肺气囊等病变鉴别。多发性肺囊肿相对较大，囊壁相对较薄，较少有气液平面，可资鉴别。肺气囊多见于金黄色葡葡球菌肺炎，呈多个类圆形的薄壁空腔，其变化快，常伴有肺内浸润病灶或脓肿，且常随炎症吸收而消退，一般不难鉴别。

【特别提示】

高分辨率 CT（HRCT）对于支气管扩张的诊断已取代支气管造影，并确定病变范围及类型。

三、气管憩室

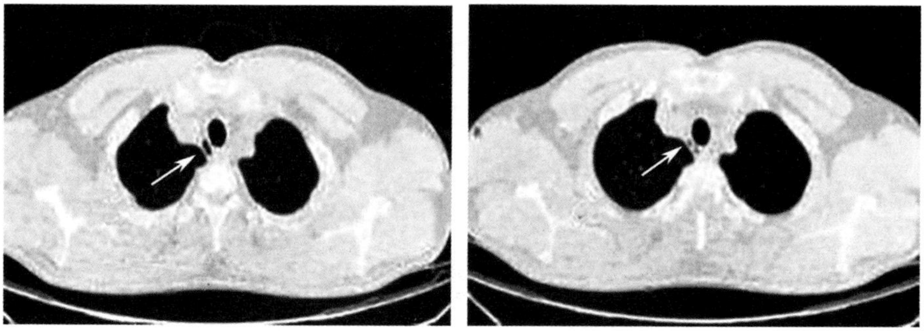

肺窗显示气管右旁含气腔，呈类圆形，局部与气管相通

【影像表现】

（1）多位于 T1 ～ T3 水平，少数也可见于气管下段和气管分叉处，通常发生于气管右后侧，发生于左侧少见。

（2）表现为气管壁的局限性膨出。

（3）气管旁纵隔内的局限性类圆形含气影，与气管之间可见交通。

【影像鉴别】

需与气管受牵拉扭曲形成的假性突出和少量局限性纵隔气肿等相鉴别。气管受肺内纤维组织牵拉而明显弯曲，可呈憩室样改变，但此时气管仅扭曲而非形成憩室，结合肺内改变可做出诊断。少量纵隔气肿位于气管旁时可与气管憩室相混淆，前者多呈长条状或类三角形，且常合并皮下气肿。

【特别提示】

薄层扫描及三维重建可更好地显示其结构关系，并做出诊断。

四、支气管囊肿

【影像表现】

（1）含液囊肿肺窗呈圆形高密度影，边界清楚锐利。纵隔窗囊肿密度均匀，CT 值为 0 ～ 20HU。

（2）如合并出血或蛋白含量高，则 CT 值增高，易与肺实性肿瘤混淆。含气

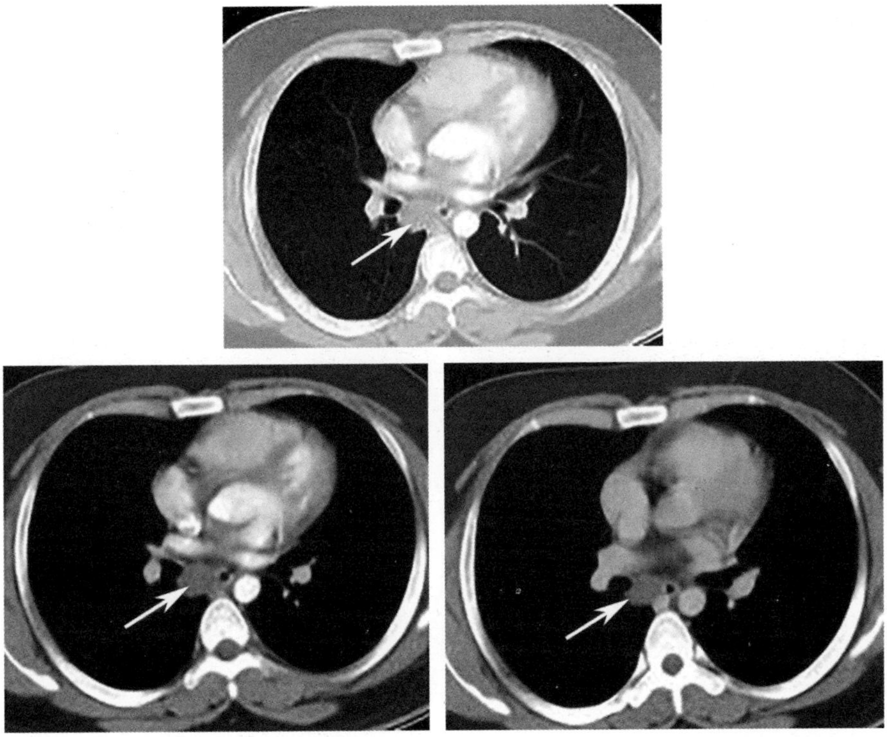

右肺下叶支气管与食管交界处类椭圆形液体密度影，边界清晰，增强扫描未见强化

囊肿肺窗为边界清楚的圆形无肺纹理透亮区，纵隔窗多能显示其薄壁。液气囊肿可见气液平面。

【影像鉴别】

（1）肺隔离症　有较特征性的发病部位，异常的主动脉供血可资鉴别。

（2）肺包虫病　可有囊壁钙化及子囊分离的典型表现，结合疫区居住史不难鉴别。

（3）急性肺脓肿　可与合并感染而囊壁增厚的液气囊肿类似，但其起病急，经抗感染治疗病灶可逐渐缩小，动态观察不难鉴别。

【特别提示】

支气管囊肿是胚胎发育异常引起的先天性疾病。囊肿可位于肺内或纵隔内。

五、慢性支气管炎

【影像表现】

（1）支气管壁增厚，易显示轨道征，支气管不同程度狭窄或扩张，肺纹理扭曲。

（2）出现肺气肿者显示肺组织密度不均匀减低，小血管影稀疏、细小，胸膜下区常可见肺大疱影，气管呈刀鞘样改变。

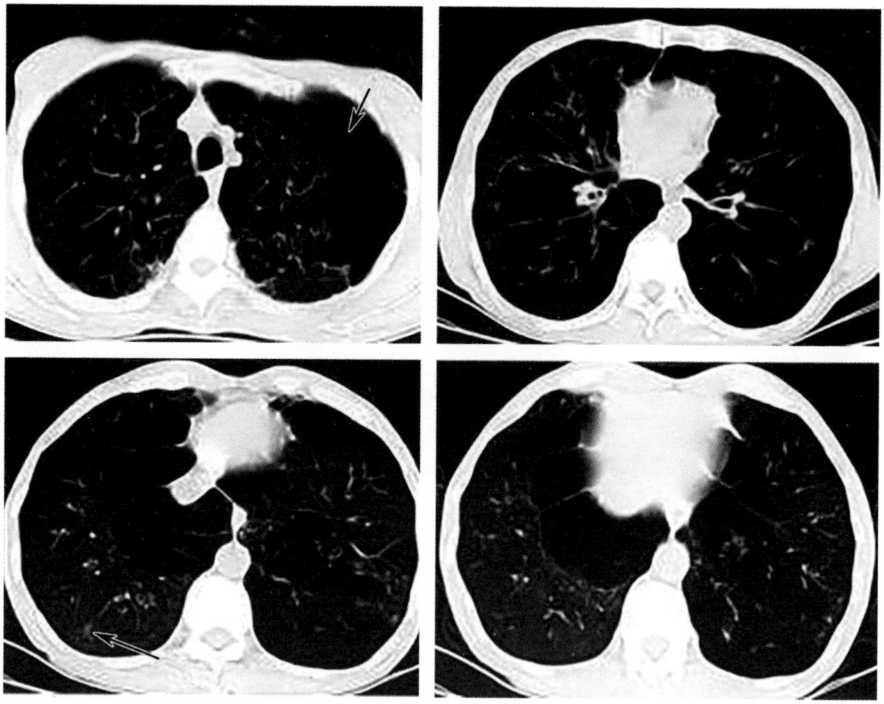

支气管壁增厚，周围可见散在树芽征改变（长箭头所示），双肺内见多发片状无肺纹理透亮区（短箭头所示）

（3）肺间质纤维化可见弥漫性网状影。出现肺动脉高压者可见近肺门部的肺动脉扩张而外围小动脉明显减少，呈残根状表现。

【影像鉴别】

慢性支气管炎影像学表现无特征性，但结合临床病史、症状，一般不难做出提示性诊断。出现肺气肿者表现较典型，但引起肺纹理改变及产生肺气肿的疾病较多，在诊断时需与间质性肺炎、结缔组织病、肺尘埃沉着病、细支气管炎等鉴别。

【特别提示】

慢性支气管炎临床诊断标准为慢性咳嗽、咳痰或伴有喘息，连续 2 年或以上，每年发病至少持续 3 个月，排除其他心肺疾病方可诊断。

第二节　肺先天性疾病

一、肺隔离症

【影像表现】

隔离肺组织常见部位为左下纵隔肺下叶与横膈之间，CT 表现随病理解剖不同而不同。

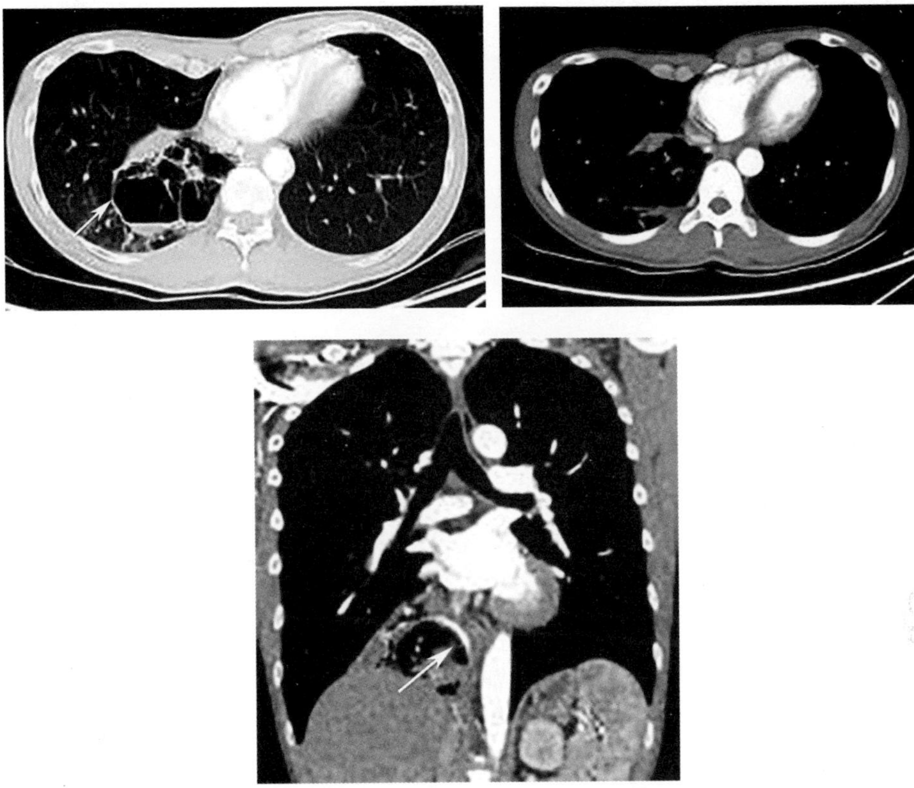

肺隔离症：右下纵隔肺下叶与横膈之间软组织密度影，密度不均，可见囊状改变，增强扫描可见供血动脉来自主动脉

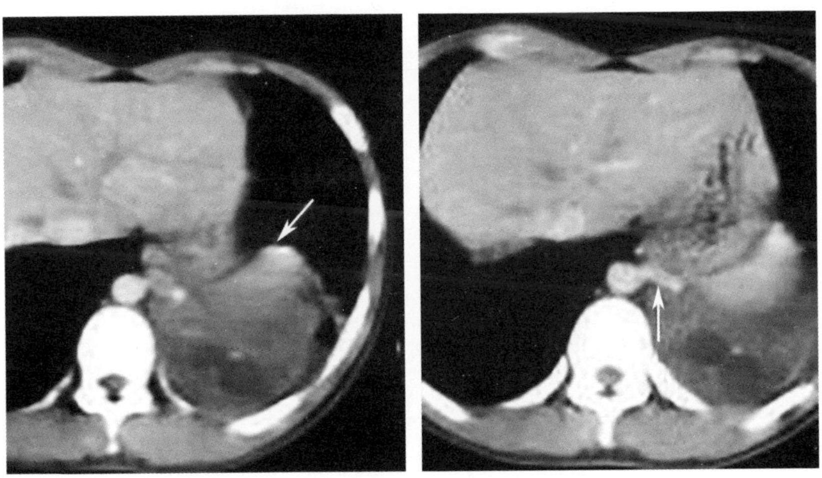

增强检查：肺隔离症的血供来自胸主动脉

（1）肺叶内型　表现为膈上区肺下叶基底部脊柱旁软组织密度影，密度不均，典型者呈蜂窝状，有时可见气液平面，少数见斑点状钙化。如伴发感染，病灶可

呈脓肿样改变，边缘模糊不清。

（2）肺叶外型　表现为清楚的软组织密度影，多数病灶密度均匀，少数病灶内可见多发小囊状低密度影。

（3）增强检查　多数肺叶内型和少数肺叶外型病变呈不规则强化，实质部分强化明显，可显示来自体循环的供血动脉。

【影像鉴别】

肺隔离症多见于年轻患者，常需与以下疾病进行鉴别。

（1）先天性肺囊肿　发生部位不定，常多发。

（2）肺大疱　常见于肺边缘，皂泡样，壁更薄。

（3）肺脓肿　壁厚，周围炎症明显。

（4）肺癌空洞　壁厚薄不均，内壁不规则。

【特别提示】

（1）肺隔离症多数病人无症状，在体检时偶然发现，如合并感染则表现为呼吸道感染的症状。

（2）好发于双下肺后基底段，尤以左下肺多见，位于脊柱旁沟，呈三角形或类圆形，其内可见囊状结构，边缘清楚；增强检查如发现来自体循环系统的血供即可确诊。

（3）肺叶内型的隔离肺与同叶正常的肺组织被同一层胸膜包裹；肺叶外型的隔离肺组织具有独立的脏层胸膜包裹。

二、新生儿肺透明膜病

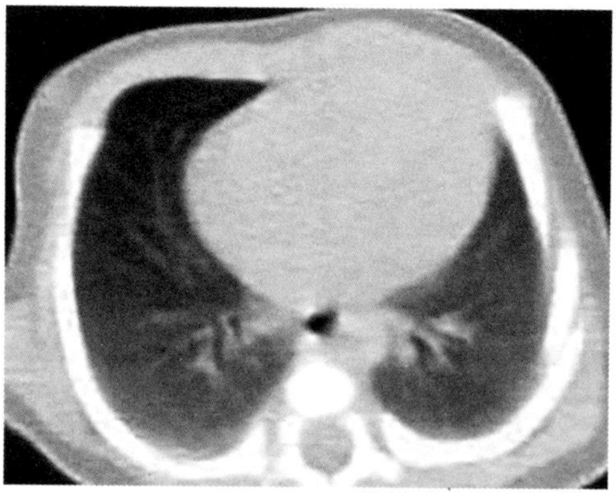

表现为双肺透亮度明显减低、肺密度明显增高、中度磨玻璃样改变

【影像表现】

（1）轻度　表现为双肺透亮度轻微减低、肺密度轻微增高、淡薄磨玻璃影。

（2）中度　表现为双肺透亮度减低、肺密度增高、磨玻璃样影。

（3）重度　表现为双肺透亮度明显减低、肺密度明显增高、重度磨玻璃影及白肺改变。

【影像鉴别】

（1）吸入性肺炎　多见于足月儿和过期产儿，有窒息史，胸廓膨隆，肺部有湿啰音。吸入性肺炎一般在双肺下叶，范围比较局限，病灶较少，多为斑点、斑片状影，一般有肺气肿，而不是双肺透亮度减低，结合病史可以鉴别。

（2）先天性肺不张　一出生即可表现出呼吸困难、青紫。CT 表现为一侧肺不张，对侧代偿性肺气肿，纵隔移位。

【特别提示】

新生儿肺透明膜的病理发展过程及病变严重程度与其 CT 表现有较好的一致性，因此 CT 扫描是比较好的方法。

第三节　肺部炎症

一、大叶性肺炎

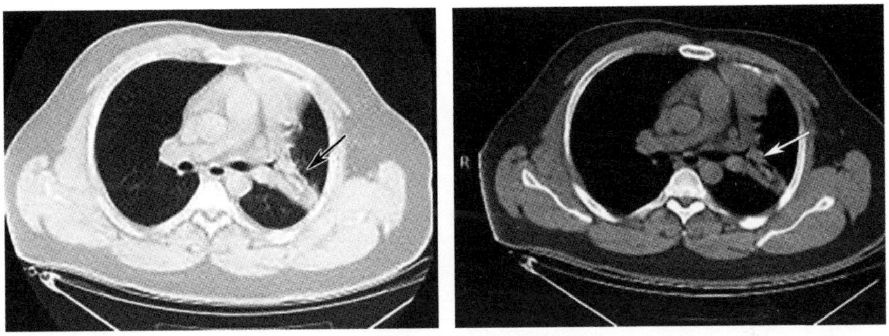

左肺上叶见大片状高密度影，边缘模糊，其内见支气管气象，病变局部以叶间裂为界

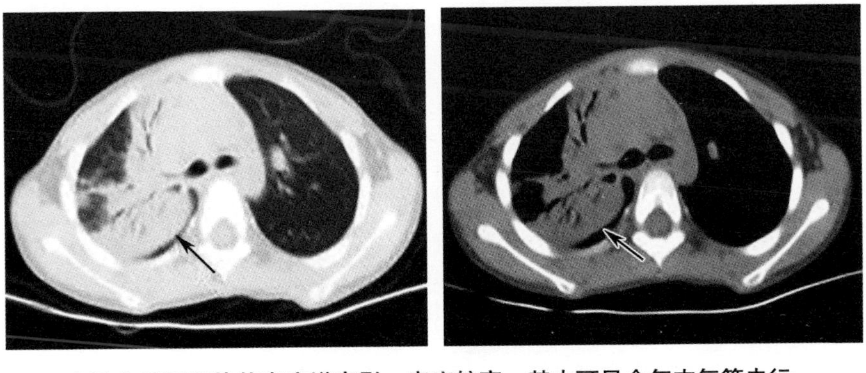

右肺上叶可见片状密度增高影，密度较高，其内可见含气支气管走行，病变局部以叶间裂为界

【影像表现】

（1）斑片或大片状密度增高影，边界模糊，呈大叶性或肺段性分布。

（2）病灶密度不均匀，可见含气支气管征，亦称支气管气象，是炎性实变的较可靠的征象，邻近胸膜的病变边缘平直。

（3）可伴发肺不张及胸膜炎。

【影像鉴别】

（1）大叶性肺炎实变期应与肺结核、中央型肺癌引起的肺不张以及肺炎型肺癌鉴别，前者病灶内的含气支气管征有助于区别其他阻塞性肺不张。

（2）下叶大叶性肺炎应与胸膜炎鉴别，前者可累及邻近胸膜致胸膜炎症，表现为少量渗出性积液。

（3）大叶性肺炎消散期应与浸润性肺结核鉴别，后者一般树芽征明显，影像表现具有多态性、多灶性、多钙化的特点。

【特别提示】

（1）本病多见于青壮年，起病急，以突然高热、恶寒、胸痛、咳嗽、咳铁锈色痰为临床特征。

（2）近年来由于抗生素的广泛应用，已很少累及全肺叶，而表现为“不完全性大叶性肺炎”，或仅累及单一肺段，表现为片状或三角状致密影。

（3）实变的肺叶体积通常与正常肺叶相等，消散期呈散在的、大小不一的斑片状阴影，进一步吸收仅见索条状阴影或病灶完全消失。

二、支气管肺炎

【影像表现】

（1）肺纹理增多、增粗、模糊。

（2）支气管周围炎即小叶性实变，呈弥漫散在的斑片影，典型者呈腺泡样形态，边缘模糊，或呈分散的小片状实变影，亦可融合成大片状。

（3）小叶性实变的周围常伴阻塞性肺气肿或肺不张，阻塞性肺不张的邻近肺组织可见代偿性肺气肿。空洞性病变累及胸膜可出现胸膜腔积液。

【影像鉴别】

支气管肺炎好发于双肺中下部的内、中带，病灶沿支气管分布，呈多发、散在、小斑片状高密度影，常合并阻塞性肺气肿或小叶肺不张。

【特别提示】

（1）支气管肺炎多见于婴幼儿、老年人及极度衰弱的病人，或手术后以及长期卧床病人，使双肺下部血液淤滞，诱发感染。

（2）支气管肺炎临床表现较重，胸部听诊有中、小水泡音。但发生于极度衰竭的老年人时，因机体反应性差，临床症状可不明显。

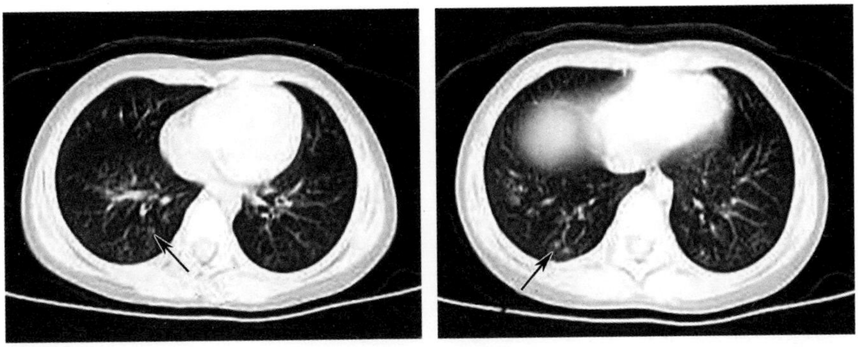

双肺纹理增多、模糊，见沿肺纹理分布多发小片状密度增高影，可见树芽征，边缘模糊，部分融合成片

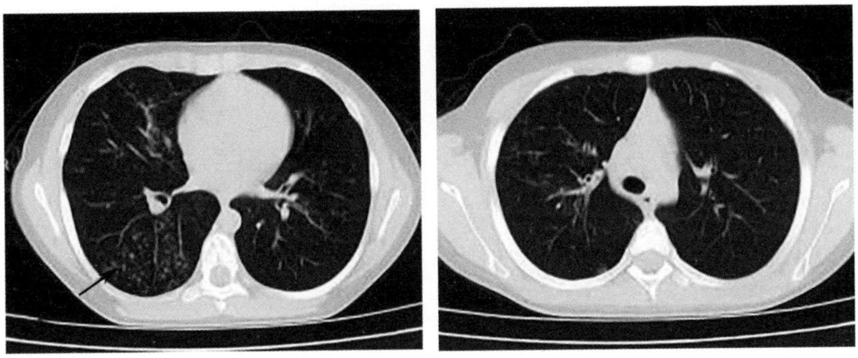

双肺内见沿肺纹理分布的斑片状高密度影，边界模糊，以右肺为著

（3）CT 检查目的是明确迁延、反复者有无并发支气管扩张。

三、间质性肺炎

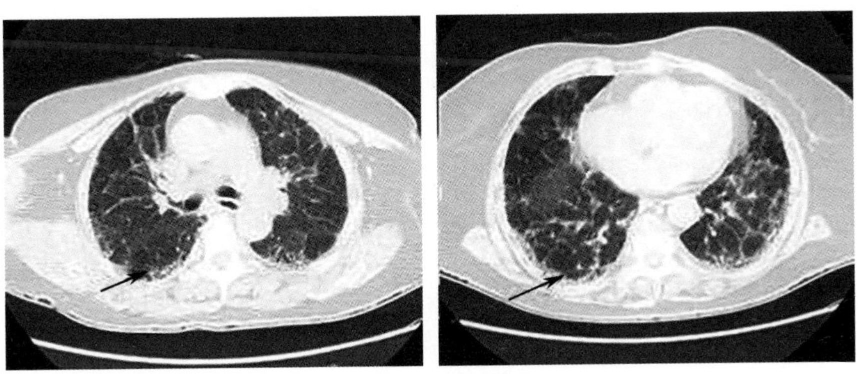

双肺内可见片絮状、斑片状密度增高影，胸膜下较显著，局部呈网格样改变

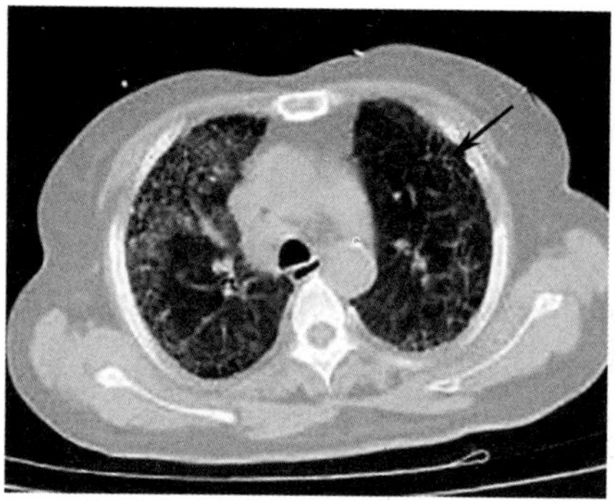
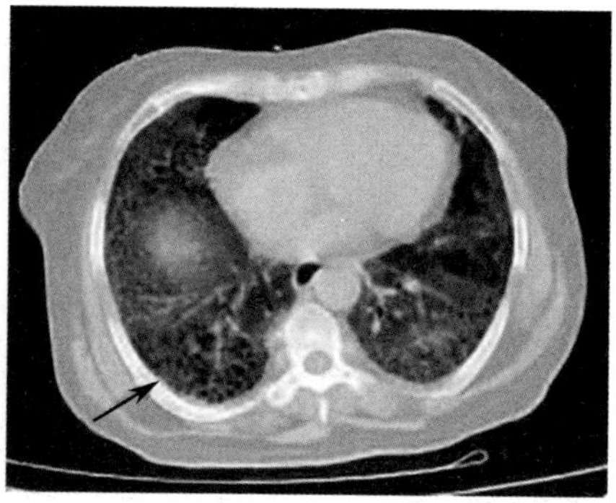

双肺见条片状及磨玻璃样高密度影，边缘模糊，部分呈网格样改变，部分呈蜂窝状改变

【影像表现】

高分辨率 CT（HRCT）扫描表现如下。

（1）早期　双侧中下肺胸膜下小片状磨玻璃样阴影及小片状网格影。

（2）进展期　小叶间隔增厚，小网状影及蜂窝阴影，胸膜下不规则条索影、牵引性支气管及细支气管扩张、小叶中央型肺气肿、肺实变等。

（3）晚期　胸膜下蜂窝状改变，提示病变不可逆。

（4）磨玻璃样阴影可以预估活动性并提示对糖皮质激素治疗有反应。

【影像鉴别】

由于引起间质性炎症的病因很多（如结缔组织疾病、肺尘埃沉着病、朗格汉斯细胞组织细胞增生症、结节病等），且其影像学表现可相似，应注意鉴别。

【特别提示】

（1）间质性肺炎是肺间质的炎症，可由细菌或病毒感染所致，以病毒感染居多。

（2）除原发的急性传染病症状外，常同时出现气急、发绀、咳嗽、鼻翼扇动等，而呼吸系统体征较少。

（3）病变常广泛累及两肺各叶，且多呈对称性。

四、肺脓肿

（一）急性肺脓肿

【影像表现】

（1）早期表现为斑片状或大片状密度增高影，边缘模糊，多累及一个肺段或两个肺段的相邻部分。

（2）空洞形成　当病变中心组织发生坏死、液化时，坏死组织经支气管排出后，形成空洞，内可见气液平面，新形成的空洞多表现为内壁规则的厚壁空洞，早期增强检查，洞壁明显强化。

（3）病情严重者可侵犯胸膜，导致脓胸或脓气胸。

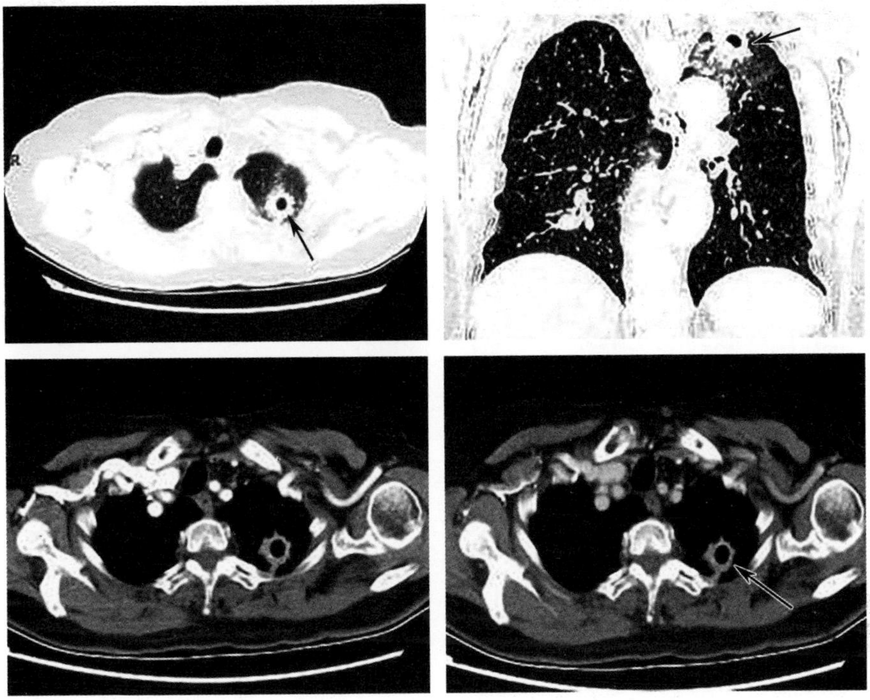

左肺上叶见一类圆形高密度影（短箭头所示），边缘模糊，范围约 3.9cm×2.7cm，内可见圆形含气影，内壁较光滑，周围见炎性渗出，增强检查呈较明显环形强化（长箭头所示）

（二）慢性肺脓肿

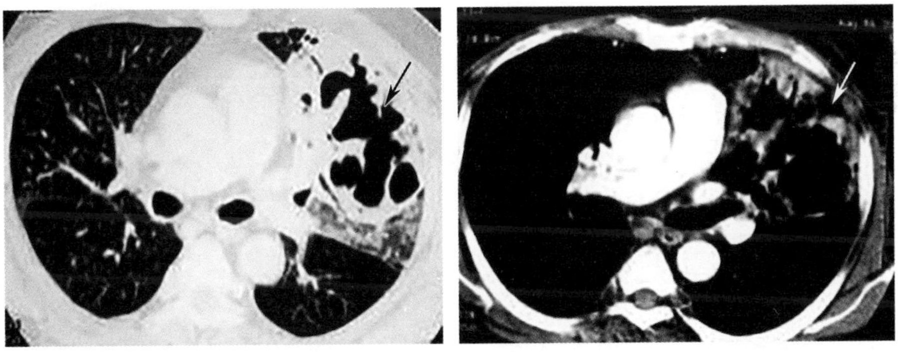

左肺上叶见多房空洞影，内见分隔，增强检查可见空洞壁及分隔强化，周围见密度增高影

【影像表现】

（1）脓肿壁厚，内壁清楚，一般不规则或形成多房空洞。

（2）边缘伴有广泛纤维索条影，可由支气管扩张及肺气肿表现，可伴发脓胸或广泛胸膜增厚。

【影像鉴别】

（1）在肺脓肿形成之前，应与大叶性肺炎鉴别：前者可跨叶分布，后者按肺叶分布。

（2）慢性肺脓肿空洞由于形态不规则，洞壁较厚，应与肺结核空洞、肺癌空洞鉴别：结核空洞多无气液平面，周围常有卫星灶；肺癌空洞壁厚薄不均，内壁呈结节状凹凸不平，外缘可呈分叶状，常可见毛刺。

【特别提示】

（1）急性肺脓肿发病急剧，有高热、寒战、咳嗽、胸痛等症状，慢性肺脓肿临床多以咳嗽、脓痰或脓血痰、胸痛、消瘦为主要表现。

（2）吸入性多为单发大病灶，血源性多为两侧多发小病灶，且为全身脓毒血症的一部分，患者临床症状较重，且伴有全身其他部位如脑、肝、骨等脓肿形成。

第四节　肺结核

一、原发性肺结核

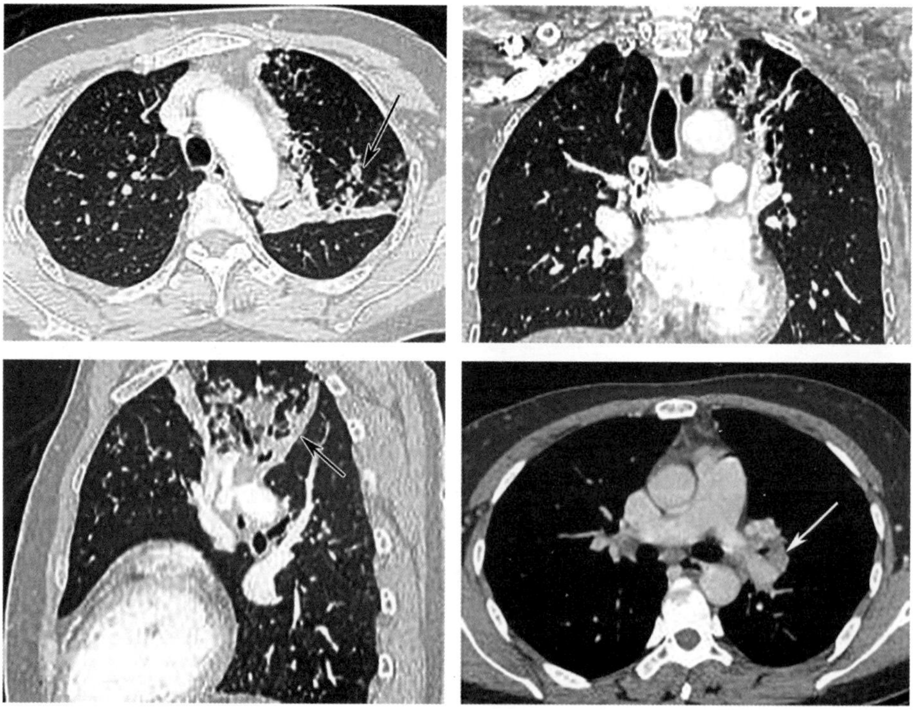

左肺上叶尖后段斑片状、结节状密度增高影，见线样高密度影与肺门相连（短箭头所示），左肺门见肿大淋巴结（长箭头所示），提示肺门淋巴结结核

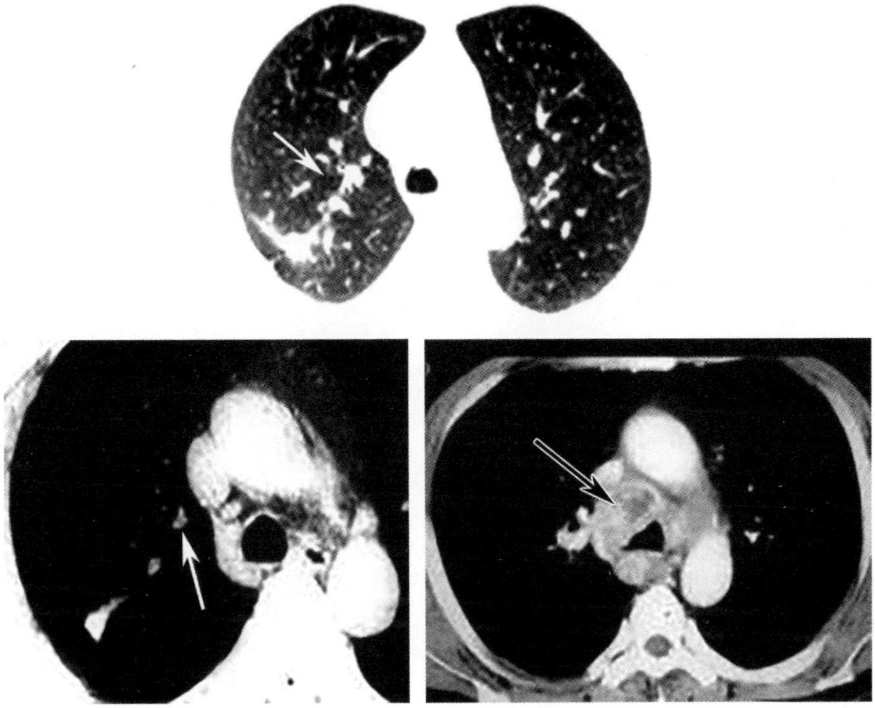

右肺上叶见斑片状密度增高影，与肺门间见线样密度增高影，右肺门见肿大淋巴结，纵隔内见肿大淋巴结，呈环形强化

【影像表现】

（1）原发综合征　由肺内原发病灶、结核性淋巴管炎及淋巴结炎三者组成。肿大淋巴结可压迫支气管等引起肺叶或肺段的不张，CT 能敏感地发现原发病灶邻近的胸膜改变。

（2）胸内淋巴结结核　可显示纵隔内和（或）肺门淋巴结肿大，显示淋巴结的内部结构与周围浸润情况。大部分淋巴结平扫时呈等密度影，与周围组织分界不清，增强后可出现典型的环形强化影。

【影像鉴别】

淋巴结结核的淋巴结肿大多为一侧肿大，增强检查呈环形强化，肺内多有结核病变，临床上有结核中毒症状，结核菌素试验阳性，应与下述疾病鉴别。

（1）结节病　淋巴结肿大具有对称性且以肺门为主，临床表现轻微，且可以自愈，淋巴结强化均匀且不融合，Kveim 试验阳性。

（2）淋巴瘤　肿大淋巴结分布以前纵隔和支气管旁组常见，可融合成块，密度较均匀，可见“血管漂浮征”，多见于青年或青少年，次为老年，临床上有发热，多有其他部位淋巴结肿大。

（3）转移性淋巴结肿大　其多有原发病灶，多见于老年，内部多有边界不清的坏死区。

【特别提示】

（1）原发性肺结核指机体初次感染结核菌所引起的肺结核病，最常见于儿童。

（2）原发综合征为原发性肺结核的典型表现，但原发病灶易被吸收或掩盖，而淋巴结内干酪样坏死较严重，其吸收愈合的速度较原发病灶缓慢，当原发病灶吸收，纵隔和（或）肺门淋巴结肿大则为原发性肺结核的重要表现。

二、血行播散型肺结核

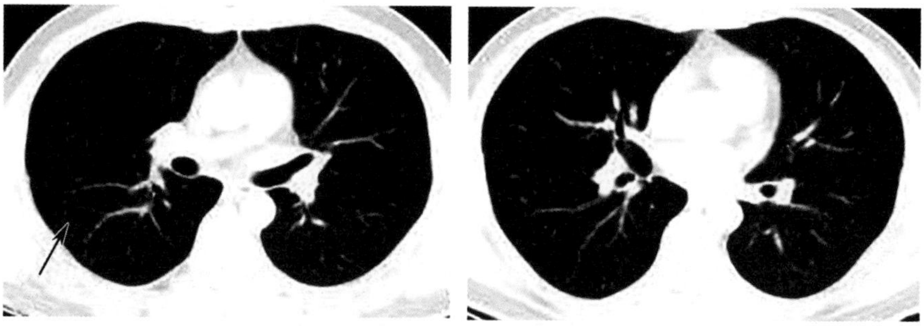

(a)

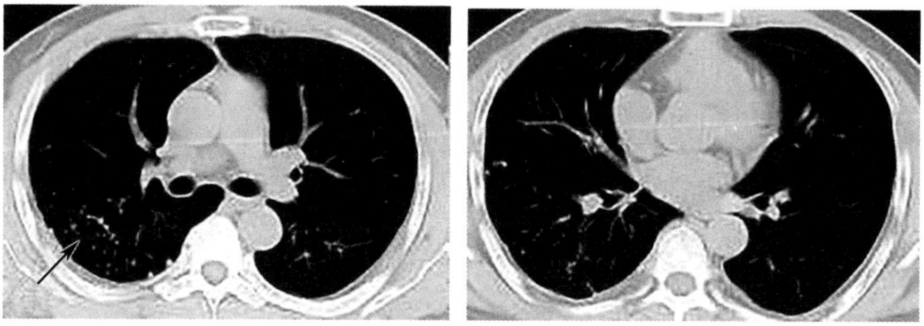

(b)

（a）急性期，双肺内见弥漫性沿血管走行分布的粟粒样结节，其大小、密度、分布较均匀，边界模糊。（b）慢性期，双肺见大小不等结节，部分呈斑片状，边界欠清

【影像表现】

（1）急性血行播散型　发病初期仅见肺纹理增粗，3～4周后出现大小、密度、分布“三均匀”的弥漫性粟粒结节，直径约1～2mm，边缘清楚，沿肺血管分布。

（2）慢性血行播散型　病灶大小不一，从粟粒大小至直径1cm左右；密度不均，渗出增殖性病灶，密度较高，边缘较清楚，钙化灶密度更高，边缘锐利；分布不均，老的硬结钙化病灶大都位于肺尖和锁骨下，新的渗出、增殖性病灶大都位于下方。此即“三不均匀”，与急性粟粒型肺结核的“三均匀”不同。少数病例的粟粒病灶融合，产生干酪样坏死，形成空洞和支气管播散，CT的表现更多样而复杂。

【影像鉴别】

（1）硅沉着病　肺内呈多发或弥漫性小结节，大多直径＜10mm，主要见于双肺上叶，但其密度较高、边界较清、有融合趋势、小叶间隔增厚并伴肺大疱，有粉尘吸入病史。

（2）转移瘤　病变分布以两肺下叶为主，常较大（直径＞5mm），边界较清，结合病史及随访观察可明确诊断。

【特别提示】

（1）急性血行播散型肺结核是由于大量结核杆菌一次或短时间内数次侵入血液循环引起，多见于儿童及原发性肺结核阶段。

（2）慢性血行播散型肺结核是由于较少量的结核杆菌在较长时间内多次侵入血液循环所造成，播散的来源大多为泌尿生殖器官或骨关节结核病灶的病菌侵入静脉而引起。

三、继发性肺结核

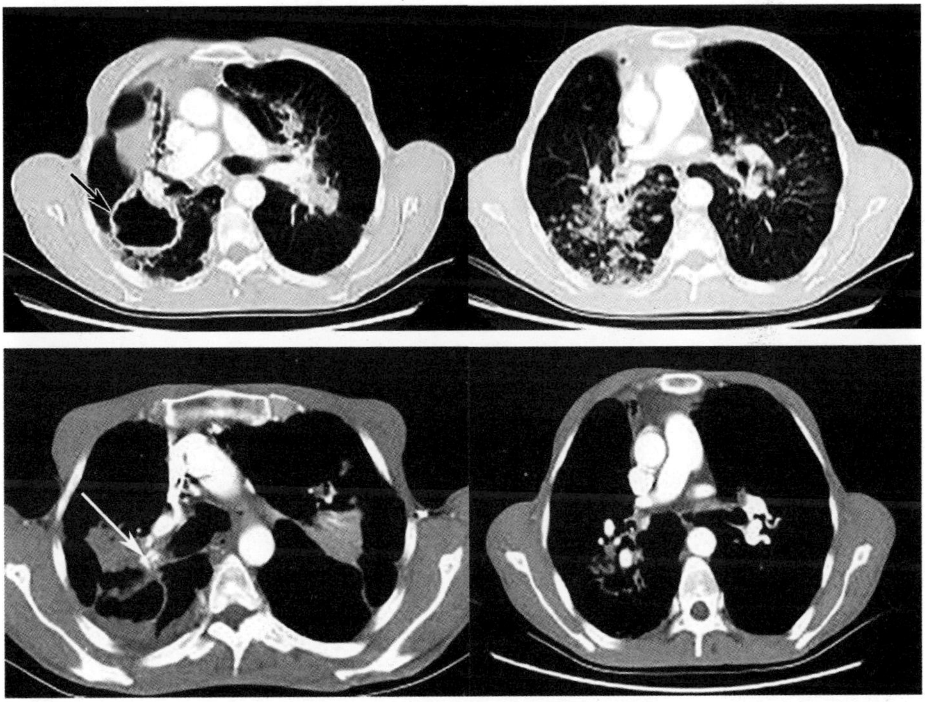

双肺见散在多发结节状、斑片状密度增高影，密度不均，右肺上叶可见一厚壁空洞影（短箭头所示），病灶边界较清，右肺门淋巴结增大伴钙化灶（长箭头所示）

【影像表现】

（1）渗出浸润为主型　病灶呈结节状或不规则斑片状阴影，密度不均，有时

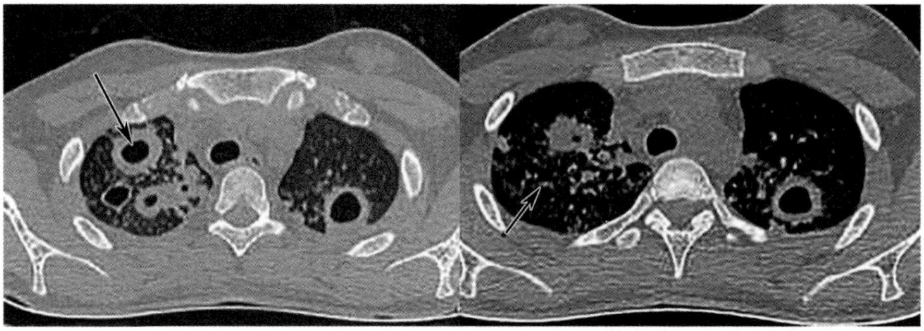

双肺见散在多发结节状、斑片状密度增高影，部分病变内可见空洞影形成，空洞内壁光滑（长箭头所示），周围可见沿气道播散的结节状密度增高影（短箭头所示）

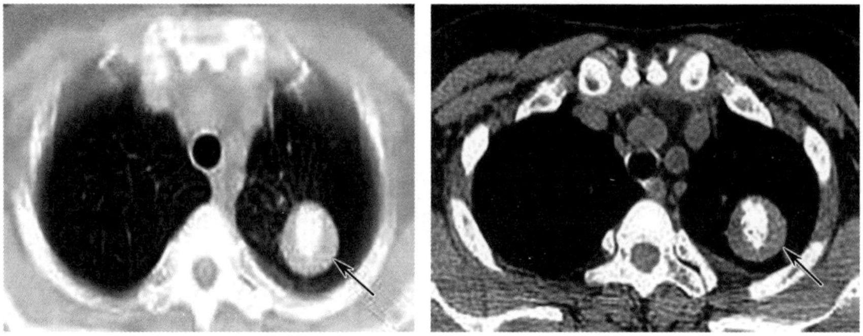

结核球：左肺上叶见类圆形结节影，密度不均，部分钙化，边界较清晰

病灶内可见小空洞，病灶边缘模糊，亦可见增殖性病灶，邻近肺纹理可增粗、紊乱，常与纤维化并存。

（2）干酪为主型　表现为上肺大叶性实变，其内可见多个小空洞，下肺常可见沿支气管分布的播散病灶。结核球呈圆形或类圆形，多数密度不均，其内常可见钙化，有时可见小空洞，边缘清楚，部分可呈浅分叶状，少数可见毛刺征或胸膜凹陷征，周围常可见卫星病灶，增强扫描无强化或仅出现边缘环形强化。

（3）空洞为主型　空洞病灶周围有较多的条索状致密影，常见钙化，肺纹理粗乱扭曲，可见支气管扩张。病变同侧和对侧肺野可见新旧不一的结节状支气管播散病灶，典型者出现“树芽征”。纵隔向患侧移位，常伴明显胸膜增厚及相应部位的胸廓塌陷。

【影像鉴别】

（1）以渗出浸润为主的应与肺炎鉴别　前者典型部位在上叶尖后段及下叶背段，常伴结核中毒症状，抗结核治疗有效，较容易鉴别。

（2）结核球应与球形肺炎鉴别　后者密度较均匀，一般无钙化，病变周围无卫星灶。还应与周围型肺癌鉴别：周围型肺癌的肿块分叶，毛刺多见，周围多无卫星病灶。

（3）空洞为主型应与癌性空洞鉴别　后者空洞壁厚，且多偏心，壁内缘凹凸不平，有壁结节形成。还应与肺脓肿鉴别：肺脓肿起病急，空洞壁较厚，壁内缘光滑，可见液平面，边缘模糊。

【特别提示】

（1）继发性肺结核是肺结核中最常见的类型，大多见于成人，多为已静止的原发病灶的重新活动，偶为外源性再感染，病变趋向局限于肺的局部，多在肺尖、锁骨下区及下叶背段。

（2）由于其影像学表现多种多样，应注意结合病史与相应病变进行鉴别诊断。

四、气管支气管结核

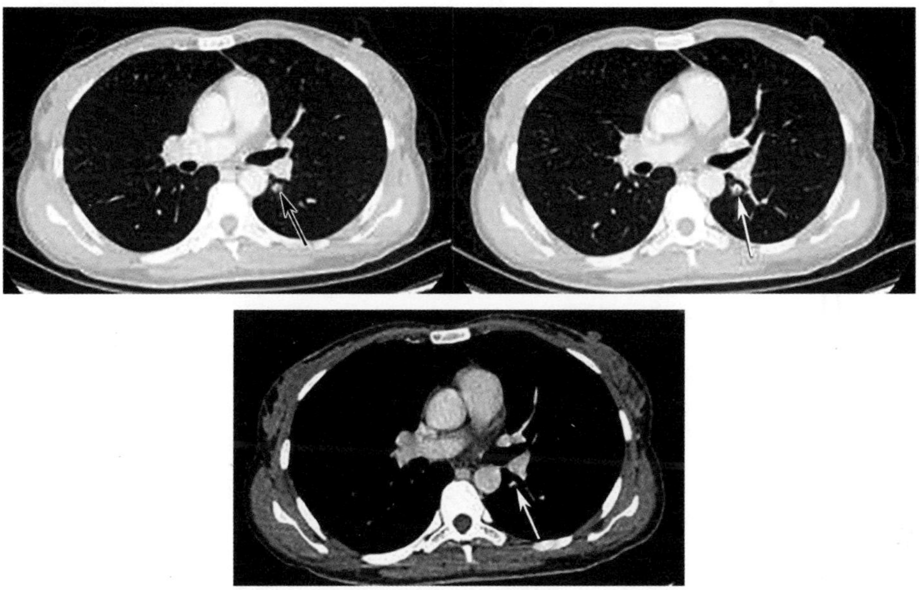

左肺下叶背段支气管腔内结节状软组织密度影，内可见条片状高密度影，术后病理证实为结核

【影像表现】

CT可清楚地显示病变支气管的部位、累及范围、程度以及纵隔、肺门、肺内病变。主要表现为支气管壁不规则增厚，内可见多发钙化，管腔不同程度狭窄，且病变支气管范围较广，可累及多支，增强后管壁可见较明显强化，而腔内增厚的纤维组织和干酪样坏死无强化。常合并：①阻塞性肺气肿，由于病变支气管狭窄，其远端肺组织出现过度通气，形成肺气肿，与正常肺组织分界清晰；早期可由于支气管远端内有黏液栓或干酪样物质堵塞，肺气肿组织内出现条状或指套状高密度影；②阻塞性肺炎，表现为大片状实变影，其内可见多发无壁透亮区；③阻塞性肺不张，呈楔形肺段性实变影；④结核性支气管播散，表现为以小叶为中心的多发小结节影，呈“树芽征”。

【影像鉴别】

（1）慢性支气管炎的特征在于其弥漫性累及双侧支气管，表现为管壁轻度均匀性增厚，管腔无显著狭窄。

（2）静脉曲张性支气管扩张则呈现出正常管腔与扩张部分交替出现，形成串珠状改变，且无管腔狭窄或闭塞现象，多伴随囊状或柱状扩张。印戒征及双轨征是鉴别支气管扩张的特征性表现，也是与其他囊性肺疾病鉴别的一个辅助征象。影像学表现支气管鞘增厚、支气管管腔粗细不均匀、肋胸膜下 1cm 范围内可见支气管等伴随征象，均有助于支气管扩张的诊断。

（3）中央型肺癌通常仅影响单支支气管，其狭窄范围相对局限，远端呈现闭塞状态，可观察到杯口状截断或鼠尾状改变，并在周围区域可见软组织肿块。

【特别提示】

气管支气管结核是由于结核分枝杆菌侵入气管或支气管黏膜、黏膜下层、肌层及软骨而引起的，是结核病的一种特殊类型，常同时并发活动性肺结核，主要好发于青年女性，男女比例约为 1∶2 ～ 1∶3。

五、结核性胸膜炎

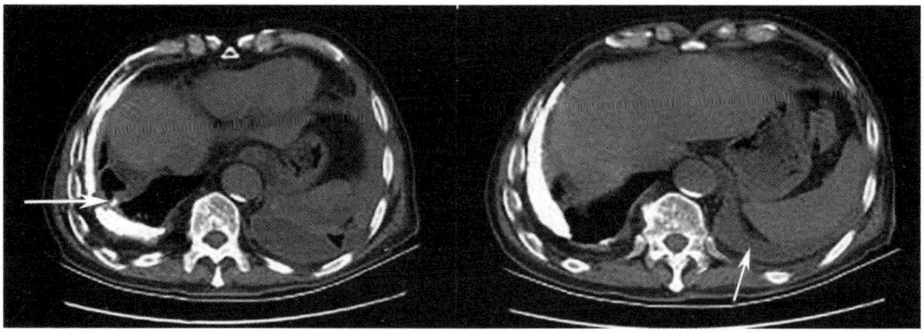

右侧胸膜弥漫性增厚伴钙化影（长箭所示），左侧胸腔内见带状液体密度影

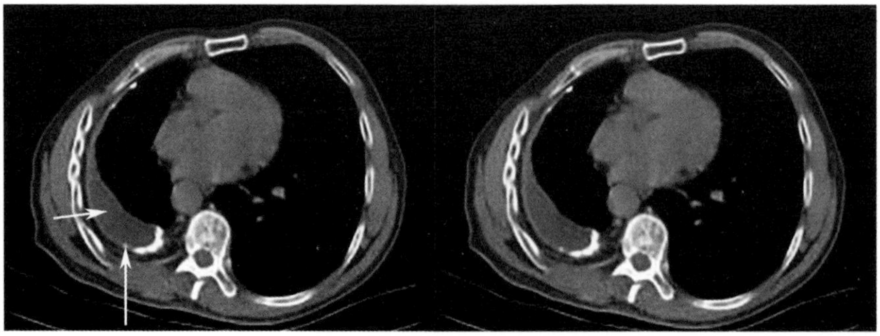

右侧胸膜弥漫性增厚，局部伴钙化影（长箭头所示），合并包裹性胸腔积液（短箭头所示），右侧胸廓塌陷

【影像表现】

（1）单纯渗出性胸膜炎　主要表现为游离性胸腔积液。

（2）单纯性局限性胸膜炎　主要表现为胸膜局限性增厚（单侧增厚、双侧增厚、胸膜结节）。

（3）渗出及局限性胸膜病变共存　主要表现为胸腔包裹性积液（单发病变、多灶病变、叶间积液）。

（4）慢性胸膜病变　主要表现为胸膜广泛性增厚、粘连、钙化。

【影像鉴别】

（1）感染性胸腔积液　包括细菌、病毒、真菌、寄生虫等。

（2）癌性胸腔积液　多由肺癌胸膜转移而产生，肺内可见占位性病变，胸腔积液常为中等量到大量，常伴肺门、纵隔淋巴结肿大。

（3）恶性弥漫型胸膜间皮瘤　临床上有长期石棉接触史及剧烈胸痛症状较有特征性。CT 显示胸膜较广泛的结节状或不规则增厚伴胸腔积液。积液常为中等量到大量。

（4）肝硬化、慢性肾炎、心力衰竭及低蛋白血症引起的胸腔积液　上述原因引起的胸腔积液多为漏出液，并与原发疾病有密切的关系。

（5）膈下及消化系统疾病　膈下脓肿、肝脓肿、胰腺炎、膈疝等。

（6）结缔组织疾病　如系统性红斑狼疮、多发性肌炎、硬皮病、干燥综合征等。

【特别提示】

胸腔积液病因常需结合临床多器官组织综合分析判断，穿刺抽液是胸腔积液的主要诊断手段之一，可以进行生化分析和细菌培养进行诊断。胸膜活检也可以协助上述疾病的诊断。

第五节　肺曲菌病

【影像表现】

（1）空气新月征（最常见）　曲菌球与空洞（腔）壁之间的新月形空隙。

（2）滚珠征（特征性）　孤立球形体较小，空洞较大时，因曲菌球总处于近地侧的特点，当人体改变体位后，可以观察到球体位置的改变。球体与空洞间隙小时，则变化不明显。

（3）变应性支气管肺曲菌病　表现为支气管黏液嵌塞，指套征呈 V/Y 型，30% 黏液因钙盐沉积呈高密度，增强扫描黏液不强化。

【影像鉴别】

（1）癌性空洞　洞壁厚薄不均，外缘呈分叶状、毛刺，洞壁结节形态不规则，洞壁明显强化且强化不均匀，可有肺外转移表现。

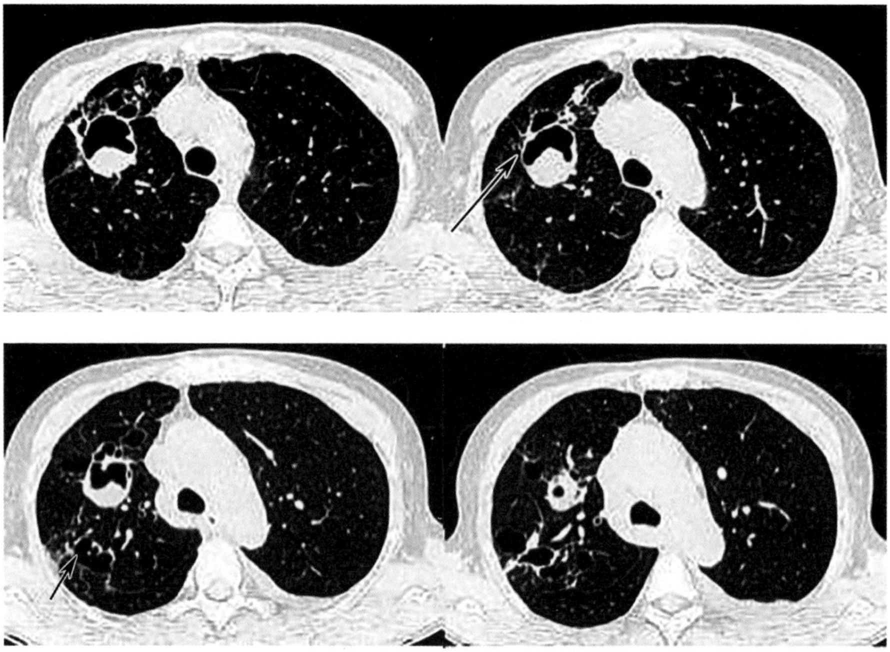

右肺上叶见散在团片状、条片状密度增高影，部分病变内可见空洞影，可见空气新月征（长箭头所示），部分支气管扩张（短箭头所示）

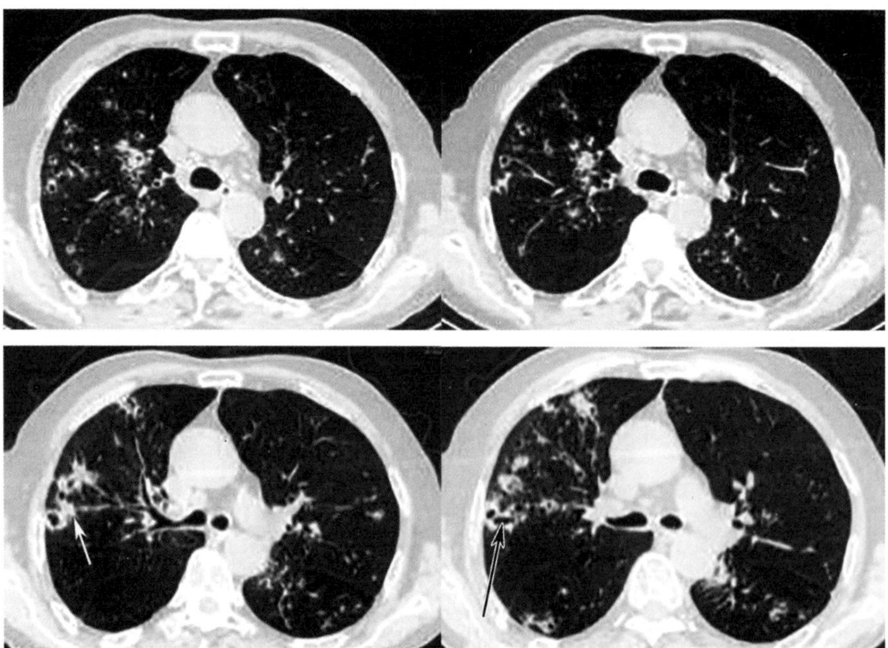

双肺散在沿支气管分布斑片状、结节状密度增高影，部分内可见小空洞影（长箭头所示），空洞内可见菌丝影（短箭头所示），这属于气道侵袭性肺曲菌病表现

（2）结核性空洞　好发于双肺上叶尖后段及双肺下叶背段，多为肺门侧偏心性空洞，肺门侧引流增厚的支气管，壁可有钙化，壁外缘可有纤维条索、粗长毛刺，空洞受牵拉时形态不规则。

【特别提示】

肺曲菌病为肺部最常见的真菌病，主要致病菌为烟曲霉菌。在免疫功能低下患者，烟曲霉菌入侵肺部而发生肺曲菌病，可分为局限型和侵袭型。

第六节　原因不明性肺疾病

一、特发性肺间质纤维化

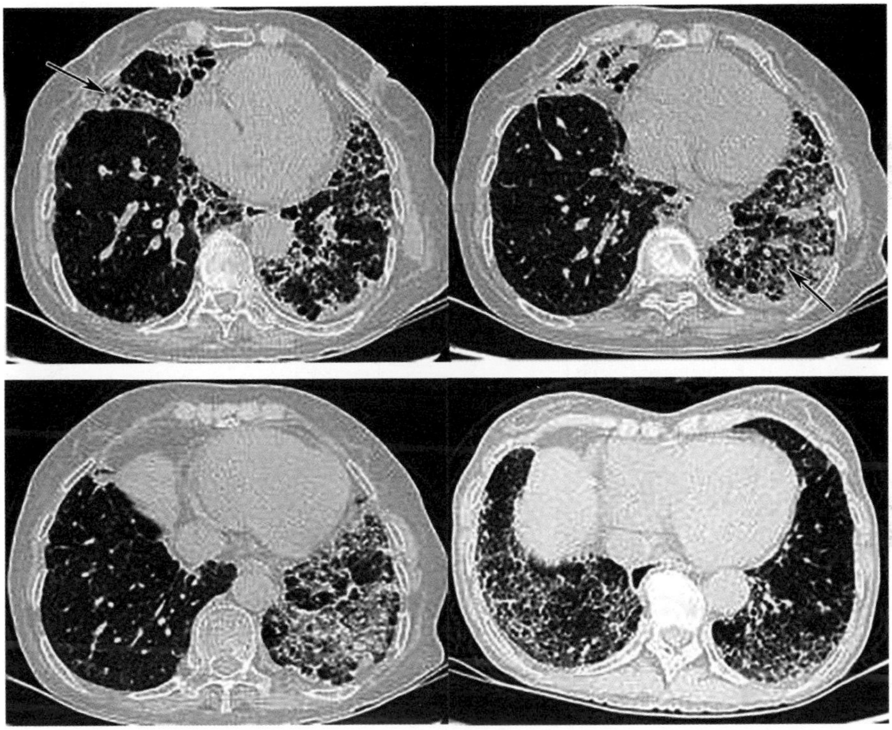

双肺中下叶斑片状磨玻璃样密度增高影，主要分布在胸膜下，局部呈蜂窝样改变，有些区域接近实变

【影像表现】

（1）磨玻璃密度影及实变影　病变早期，两下肺后外基底段可见小叶状稍高密度影，其内可见含气支气管影，支气管血管束增粗。

（2）线样影　呈与胸膜面垂直的细线影，长 1 ～ 2cm，宽约 1mm，多见于双肺下叶，也可见于其他部位。双肺中内带小叶间隔增厚则表现为分支状细线影。

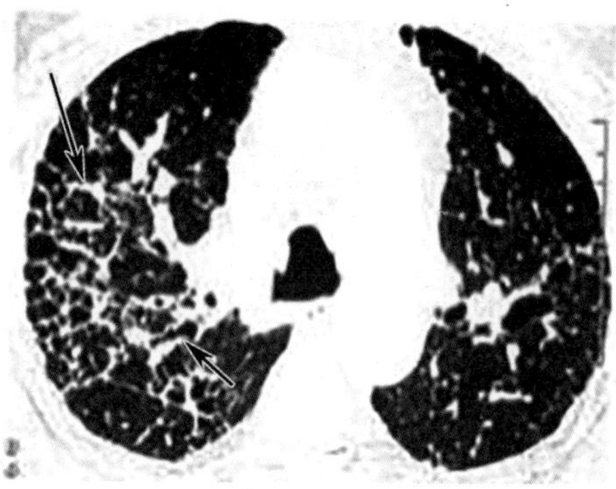

双肺胸膜下广泛蜂窝状影（长箭头所示），右侧为著，右肺下叶背段可见一支气管轻度扩张（短箭头所示）

（3）胸膜下弧线影　为胸膜下 0.5cm 以内的与胸壁内面弧度一致的弧线样影，长 5 ～ 10cm，边缘较清晰，多见于两下肺后外部。

（4）蜂窝征　为数毫米至 2cm 大小不等的圆形或椭圆形含气囊腔，壁较薄，与正常肺分界清楚，主要分布于两肺基底部胸膜下区。

（5）肺气肿，支气管扩张。

【影像鉴别】

特发性肺纤维化影像学表现无特异性，但病变的分布主要在双肺下部的外围区，即使肺中央部受累，也表现为从胸膜下至肺门逐渐减轻的规律，则提示本病的可能。需与本病鉴别的主要有：①肺类风湿性病，表现为渐进性肉芽肿及胸腔积液；②硬皮病，有皮肤的改变，食管造影见食管张力减低或狭窄等表现。

【特别提示】

特发性肺间质纤维化是指原因不明的下呼吸道弥漫性炎症性疾病，其影像学表现无特异性，由于炎症侵犯肺泡壁和邻近的肺泡腔，造成肺泡间隔增厚和肺纤维化。主要表现为双肺片状、以基底部为主的网状阴影，可有少量磨玻璃影。在纤维化严重的区域，常有牵引性支气管和细支气管扩张，和（或）胸膜下的蜂窝样改变。

二、肺结节病

【影像表现】

胸部结节病通常分为四期。

0 期：是指胸部 X 线和 CT 未见明显异常。

Ⅰ期：仅有肺门、纵隔淋巴结肿大，肿大淋巴结密度均匀、边界清楚，增强检查呈均匀强化。

Ⅱ期：为胸腔内淋巴结肿大及肺部病变，肺部可见结节影或斑块状影。

Ⅲ期：肺部淋巴结不肿大，而肺部有弥漫性病变。

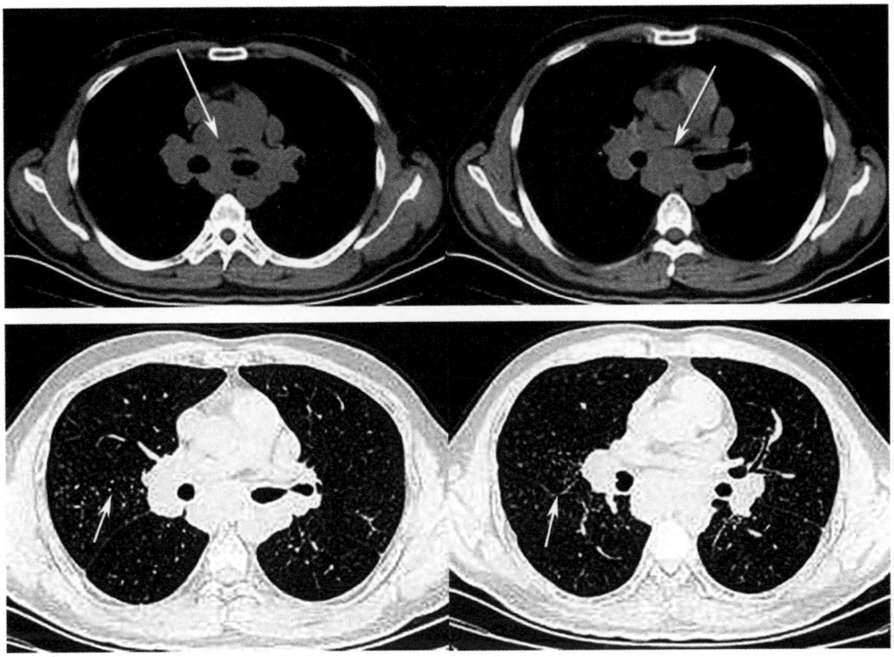

双肺门及纵隔淋巴结多发肿大，密度均匀，边界清楚（长箭头所示）；右肺血管束周围及叶间裂见多发小结节影（短箭头所示），提示淋巴增殖性疾病

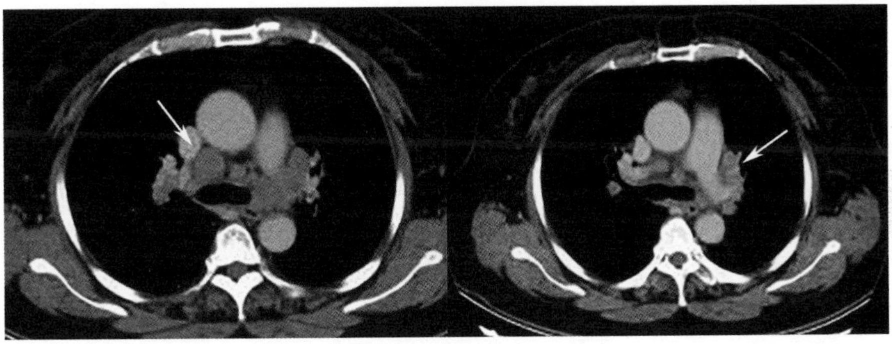

双肺门及纵隔淋巴结多发肿大，强化均匀，边界清楚，淋巴结未见融合

Ⅳ期：出现广泛纤维化。

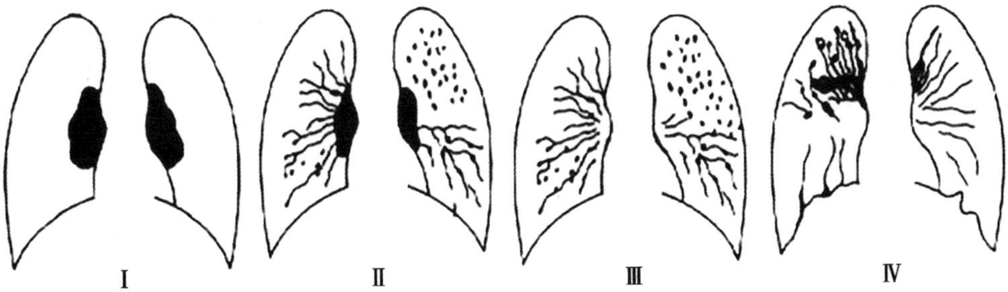

胸内淋巴结肿大还具有以下特点：不融合，没有坏死，不侵犯邻近结构，少数可出现蛋壳样钙化。

【影像鉴别】

结节病（Ⅰ期、Ⅱ期）应与淋巴结结核、淋巴瘤、转移性纵隔淋巴结肿大进行鉴别，淋巴结结核一般呈环形强化，淋巴瘤及转移性纵隔淋巴结肿大会相互融合；病变发展至纤维化期需与癌性淋巴管炎、间质性肺炎等鉴别。

【特别提示】

（1）结节病为原因不明的多系统肉芽肿性疾病，一般为良性经过，且具有自限性。

（2）实验室检查　Kveim 试验阳性，ACE 升高，血钙、尿钙升高。

（3）结节病类型表现为两侧肺门淋巴结对称性肿大，常伴纵隔淋巴结肿大，肺内病变主要分布于上中肺野、胸膜下区。

第七节　肺良性肿瘤

一、错构瘤

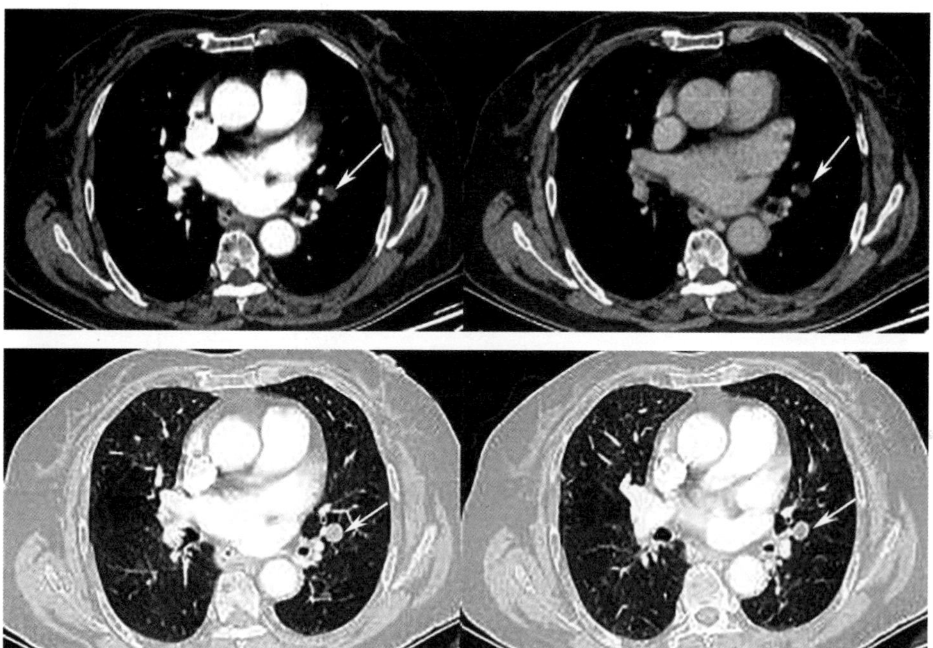

左肺下叶类圆形高密度结节，边界清，边缘可见浅分叶，增强扫描呈轻度强化，内可见脂肪密度

【影像表现】

（1）周围型错构瘤多呈圆形或类圆形，直径多小于 2.5cm；边缘清晰光滑，也有分叶，但无毛刺征。

（2）其内可见斑点状或“爆米花”状钙化，部分含脂肪密度，CT 值为 −90 ～ −40HU，增强扫描大多无明显强化或仅轻度强化。

（3）中央型错构瘤可见主支气管或叶支气管腔内结节状病灶，边缘光滑，有时可显示脂肪密度；远端肺组织可出现阻塞性肺炎或阻塞性肺不张。

【鉴别诊断】

典型的周围型错构瘤可出现钙化及脂肪密度，诊断不难。有时需与周围型肺癌鉴别，后者无脂肪密度，钙化少见。中央型错构瘤需与中央型肺癌鉴别，后者多引起支气管壁不规则增厚，可伴肺门肿块及淋巴结转移。

【特别提示】

发生于肺段以下支气管和肺内者称为周围型错构瘤，组织学上主要由软骨组织构成，并含纤维结缔组织、平滑肌和脂肪组织等。发生在肺段和肺段以上支气管内者称为中央型错构瘤，脂肪组织含量较多。周围型更多见。

二、炎性肌成纤维细胞瘤

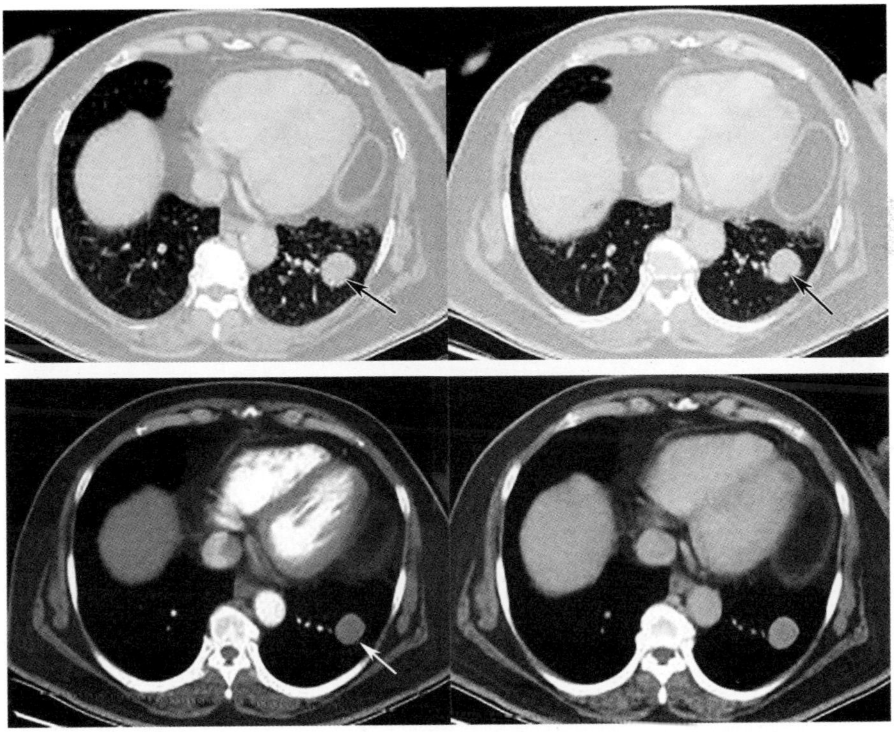

左肺下叶类椭圆形软组织密度影，密度较均匀，边界较清晰，增强扫描呈中度均匀强化

【影像表现】

（1）多表现为圆形或类圆形软组织影，密度较均匀，少数可见不规则钙化、小空洞或空气支气管征。

（2）多数边缘清楚、光滑，少数可有毛糙或毛刺样改变。周围肺组织受压，肺血管纹理移位，有时可见不规则索条状影。

（3）部分患者在肿块胸膜缘可见尖角样粘连带。增强扫描大多数肿块可见较明显的均匀强化，少数表现为肿块不强化或肿块周围强化。患者可有同侧肺门及纵隔淋巴结肿大。

【鉴别诊断】

肺炎性肌成纤维细胞瘤的影像学表现缺乏特征性。病灶多数轮廓光滑，周围血管纹理受压移位，肿块胸膜缘可见尖角状粘连带，增强检查肿块有强化。需与结核球、周围型肺癌及球形肺炎等鉴别。

【特别提示】

发病年龄以40岁以下多见，男性居多。较常见的症状为咳嗽，而痰中带血较少见，也可无任何临床症状。本病病因不明，可能与下呼吸道感染或自身免疫性疾病有关，部分患者有肺梗死病史或肺部放疗史。

第八节　肺恶性肿瘤

一、中央型肺癌

【影像表现】

（1）直接征象　当肿瘤局限于支气管内时，可见支气管壁不规则增厚及腔内、外结节，引起支气管狭窄甚至截断，范围较局限，管腔形态不规则，狭窄段常呈楔形。当病变进展时可见肺门肿块，多平面重建（MPR）及三维容积重建能够显示肿瘤的部位、范围及狭窄远端的情况。支气管仿真内镜可显示支气管内病变的表面。

（2）间接征象　阻塞性肺气肿表现为肺叶范围的密度减低区；阻塞性肺炎表现为小片状、肺段或肺叶实变影，肺体积常缩小，可合并支气管血管束增粗、模糊；阻塞性肺不张可见肺门区肿块影突出于肺不张的外缘。增强扫描可见肺不张内的肿块轮廓，且可显示肺不张内条状或结节状低密度影，为支气管腔内潴留的不强化黏液，即“黏液支气管征”。阻塞性支气管扩张可表现为柱状或带状略高密度的“指套征”。

（3）转移表现　肺门及纵隔淋巴结增大，增强扫描显示更为明显，可显示邻近结构的侵犯，如肺静脉、上腔静脉内癌栓等。

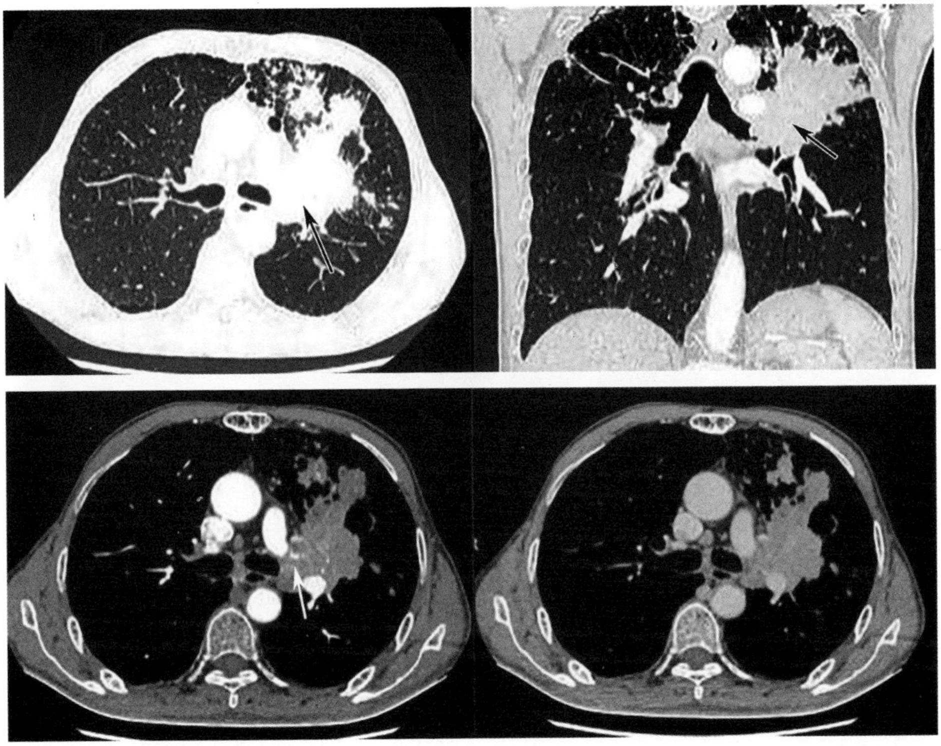

左肺上叶肺门区见软组织团块影（长箭头所示），左肺上叶支气管截断，病变周围见多发斑片状密度增高影伴邻近肺组织不张，病灶与邻近肺不张分界不清，动脉期病变中度不均匀强化，内见斑片状低强化区，内部血管走行迂曲、管壁毛糙（短箭头所示）

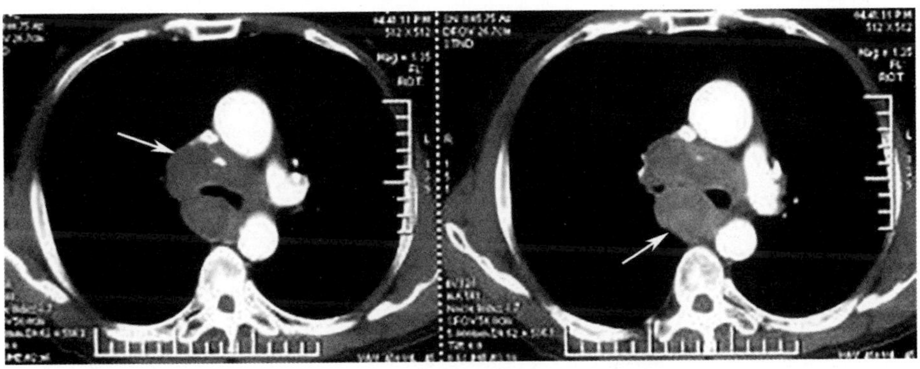

右肺支气管管腔狭窄，右肺门及纵隔见肿大淋巴结影，部分融合成团

二、周围型肺癌

【影像表现】

（1）形态与密度　可呈类圆形或不规则形，表现为实性结节、部分实性结节或磨玻璃结节（GGN）。GGN 多见于以贴壁生长为主的肺腺癌，肿瘤细胞沿肺泡壁生

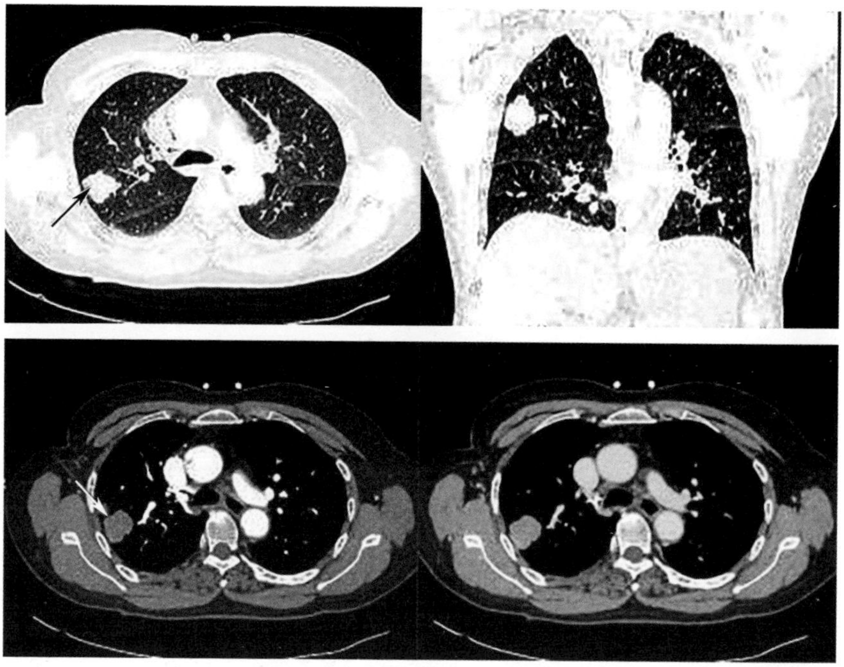

右肺上叶后段见软组织肿块，可见分叶征，大小约 28mm×25mm，边界清晰，增强扫描呈不均匀中度强化

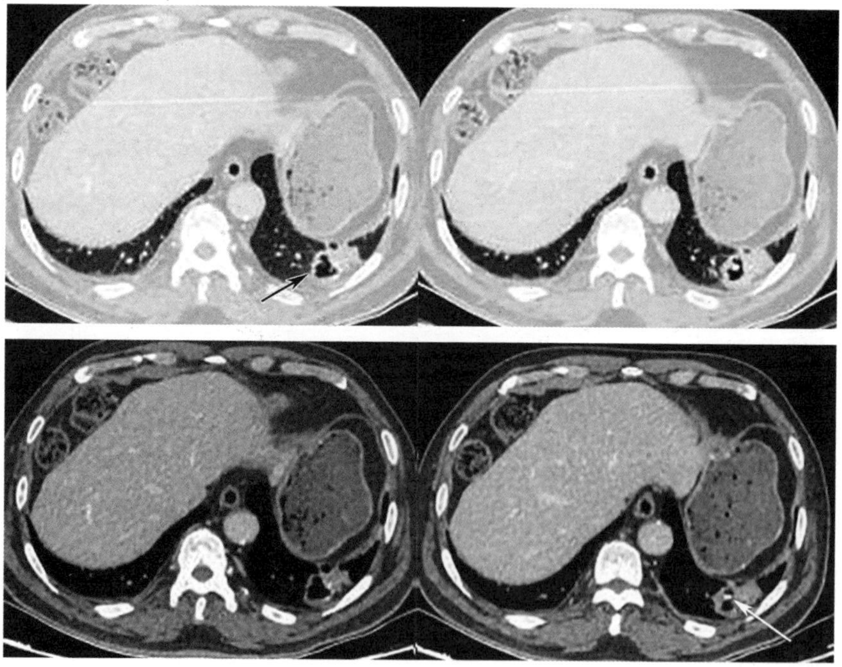

左肺下叶见一偏心性厚壁空洞（短箭头所示），内壁不光滑，边缘呈分叶状，邻近胸膜增厚粘连，增强扫描呈中度不均匀强化，内见点状钙化影（长箭头所示）

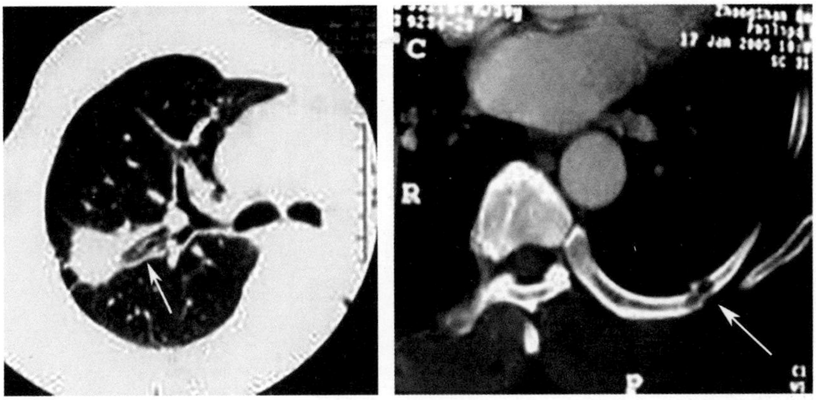

(a)　　(b)

（a）右肺上叶见一肿块影，邻近血管向其聚拢，可见血管集束征；（b）可见肋骨转移，局部骨质破坏

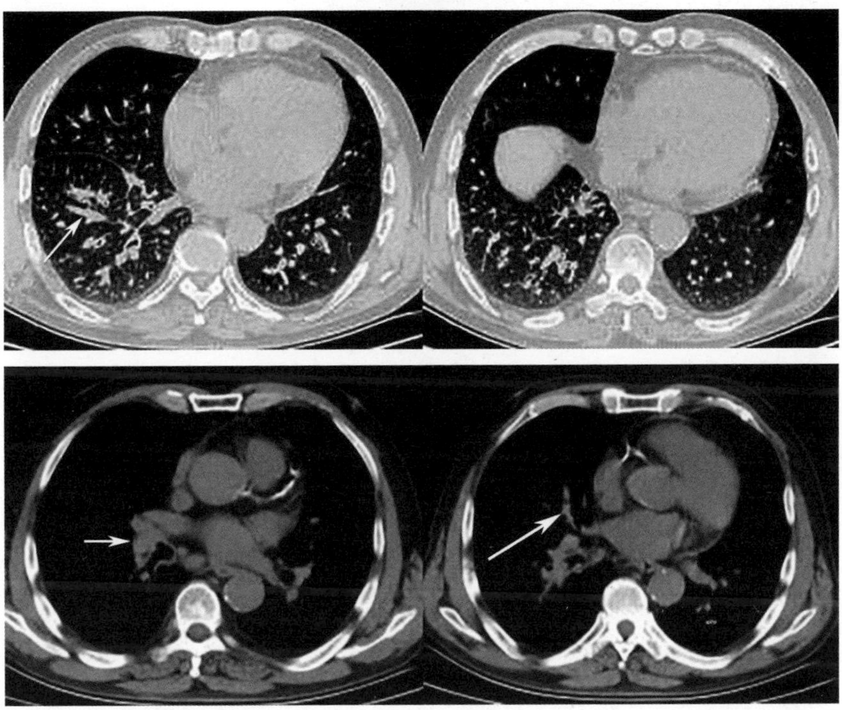

右肺支气管血管束增粗、小叶间隔增厚并局部见小结节影，提示癌性淋巴管炎（长箭头所示），常见于肺腺癌；右肺门见肿大淋巴结影（短箭头所示）

长，内可见血管影；但 GGN 亦可为癌前病变，如非典型腺瘤样增生（AAH）等其他良性病变；如 GGN 形态不规则伴小泡征、空气支气管征或薄壁囊腔时，多提示为肺腺癌可能；部分实性结节则恶性比例较高；直径 5mm 以下实性结节绝大多数为良性。增强扫描后实性癌灶的 CT 值增加 15 ～ 80HU，呈均匀或不均匀强化。

（2）边缘与邻近结构　多数边缘较清楚，多伴有分叶征与毛刺征；靠近胸膜或叶间裂者可出现胸膜凹陷征，呈线形或三角形影，结节或肿块相应部位可形成明显凹陷；靠近肺门附近者，可见肿瘤周围的肺血管向病灶集中，称为血管集束征。

（3）侵袭与转移　肺上沟瘤易引起肺尖胸膜和邻近肋骨及胸椎侵犯和破坏。肺内血行转移可形成多发结节或肿块影。侵犯淋巴道可形成癌性淋巴管炎，表现为支气管血管束增粗，可见小结节及不规则细线、网状影。淋巴结转移引起肺门及纵隔淋巴结肿大。胸膜转移表现为胸膜结节和胸腔积液。

三、弥漫型肺癌

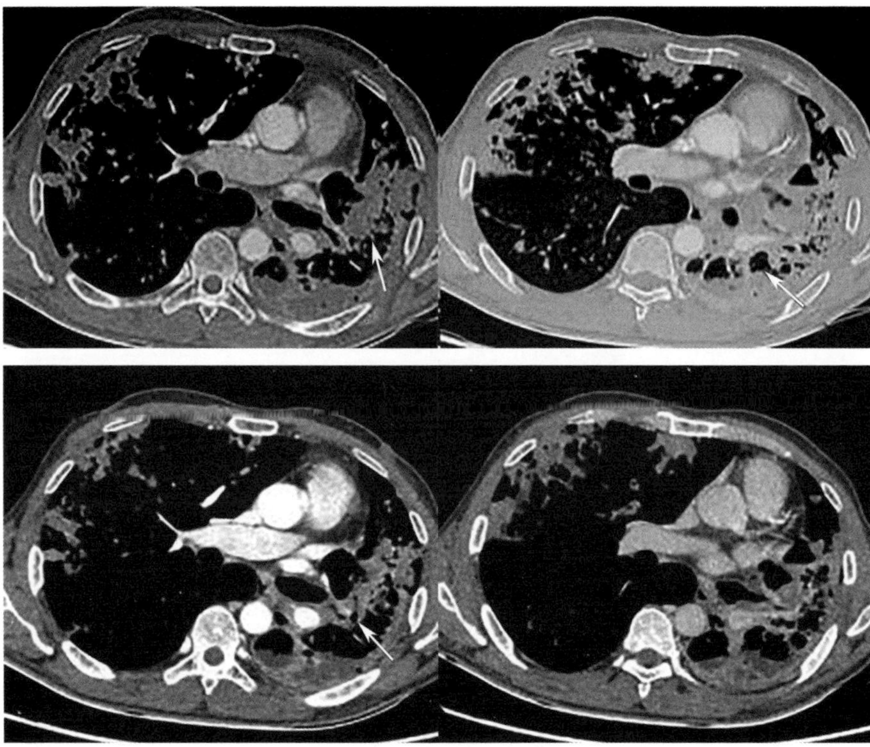

双肺内见散在多发斑片状、结节状密度增高影，边界清晰，沿支气管、淋巴管蔓延，部分病变内可见低密度坏死影，支气管、血管走行不自然

【影像表现】

CT显示双肺弥漫分布的粟粒样结节更为敏感和清晰；如出现肺段、肺叶实变影，其内可见空气支气管征，特点是不规则狭窄、扭曲及僵硬感，细小分支消失或截断；病变内或周边还可见大小不一的小气腔或蜂窝影。增强扫描在实变影中可出现血管强化影，称“血管造影征”。

【影像鉴别】

（1）中央型肺癌应与炎性或结核性等原因所致肺不张鉴别 前者诊断依据为支气管壁增厚，支气管腔内结节或腔外肿块，且肺癌常有肺门及纵隔淋巴结肿大。

（2）周围型肺癌应与肺内其他孤立结节鉴别

① 结核球：边缘光滑清楚，无分叶或分叶较浅，可有点状或斑片状钙化及卫星灶。

② 错构瘤：边缘光滑锐利，有浅分叶或无分叶，病变内有脂肪及特征性爆米花样钙化。

③ 炎症：边缘模糊，密度均匀偏低，CT 值 20 ～ 30HU，早期明显强化，且增强值常大于 60HU。

④ 出现癌性空洞时还应与结核空洞、肺脓肿鉴别。

（3）弥漫性肺癌应与肺炎鉴别 需行诊断性抗感染治疗，若病灶不吸收，且有淋巴结肿大，应排除肺炎。

【特别提示】

（1）肺癌的主要临床表现为咯血、刺激性咳嗽和胸闷。中央型肺癌的临床症状较周围型明显。

（2）中央型肺癌 是指发生于肺段或肺段以上支气管的肺癌，根据肿瘤的生长方式又分为三种病理形态即管内型、管壁型、管外型。中老年患者出现不明原因肺不张时应高度怀疑肺癌。

（3）周围型肺癌 是指肿瘤发生于肺段以下支气管的肺癌。肺上沟瘤是指发生于肺尖部的周围型肺癌，又称肺尖癌。

（4）弥漫性肺癌 是指肿瘤在肺内弥漫性分布，表现为沿支气管或淋巴管蔓延的肺癌。

四、肺转移瘤

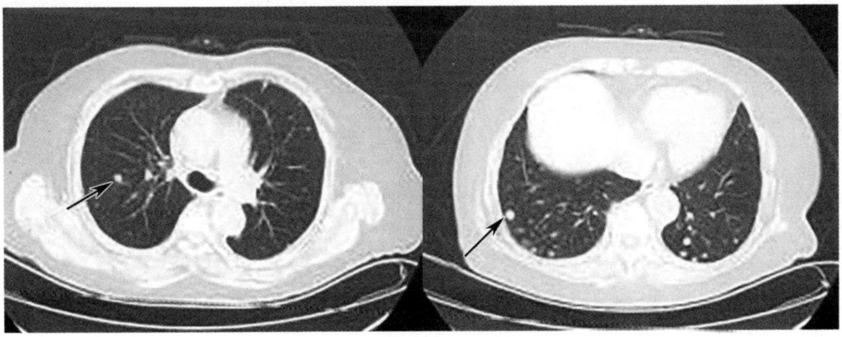

双肺内见多发大小不等的实性结节，双肺下叶为著，肺外周分布

【影像表现】

（1）血行转移　表现为多发或单发结节灶，大小不一，多呈圆形或类圆形，边缘清楚、光滑，随机分布，以中下肺野多见；伴出血时可出现晕征，即磨玻璃影环绕结节，边缘模糊。

（2）淋巴转移　表现为支气管血管束增粗，常伴有小结节影，小叶间隔呈串珠状改变或不规则增粗，小叶中心及胸膜下亦见小结节灶。常合并胸腔积液，约半数有纵隔及肺门淋巴结肿大。

【鉴别诊断】

（1）结合原发恶性肿瘤病史，对多发病灶的血行转移瘤和表现典型的淋巴转移瘤诊断不难。

（2）结节病灶需与肺结核、肺炎、肺真菌病、肺尘埃沉着病、结节病等鉴别；支气管血管束增粗需与间质性肺水肿鉴别；小叶间隔结节状增厚需与结节病、肺尘埃沉着病等鉴别。

【特别提示】

（1）肺部是转移瘤最多发的部位，任何恶性肿瘤均可转移到肺，最常见的有肝癌、乳腺癌、胃癌、肾癌等。

（2）以血行转移最常见，其转移灶多出现于肺组织边缘的肺血管末梢部位、肺纹理远端。

（3）由于淋巴回流障碍可引起胸膜腔积液，多为浆液性渗出，如病变侵及胸膜，可出现血性积液。

第九节　肺血液循环障碍性疾病——肺栓塞

一、急性肺栓塞

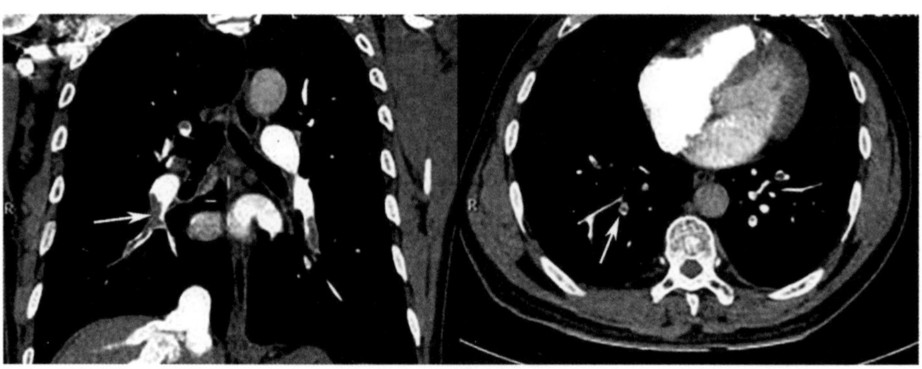

双肺动脉管腔中心见低密度充盈缺损影，管腔不同程度狭窄，周围环绕对比剂

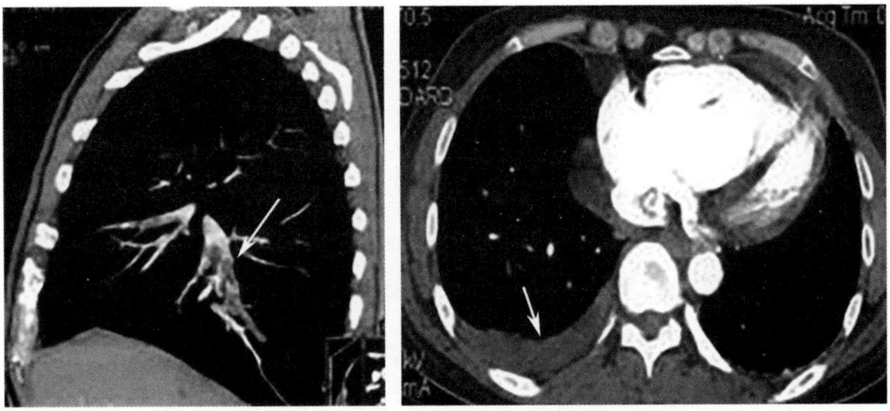

右肺下叶肺动脉管腔内见充盈缺损（长箭头所示），栓子完全栓塞血管，远端动脉分支内无对比剂，右侧胸膜腔积液（短箭头所示），心包腔内见积液，右心室扩张

【影像表现】

（1）急性肺栓塞　直接征象是血管内部分附壁的充盈缺损，肺动脉管腔狭窄，严重时肺动脉完全阻塞，管腔截断。间接征象包括肺血减少或韦斯特马克征等。

（2）慢性肺栓塞　直接征象是血管腔内完全附壁的充盈缺损，与管壁呈钝角，10% 伴钙化，如血管完全阻塞且栓子机化，则肺动脉萎缩变细。间接征象包括肺血分布极不均匀、肺动脉呈残根状，即中心肺动脉增宽与外围动脉不相称。

（3）发生肺梗死时，表现为与受累肺动脉供血区相匹配的肺内实变影，边界不清；若为肺段实变，则边界清楚，呈楔形，基底部较宽、紧连胸膜，顶端指向肺门。可合并少量胸腔积液。约半数患者的病灶在 3 周内可完全消散。病变吸收后梗死部位残留条索状纤维化，并有局限性胸膜增厚及粘连。

二、慢性肺栓塞

【影像鉴别】

肺栓塞应与肺动脉肿瘤鉴别：肿瘤一般单侧发病，多为腔内完全性充盈缺损，多发生于肺动脉和（或）中心肺动脉，CT 增强扫描可强化，可向腔外侵犯。

【特别提示】

（1）肺栓塞病人的栓子 90% ～ 95% 源自下肢静脉血栓，还可见于由气泡、细菌、脂肪滴或静脉输入的药物颗粒等形成的栓子。

（2）肺动脉大分支或主干栓塞或广泛的肺动脉小分支栓塞可出现严重的呼吸困难、发绀、休克或死亡，故早期明确诊断具有重要的临床意义。

（3）通过 MSCT 可进行多种形式的图像重建，可以更直观地观察肺动脉栓塞情况。

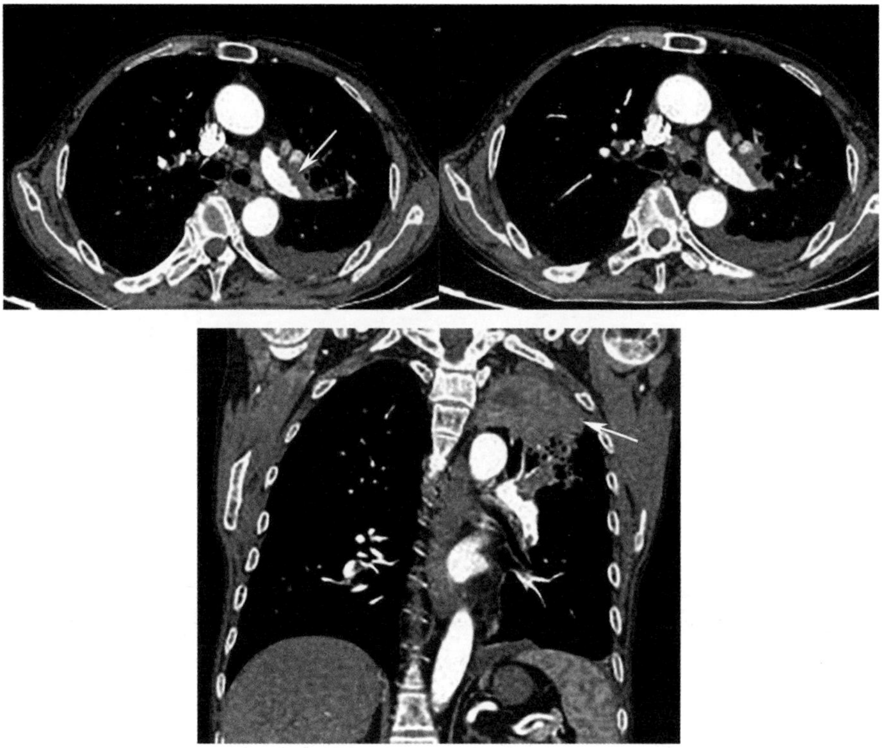

左肺动脉干、左肺上叶肺动脉管腔内见充盈缺损（长箭头所示），管腔狭窄，栓子与管壁呈钝角，远端肺组织实变（短箭头所示）

第十节　胸膜病变

一、气胸和液气胸

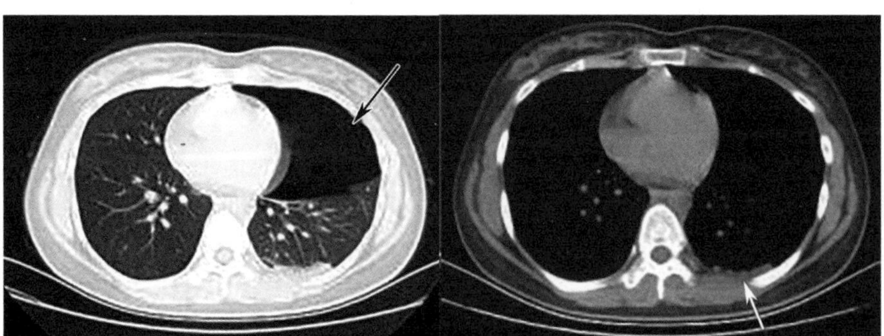

左侧胸膜腔脏层与壁层胸膜间见无肺纹理透光区（长箭头所示），肺组织受压减小，左侧胸腔内见少量液体密度影（短箭头所示）

【影像表现】

（1）气胸　脏层与壁层胸膜间见无肺纹理透光区，根据气体量的多少，透光区可呈线状、带状；肺组织不同程度受压，膈肌下降；可合并皮下气肿或纵隔气肿。

（2）液气胸　除气胸表现外，还可见到气液平面。胸膜腔积液亦可为积血。

【影像鉴别】

气胸主要与肺大疱鉴别：肺大疱位置固定，一般不随体位变化而变化。

【特别提示】

（1）气胸主要见于自发性气胸、外伤性气胸或人工气胸；液气胸多由外伤引起。

（2）气胸及液气胸的主要临床表现为突发的呼吸困难及胸痛。

（3）CT 检查既可明确气体量的多少及其位于胸膜腔的特征，还可以分辨液体密度，同时可提示产生液气胸的原因。

二、胸膜肥厚、粘连和钙化

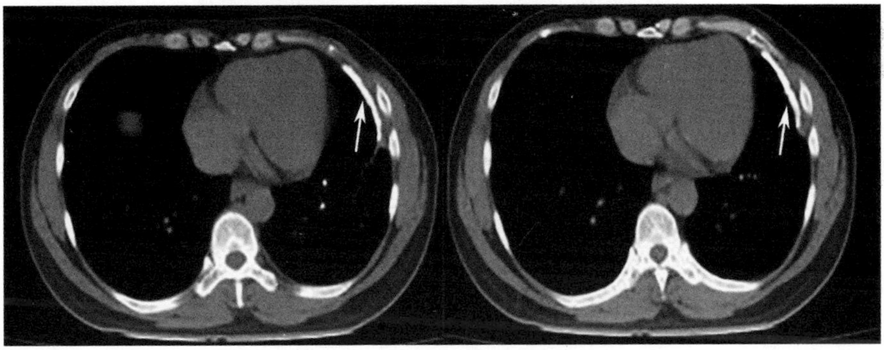

左侧胸廓塌陷，左侧胸膜广泛性增厚、钙化

【影像表现】

胸膜局限性或广泛性软组织密度影，当出现粘连时可出现胸膜牵拉征象，可部分或完全钙化。

【影像鉴别】

主要与胸膜肿瘤进行鉴别：胸膜肥厚粘连，常继发于其他疾病，结合病史及线样或新月形软组织密度影，可做出诊断；胸膜肿瘤多呈结节状，恶性胸膜间皮瘤可伴有胸膜腔积液。

【特别提示】

（1）引起胸膜肥厚粘连钙化的原因很多，可以是外伤、感染、肺尘埃沉着病及结缔组织病等。

（2）胸膜肥厚是由纤维素沉积及肉芽组织增生引起，当出现钙盐沉积时，可出现钙化。

（3）CT 可以显示轻微的胸膜肥厚、粘连和钙化。

三、胸膜肿瘤

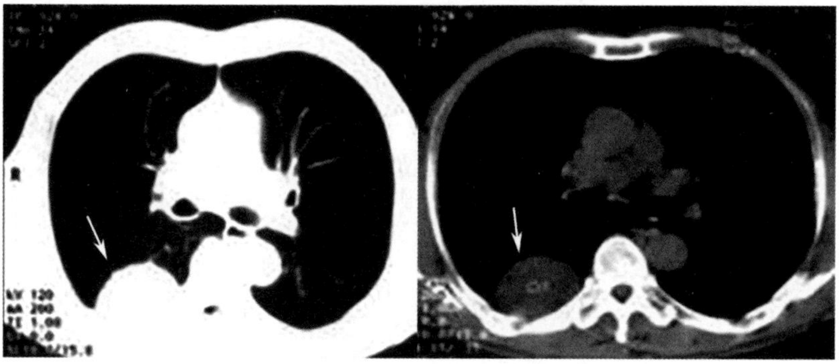

(a)

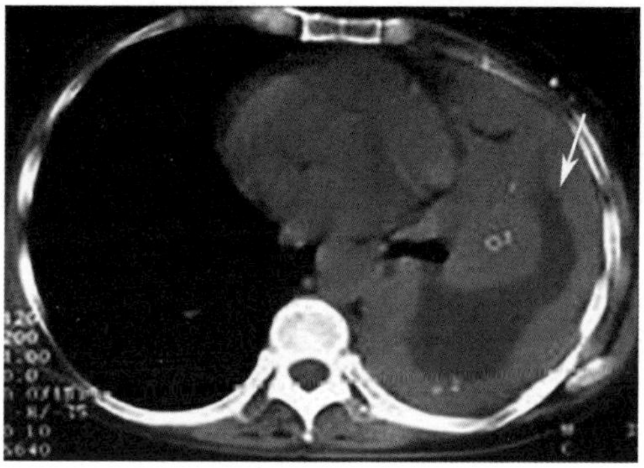

(b)

原发性（a）为局限型胸膜间皮瘤，右侧胸膜见一软组织肿块，呈类圆形，边缘光滑锐利，邻近骨质无破坏；（b）为弥漫型胸膜间皮瘤，左侧胸膜广泛性不规则增厚，伴有胸腔积液，纵隔略左移，左侧胸廓略塌陷

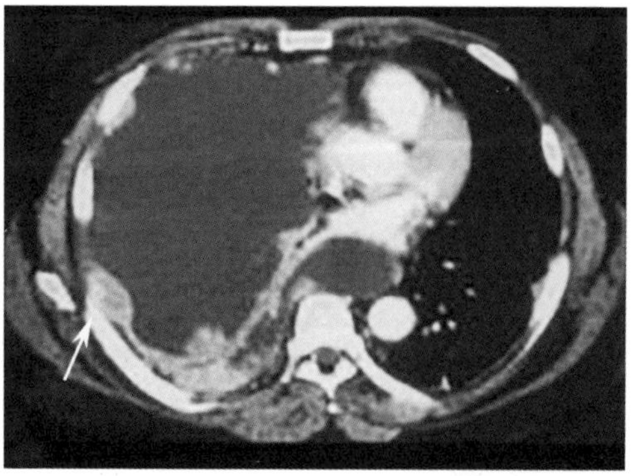

继发性：肺癌胸膜转移，可见胸膜散在的不规则结节样增厚，并见大量胸膜腔积液

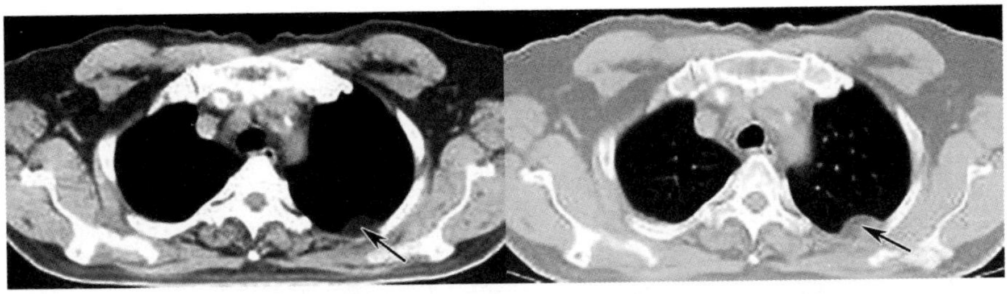

左侧胸膜下见椭圆形脂肪密度影，宽基底与邻近胸膜相连，
边界清晰（左侧胸膜脂肪瘤）

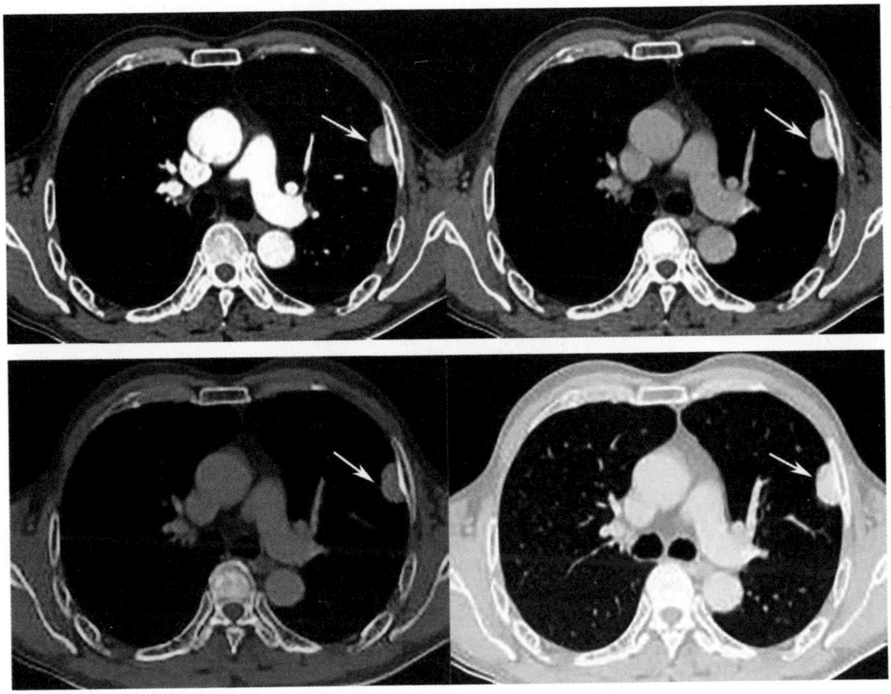

左侧胸膜下见类椭圆形软组织密度影，宽基底与邻近胸膜相连，边界清晰，增强扫描呈明显强化，邻近骨质增厚（左侧胸膜孤立性纤维瘤）

【影像表现】

（1）原发性　较少见，主要是间皮瘤。

① 局限型胸膜间皮瘤：可见于胸膜的任何部位，多见于肋胸膜，多呈类圆形，密度均匀，偶可见钙化及坏死，边缘光滑锐利，与胸膜可呈锐角或钝角，少数带蒂。增强扫描多呈均匀一致强化。

② 弥漫型胸膜间皮瘤：表现为胸膜较广泛的结节或不规则增厚，厚度常超过1cm，甚至达2cm以上，以胸膜腔下部受累多见，常累及纵隔胸膜和叶间胸膜，多伴胸腔积液，部分病例可见纵隔淋巴结肿大、椎体或肋骨破坏征象。

（2）继发性　常指胸膜转移瘤，主要见于肺癌、乳腺癌、胃肠道肿瘤等转移到胸膜所致。CT 检查可仅见大量胸膜腔积液，部分可见胸膜散在结节影或胸膜不规则结节样增厚，伴纵隔内肿大淋巴结。

【影像鉴别】

（1）原发性胸膜间皮瘤良性单发者需与包裹性积液机化后相鉴别，后者既往有胸膜腔积液病史。

（2）恶性间皮瘤应与胸膜转移瘤相鉴别，后者多有原发癌病史；还应与肉瘤、淋巴瘤相鉴别，必要时需行胸膜活检确诊。

【特别提示】

恶性胸膜间皮瘤有时难与胸膜转移瘤相鉴别，必要时可依据胸腔积液细胞学检查和（或）胸膜活检明确诊断。

第十一节　纵隔疾病

一、胸腺瘤

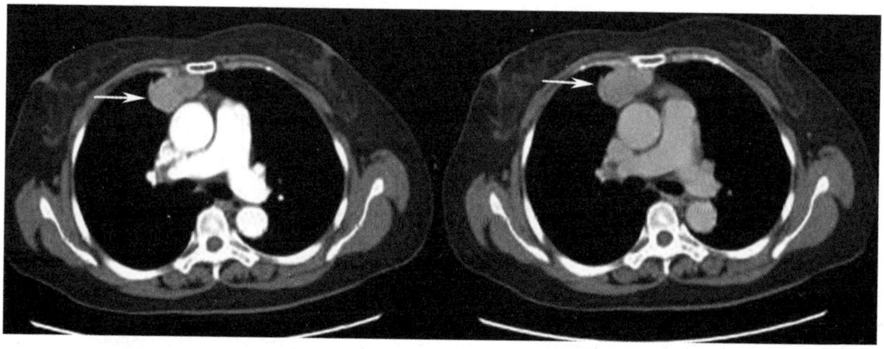

非侵袭性胸腺瘤：前上纵隔可见一团块状软组织密度影，形态欠规整，最大横截面积约为5.1cm×2.2cm，增强扫描呈延迟均匀强化，边界清晰，与邻近组织分界较清

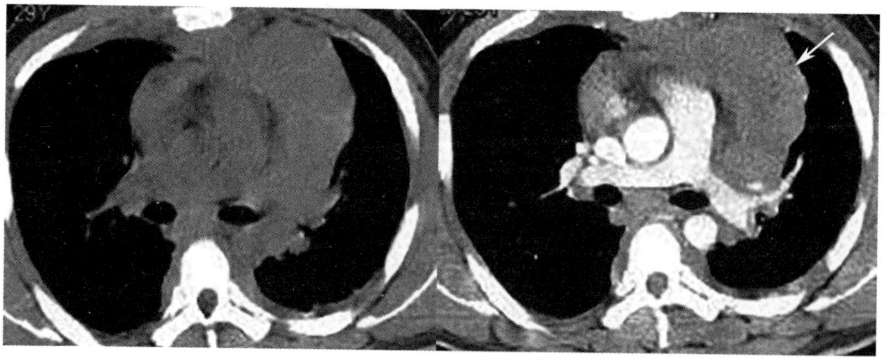

侵袭性胸腺瘤：前纵隔肿块影，形态不规则，边界欠清，增强检查肿块与邻近组织分界欠清，周围血管受累，双侧胸膜腔积液

【影像表现】

（1）非侵袭性　肿瘤呈类圆形，可有分叶，多位于前纵隔中部，少数位置较高或发生于后纵隔甚至纵隔外，如颈部、胸膜或肺。胸腺瘤多偏侧性生长，瘤体较大时累及中线两侧，部分胸腺瘤可有囊变和钙化。增强扫描肿瘤实性部分呈较均匀强化。

（2）侵袭性　呈恶性特征时则包膜不完整，侵及邻近组织，可具有以下特征：①有分叶征或毛刺征；②密度不均匀，可有坏死、囊变、出血；③邻近组织间脂肪层消失；④纵隔内组织受压变形。侵及胸膜可出现胸膜结节和胸膜腔积液，侵及心包可出现心包膜结节和心包腔积液。

【影像鉴别】

胸腺瘤是前纵隔最常见肿瘤，应与以下病变鉴别。

（1）胸内甲状腺肿　多位于气管的前方或侧方，多与颈部甲状腺相连，多数病灶可随吞咽上下移动。

（2）畸胎瘤　其内密度不均，瘤灶内可有骨样密度影、脂肪等多种组织成分。

（3）胸腺增生　胸腺虽然增大，但仍保持胸腺组织形态，且密度较高。

【特别提示】

胸腺瘤的良恶性难以鉴别，故分为侵袭性和非侵袭性。下列征象提示恶性：肿瘤短期内明显增大；肿瘤边界不清，向邻近组织浸润，边缘毛糙或有分叶征象；出现胸膜结节及胸膜腔积液。

二、淋巴瘤

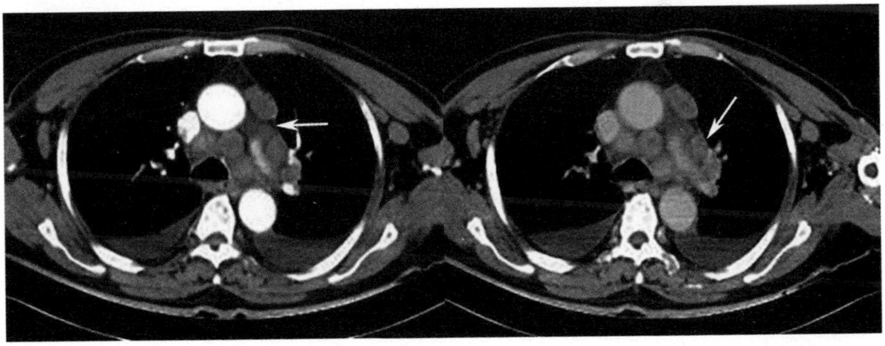

(a)　　(b)

（a）动脉期纵隔内多发团块状软组织密度影，部分融合成团，呈均匀性强化，与周围组织分界欠清。（b）静脉期局部病灶内呈小片状低强化灶

【影像表现】

（1）前纵隔和支气管旁淋巴结肿大最常见，其次是气管与支气管组和隆突下组淋巴结，密度均匀，可融合成块。肿块较大时中心可发生坏死，但很少出现钙化。

增强扫描可见轻中度强化。淋巴瘤可侵犯胸膜、心包及肺组织，表现为胸腔积液、胸膜结节、心包积液、肺内浸润病灶等。

（2）部分病灶可引起上腔静脉部分或完全阻塞，侧支循环形成及纵隔水肿，可出现单侧或双侧胸腔积液。

【影像鉴别】

临床及影像学表现典型者，诊断一般不难。不典型者需与下述疾病鉴别。

（1）结节病　临床表现轻微，且可自愈，淋巴结肿大具有对称性且以肺门为主的特点。

（2）淋巴结结核　淋巴结肿大多为一侧性，增强扫描呈环形强化，肺内多有结核病变，临床上有结核中毒症状。

（3）转移性淋巴结肿大　多有原发病灶且多为一侧性，淋巴引流与原发病灶对应。

【特别提示】

CT 检查对于肿瘤的定位、定性及总体观察有较好的优势。

三、神经源性肿瘤

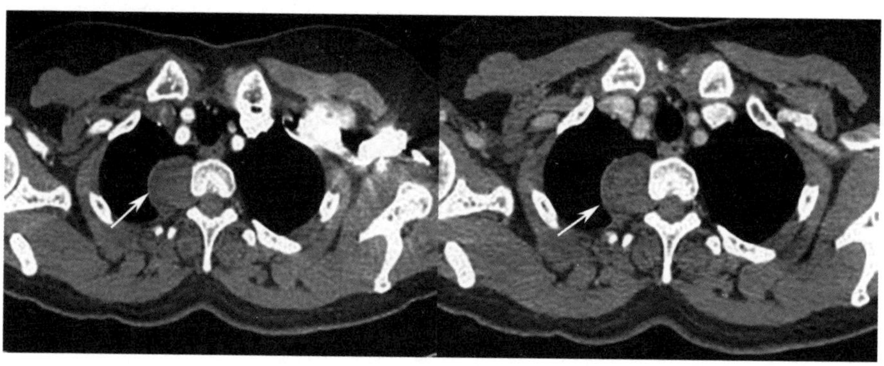

(a)　　(b)

（a）动脉期，（b）静脉期。上纵隔脊柱右旁见类圆形软组织密度影，边界尚清，周围未见明显分叶改变，与邻近椎间孔关系密切，局部与邻近胸膜分界不清，增强扫描病变呈均匀性强化，静脉期较动脉期强化略明显；邻近骨质未见破坏征象（病理为神经鞘瘤）

【影像表现】

肿瘤多位于脊柱旁沟，呈密度较均匀的类圆形肿块。多数神经鞘瘤因含较多的黏液基质，总体密度较肌肉低，增强后呈不均匀强化。良性者边缘光滑锐利，可压迫邻近骨质造成骨质吸收，压迹光整。恶性者呈浸润性生长，边界不清楚，内部密度不均匀。病变侵及椎管内外时呈哑铃状。

【影像鉴别】

本病发病年龄常较小，肿瘤多位于后纵隔，可见椎间孔扩大，邻近椎体吸收破坏等特点，不难做出诊断。需鉴别的疾病如下。

（1）椎旁脓肿　多为梭形，中心为液化区，周围为纤维组织，结合椎体结核的其他特征性表现不难鉴别。

（2）脑脊膜膨出　有先天性脊椎畸形，结合病变与脊柱的关系及其内部密度不难鉴别。

【特别提示】

后纵隔神经源性肿瘤主要包括周围神经源性与交感神经源性两大类。周围神经源性肿瘤常为神经鞘瘤、神经纤维瘤和恶性神经鞘瘤。节细胞神经瘤是交感神经系统最常见的肿瘤。节神经母细胞瘤和交感神经母细胞瘤属恶性，较少见。

四、胸内甲状腺肿

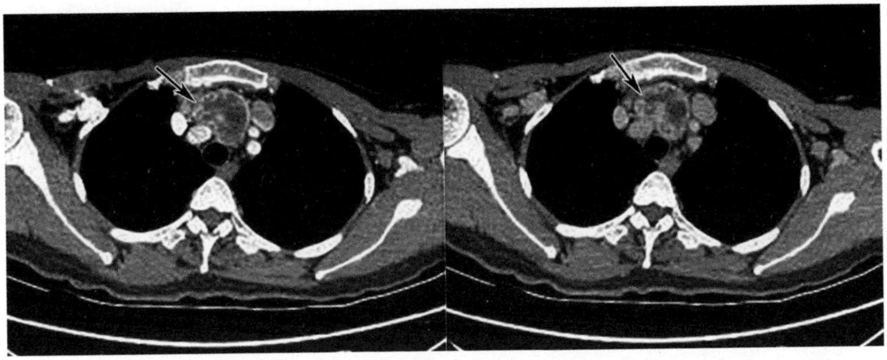

前上纵隔见软组织团块影，增强扫描呈不均匀强化，内见片状无强化区及钙化灶，与甲状腺相连

【影像表现】

肿物大多位于气管前方和侧方，与颈部甲状腺组织直接或间接相连，以 CT 冠状位、矢状位重建图像观察最佳。病变多为较高密度，常可见囊变、出血及钙化等，邻近结构受压移位。CT 增强扫描肿块实性部分呈持续性明显强化。

【影像鉴别】

胸内甲状腺肿通常位于气管的前方或侧方，大多与颈部甲状腺相连。多数病灶可随吞咽上下移动，一般诊断不难。需注意并存的甲状腺腺瘤，特别是甲状腺癌的可能性。

【特别提示】

胸内甲状腺肿分两类：一是胸骨后甲状腺肿，常为颈部甲状腺肿向胸骨后的延伸，与颈部甲状腺相连（直接相连或以纤维条索相连），较多见；二是迷走甲状腺肿，与颈部甲状腺无任何联系，临床少见。

五、畸胎瘤

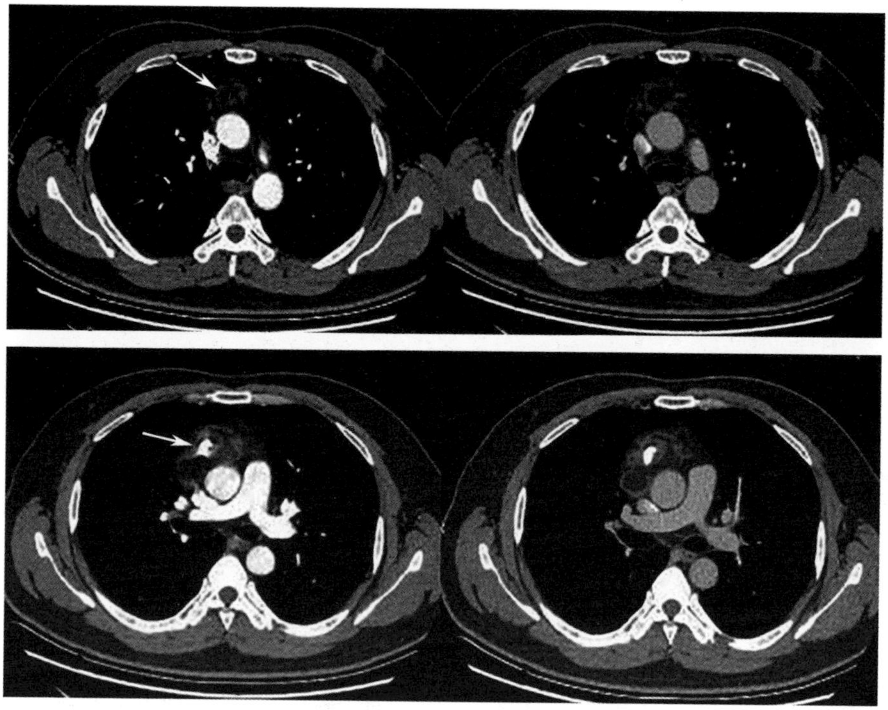

右前纵隔内见不规则混杂密度团块，大小约 6.0cm × 3.6cm，内见结节状钙化、液体及脂肪成分，边界较清，增强扫描软组织成分轻度强化

【影像表现】

（1）多表现为厚壁单房或多房囊性肿块，密度混杂，包括脂肪、钙化或骨骼、水样密度及软组织密度，少数可见脂液分层现象。皮样囊肿表现为厚壁单房或多房分叶状囊样密度，囊壁可见蛋壳样钙化，囊内为水样密度。未成熟畸胎瘤表现复杂，以复杂多房囊性或者以实性成分为主，瘤内仍可见脂肪或钙化成分。

（2）当出现以下征象时需考虑恶变：①肿瘤边缘不清，呈浸润性生长；②瘤体在短期内明显增大；③增强扫描时肿瘤呈一过性显著强化。

【影像鉴别】

畸胎瘤多见于前、中纵隔，瘤内常有钙化、骨骼或牙齿及脂肪等多种组织成分，影像学表现典型，多可明确诊断。少数畸胎瘤呈完全实性，影像学表现不典型，尤其是位于中、后纵隔时，诊断困难。

【特别提示】

根据组织分化程度不同，将畸胎瘤分为成熟性和未成熟性。前者由成熟的成人型组织构成，常为囊性，如皮样囊肿主要由角化的鳞状上皮及皮肤附属物构成。

后者可仅含未成熟的胚胎性或胎儿型组织，或同时含有三个胚层的成熟组织，其内可出现人体任何器官的组织成分。成熟型畸胎瘤和大多数未成熟畸胎瘤均为良性肿瘤。

六、食管囊肿

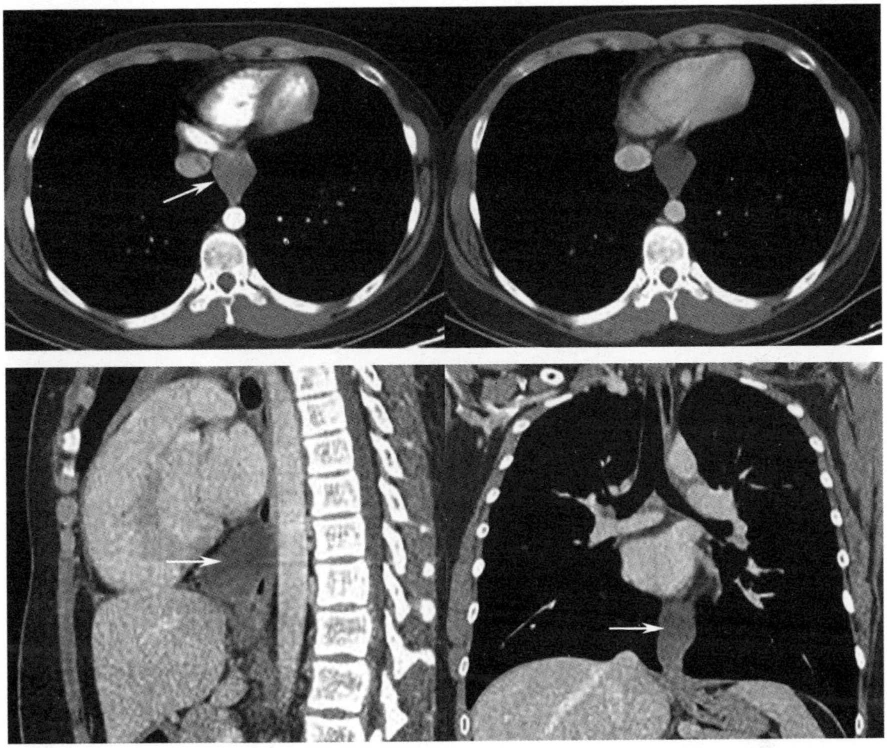

中纵隔食管下段见囊状液体密度影，边界清晰，与食管分界不清，食管受压变窄

【影像表现】

CT 表现为中纵隔边界清楚、密度均匀的囊性病变，若囊肿内含有稠厚黏液，蛋白含量较高时，似软组织密度，易误诊为实性肿块。CT 可显示囊肿与脊柱的关系及对气管、食管的压迫。

【影像鉴别】

（1）支气管源性囊肿　CT 扫描对判断肿物性质、部位有帮助。典型表现为囊肿位于气管旁至隆突下，中、后纵隔圆形或椭圆形肿物。大小不一，边界清楚，密度均匀，无强化，而囊壁可有轻度强化。

（2）淋巴管畸形　纵隔淋巴管畸形为缓慢生长的良性肿物，是先天性淋巴管畸形，以囊状水瘤型多见。肿物几乎都位于前、中纵隔。CT 平扫显示低密度的液性肿物，边界清楚，包围大血管生长，增强扫描强化不明显，如有增强可提示含有血管成分。

【特别提示】

肠源性囊肿为前肠囊肿中最多见的一种，又称为食管囊肿或食管重复畸形，来自胚胎前肠组织。肠源性囊肿常位于食管壁内或与食管壁相邻，病理结构类似食管和上消化道，内膜为鳞状或柱状上皮。囊壁有较厚的平滑肌层，可与食管共壁，通常与食管腔不相通。

七、心包囊肿

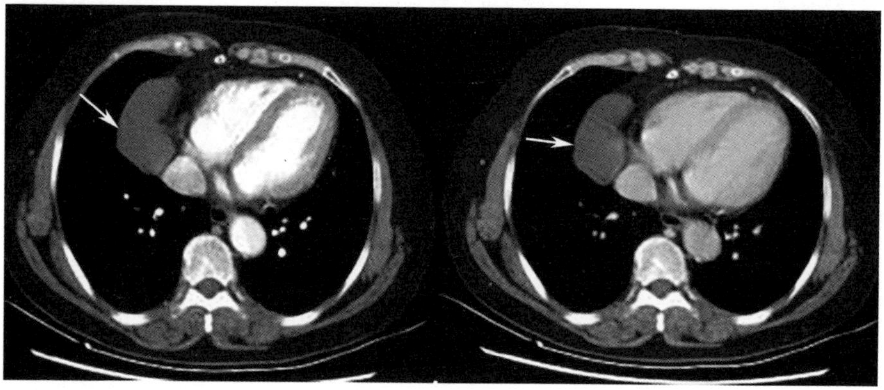

心膈角区见囊状低密度影，边界清，大小约 5.1cm × 3.6cm，增强检查未见强化

【影像表现】

CT 或 MRI 上心膈角有薄壁或看不到壁的液体密度肿块应为心包囊肿。

【影像鉴别】

本病主要应与心包憩室鉴别，如果改变体位，病变缩小，则提示心包憩室的可能性大。

【特别提示】

心包囊肿是一种先天性病变，是心包在早期发育异常所致。心包囊肿可发生于纵隔内的任何部位，但最常见于心膈角。

第十二节　胸部外伤

一、外伤性气胸和液气胸

【影像表现】

（1）气胸指脏层和壁层胸膜间见气体影，可见脏层胸膜线，肺组织受压体积减小，密度升高；纵隔向对侧移位，膈肌下降；胸膜粘连时可使气体局限，为包裹性气胸；当胸膜腔内出现气液平面，伴有积液时称液气胸。

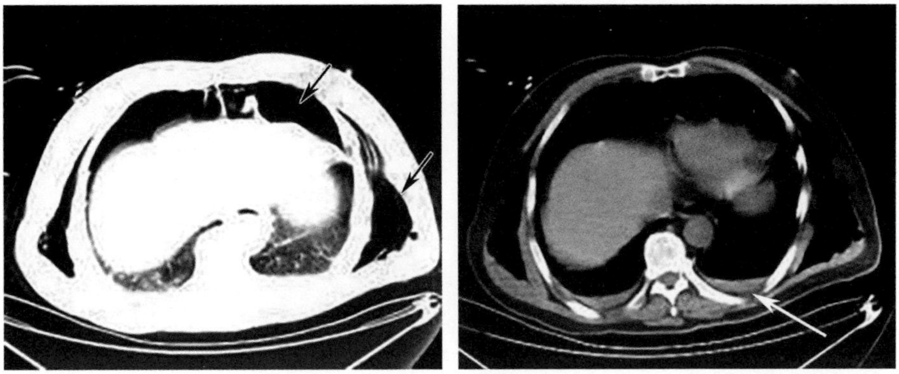

(a) (b)

（a）双侧胸膜腔脏层和壁层胸膜间见带状气体影（短箭头所示），可见脏层胸膜线，肺组织受压体积减小，密度升高，胸背部皮下软组织内见积气影；（b）胸腔内同时合并带状液体密度影（长箭头所示）

（2）常伴有外伤所致的肋骨骨折，也可伴有皮下气肿及纵隔气肿。

【影像鉴别】

外伤性气胸和液气胸主要与原发性气胸、人工气胸相鉴别。

【特别提示】

外伤性气胸和液气胸常伴有肋骨骨折，CT 检查可较全面地观察外伤后胸部情况，还可利用 CT 后处理技术进行三维重建，更直观地观察骨骼有无外伤后改变。

二、肺挫伤与撕裂伤

【影像表现】

（1）轻微肺挫伤 表现为边缘模糊的磨玻璃样密度影，常在外围分布，多位于邻近肋骨骨折和胸壁血肿处。依其表现，可分为四种类型。①外围型的含气或气 - 液的囊腔，此型多见。②肺底脊柱旁的含气 - 液的囊腔，为肺组织压向脊柱引起的肺撕裂伤。③周围型小的含气囊腔或线样透亮影，常伴肋骨骨折。④胸膜粘连后发生的肺撕裂伤，此型不易显示。肺血肿表现为类圆形均匀高密度影，周围可因肺挫伤的存在而边缘模糊。

（2）肺撕裂伤 常合并挫伤，出现在肺实质撕裂时。由于正常肺组织存在弹性回缩力，撕裂的组织常回缩呈球形，因此肺裂伤的特征性 CT 征象为椭圆形。撕裂的肺组织内可有血液（积血、血肿）、气体（肺气囊）或二者并存。

【影像鉴别】

肺挫伤多是胸部复合伤的一部分，可见于外伤的着力部位或对冲部位，为形态不规则的淡薄致密影，边缘模糊，结合外伤史，多可明确诊断。有时需与感染性病灶鉴别，动态观察肺挫伤吸收速度快，有助于鉴别。

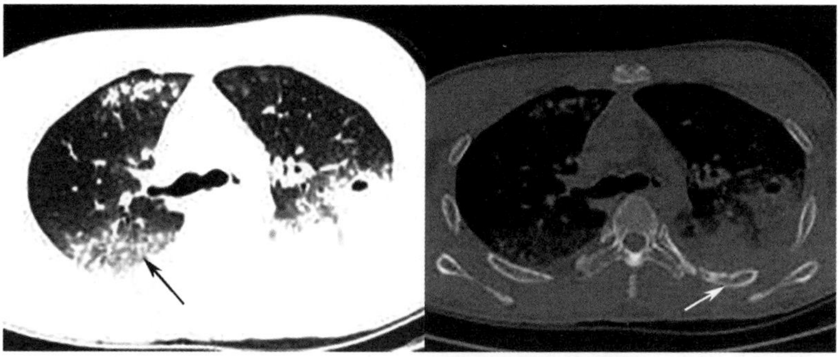

双肺见小片状、斑片状密度增高影，边缘模糊，主要位于肺外围部，邻近肋骨骨折

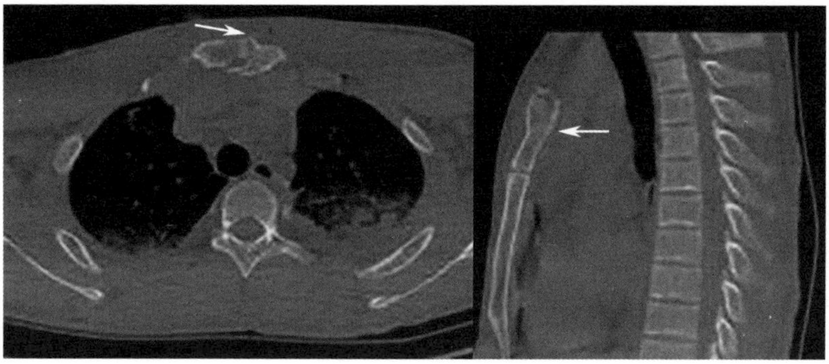

从轴位骨窗可见胸骨骨折，重建的矢状位骨窗显示更清晰

肺撕裂伤多见于重度胸部钝性损伤患者，常见于下肺，影像学表现较为典型，诊断不难。吸收期肺内血肿表现可类似肿瘤，结合胸部外伤病史，对比既往影像所见，一般不难鉴别。

【特别提示】

肺挫伤与肺撕裂伤可由直接撞击伤或高压气浪伤引起，可见于外伤的着力部位，也可见于对冲部位。肺撕裂伤重于肺挫伤，可伴有支气管断裂、膈肌破裂。

三、肋骨骨折

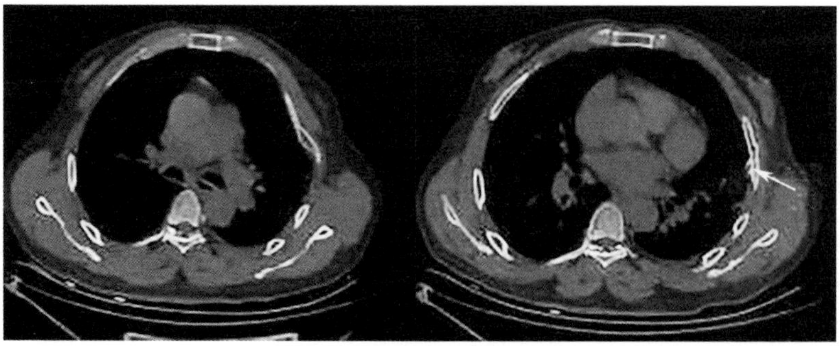

左侧多发肋骨骨质连续性中断，局部断端移位，断端周围可见游离骨片

【影像表现】

完全骨折表现为肋骨内外侧骨皮质断裂，断端可对合良好或移位。不完全骨折表现为一侧骨皮质断裂或骨皮质扭曲。CT 还能显示肺、胸膜腔及软组织的外伤性改变。不完全骨折在急性期有时难以发现，骨痂形成后易于发现。CT 三维重建技术有助于肋骨骨折的定位和诊断。人工智能（AI）能自动检出并标识肋骨骨折的位置，提高医生工作效率，并减少漏诊。

【影像鉴别】

肋骨骨折的影像学表现典型，有明确外伤史和局部体征，多可做出明确诊断。常规 CT 对不完全性骨折及无移位的骨折易漏诊，应仔细观察。

【特别提示】

少数急性期肋骨骨折，CT 检查可呈阴性，应建议 2 ～ 4 周随访复查。

第十三节 膈肌病变

一、膈疝

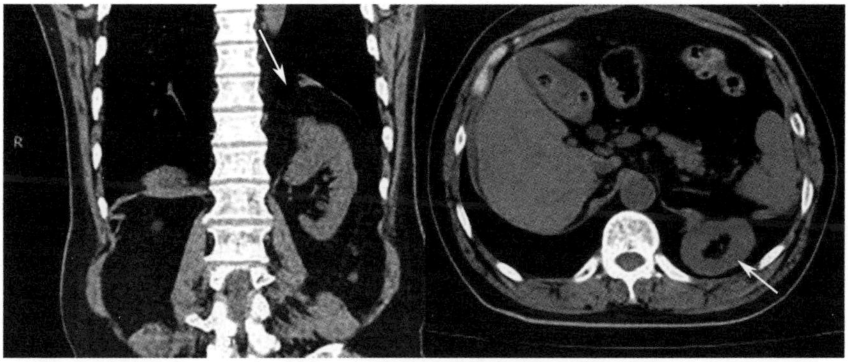

左侧膈肌局部缺失，左肾位置上抬，进入胸腔

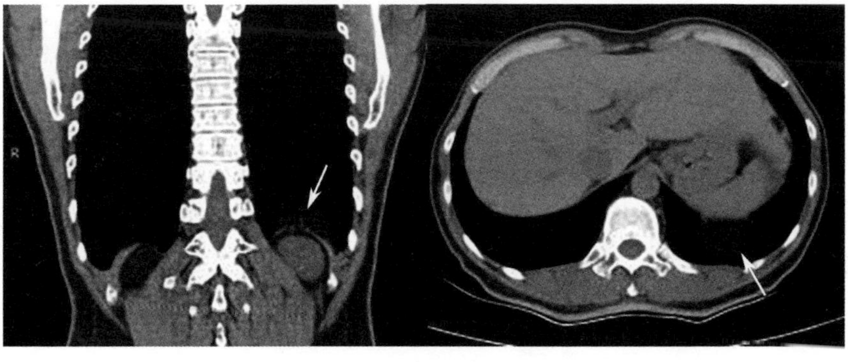

左侧膈肌局部缺失，腹腔部分脂肪组织疝入左侧胸腔

【影像表现】

（1）胸腹裂孔疝　小的胸腹裂孔疝表现为膈上球形凸起灶，边缘光整，内容物多为脂肪；大的胸腹裂孔疝者胸腔内除见脂肪密度影外，还可见多个含气肠袢，甚至可见脾、肾等腹腔脏器。严重者还可见心脏纵隔向健侧移位、患侧下肺膨胀不全等。扫描前口服阳性对比剂、薄层扫描后多平面重组，对诊断均有重要价值。

（2）外伤性膈疝　薄层扫描并冠状位、矢状位重建可见膈肌不连续，并于胸腔可见胃、肠曲和网膜等结构。可伴有腹部实质性脏器及胸壁结构等损伤。扫描前口服碘对比剂有助于判定疝内是否含有胃及肠管。

【影像鉴别】

胸腹裂孔疝为最常见的先天性膈疝，影像学检查可明确疝入胸腔的内容物及显示膈肌缺损的部位，诊断不难。外伤性膈疝根据外伤史及典型影像学表现，多可做出明确诊断。少数从外伤到检查间隔时间长者，易误诊为先天性膈疝，应重视并详细询问病史。

【特别提示】

膈疝是指腹腔脏器和结构通过膈肌进入胸腔的疾病。可分为先天性和后天性、外伤性和非外伤性、真性和假性、嵌顿性和滑动性。

二、膈膨升

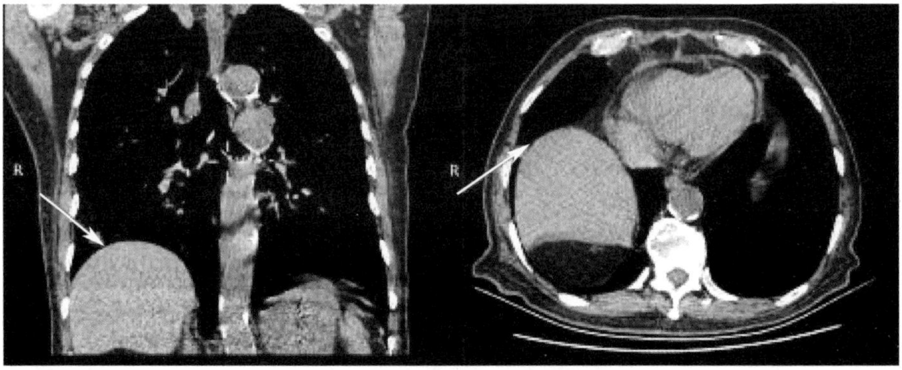

右侧膈肌向胸腔内膨出，肝脏位置上移

【影像表现】

局限性膈膨升表现为右膈前内侧半圆形均匀密度增高影，向胸腔膨出，边缘光整，吸气时明显，呼气时可稍变平坦。弥漫性膈膨升表现如下：①膈位置升高，可达第 3、4 前肋，但形态大致正常；②膈活动减弱或消失，甚至出现矛盾运动；③心影受压移位，且随呼吸运动出现摆动；④邻近肺可继发感染或肺不张；⑤左膈升高，胃体上移可致胃扭转。

【影像鉴别】

膈膨升需与膈肌麻痹、膈疝鉴别。

（1）膈肌麻痹　由膈神经损伤所致，膈升高不如膈膨升显著，但膈的矛盾运动幅度较大。

（2）膈疝　膈高度及整体活动度正常，腹腔内容物位于膈上。

【特别提示】

膈膨升系指因先天性发育不良等因素，膈肌变薄弱而上抬突入胸腔。可分为局限性与弥漫性，多位于一侧。

第四章

循环系统

一、心包积液

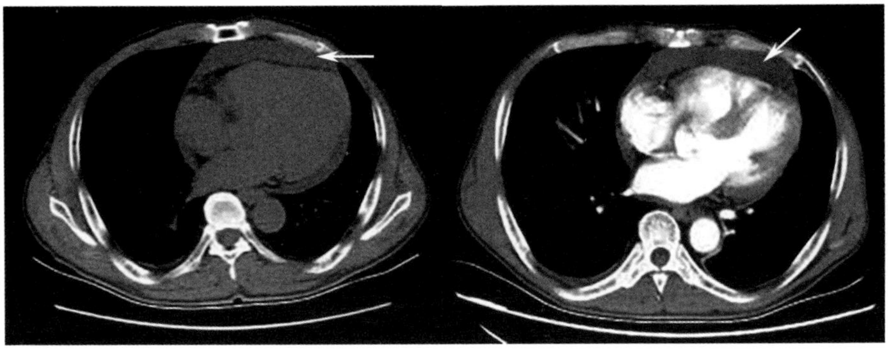

平扫：心包厚度＞ 4mm，可见沿心脏轮廓分布的环形液性密度带。
增强：积液无强化，壁层心包强化

【影像表现】

（1）心包积液量多时在心包腔内均匀分布。平扫：心包厚度＞ 4mm，表现为沿心脏轮廓分布的环形液性密度带，多数为低密度，亦可为出血样高密度。增强：积液无强化，壁层心包有强化。

（2）心包积液量少时在心包腔内局限分布，主要集中在左心室侧后壁及右心房后外侧，随积液量增多，向右前扩展。

【影像鉴别】

CT 检查诊断心包积液准确性高，具有一定的组织“定性”能力，且有助于对纵隔的了解。

【特别提示】

心包积液产生的原因很多，应结合临床明确诊断。

二、主动脉夹层

【影像表现】

平扫可显示主动脉内膜钙化灶内移；增强可显示主动脉内膜撕脱，形成条状

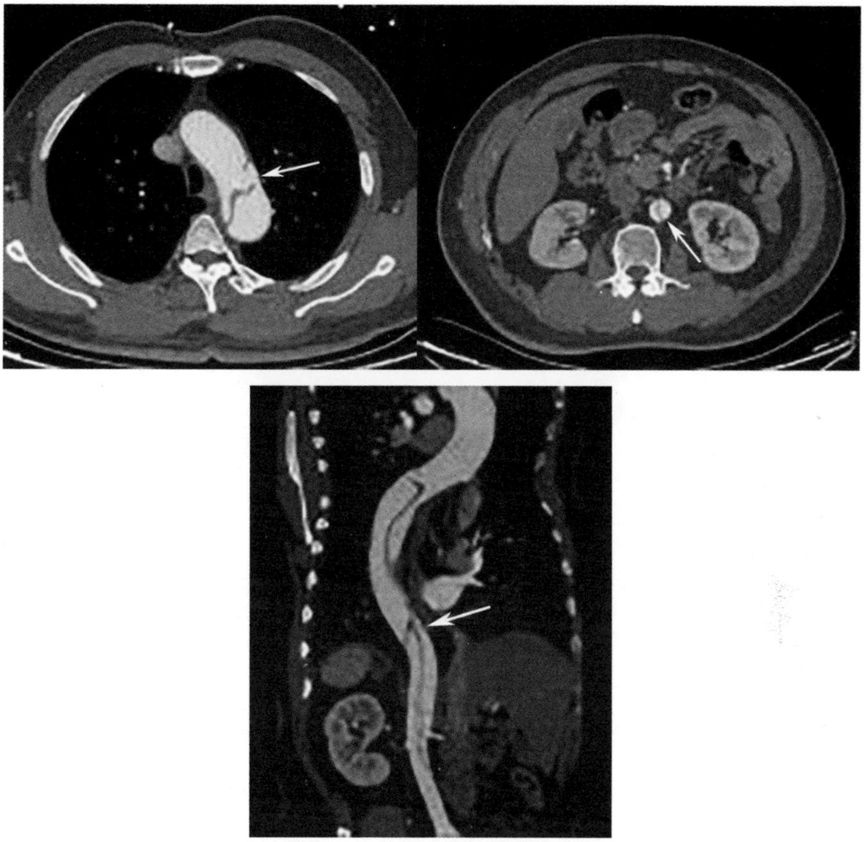

增强：主动脉弓、胸主动脉及腹主动脉内见线状低密度分隔影，将管腔分成真、假两腔，主动脉弓区可见内膜破口（箭头所示）；曲面重建更加直观地显示主动脉夹层累及的范围

充盈缺损，将管腔分成双腔或多腔；亦可显示破口位置及双腔范围；假腔内有血栓形成时，无对比剂充盈。通过 CT 后处理技术，可以观察破口的部位、走行及与主动脉分支血管的关系。

【影像鉴别】

结合临床病史及主动脉 CTA 检查可明确诊断。

【特别提示】

由于 CT 检查设备及技术的不断更新，应该更充分地利用 CT 后处理技术，仔细而全面地观察主动脉夹层内膜片的撕脱部位以及与主动脉分支血管的关系，从而达到与血管造影相当的效果。

三、室壁瘤

【影像表现】

室壁瘤常发生于左心室，平扫时可显示心室囊袋状向外膨隆，边界尚清，增

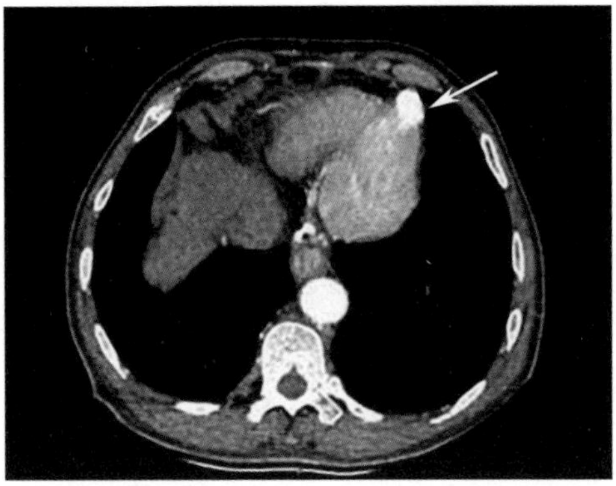

左心室尖部一外凸影，增强扫描其内见对比剂填充，并见其与邻近左心室间破口位置（箭头所示）

强扫描时其内可见血液填充，并能显示心室破口。通过 CT 后处理技术，可以观察破口的部位以及与邻近结构的关系。

【影像鉴别】

结合临床病史及冠状动脉 CTA 检查可明确诊断。

【特别提示】

由于 CT 检查设备及技术的不断更新，应该更充分地利用 CT 后处理技术，这对临床诊断有重要的价值。

四、冠状动脉粥样硬化斑块及狭窄

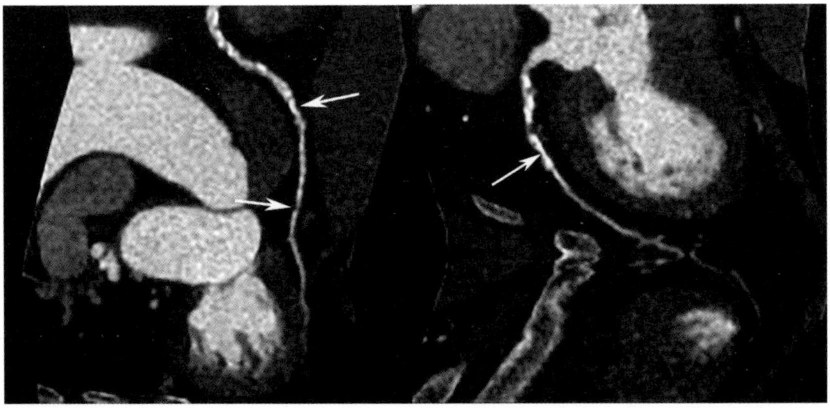

右冠状动脉中段钙化斑块、远段非钙化斑块，左冠状动脉前降支近段管壁混合斑块

【影像表现】

冠状动脉粥样硬化斑块按 CT 值分为钙化斑块、非钙化斑块及混合斑块，引起相应管腔的狭窄及闭塞。

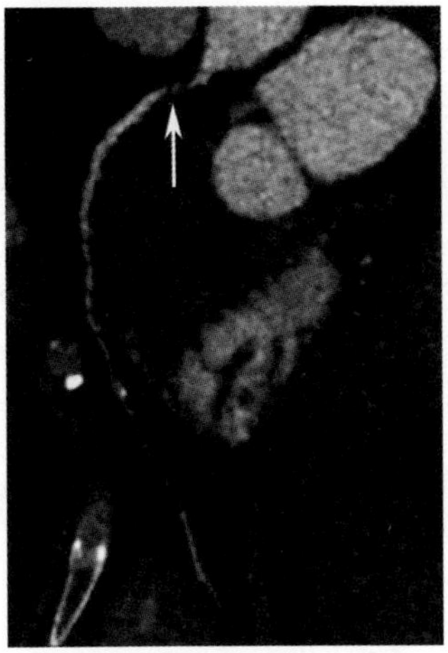

左冠状动脉前降支近段管壁非钙化斑块，管腔重度狭窄

【影像鉴别】

结合临床病史及冠状动脉 CTA 检查可明确诊断。

【特别提示】

由于 CT 检查设备及技术的不断更新，应该更充分地利用 CT 后处理技术，这对临床诊断有重要的价值。

（张强　马密密　赵盛）

第五章

消化系统、腹膜腔和腹膜后间隙

第一节　胃肠道疾病

一、食管癌

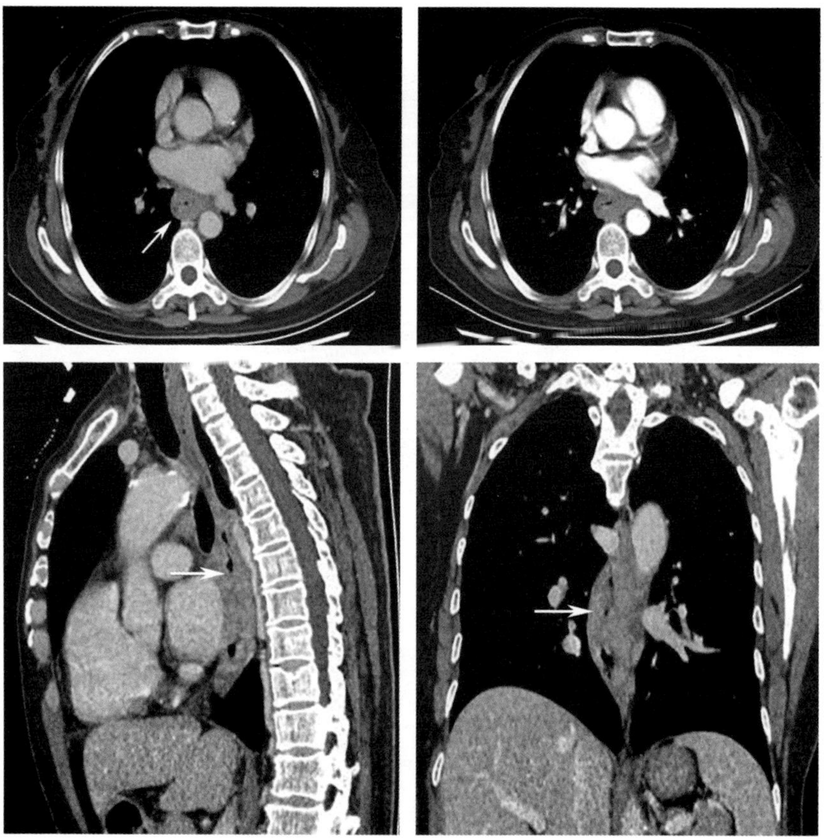

食管中段局部管壁不规则增厚，管腔明显狭窄，周围脂肪间隙模糊，病变与邻近降主动脉关系密切，增强扫描病变呈不均匀强化

【影像表现】

早期食管癌 CT 检出率低，中晚期食管癌的 CT 表现如下。

（1）直接征象　食管壁环形或不规则增厚，厚度＞5mm 应视为异常；或形成腔内肿块，多为广基底，表面有时可见龛影；增强扫描可见肿块轻度强化，较大瘤体强化不均匀，可合并低密度坏死区。

（2）间接征象　病变近段食管扩张积气、积液。

（3）周围浸润征象　食管周围脂肪层模糊、消失，降主动脉包绕，食管 - 支气管瘘等。

（4）远处转移征象　纵隔、肺门及颈部淋巴结转移，肺、肝转移等，增强扫描有利于显示食管周围浸润及远处转移。

【影像鉴别】

食管癌主要应与食管良性狭窄、食管炎、贲门失弛缓症、食管静脉曲张、食管良性肿瘤、食管外在性压迫等鉴别。

【特别提示】

（1）食管癌是消化道常见恶性肿瘤之一。

（2）好发于 40 ～ 70 岁男性。

（3）一般认为其发病与饮食习惯、遗传及食管炎等有关。

二、胃癌

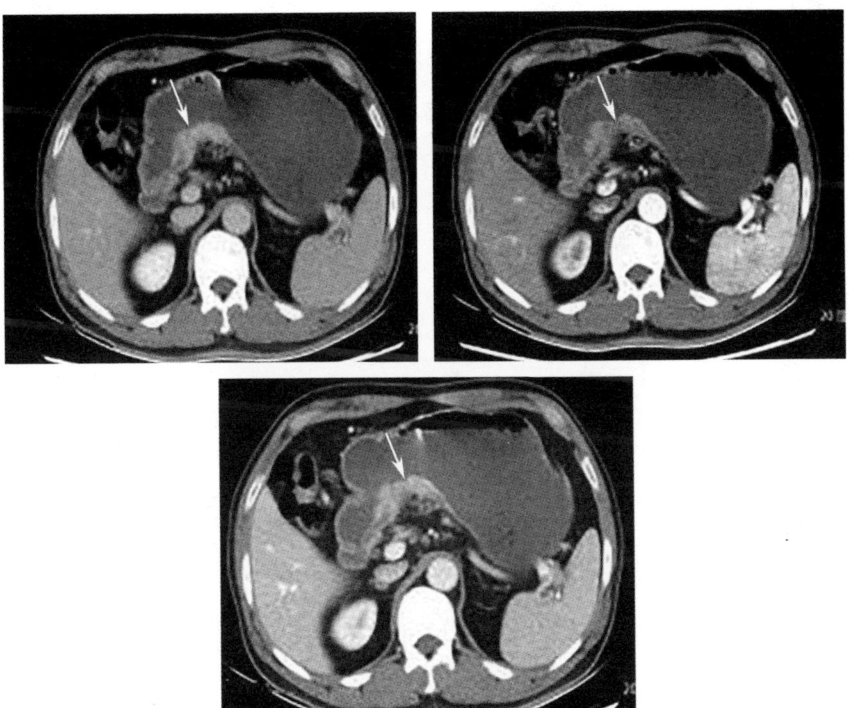

胃小弯侧胃壁局限性增厚，内壁不光滑，浆膜层毛糙，增强扫描显示厚胃壁明显不均匀强化

【影像表现】

早期胃癌由于胃壁厚度变化不明显而不易显示。中晚期胃癌低张 CT 扫描可显示。

（1）直接征象　胃壁局限性或弥漫性增厚，内壁不光滑（浸润型）；胃腔内不规则软组织肿块影（蕈伞型）；增厚胃壁或肿块表面火山口样凹陷（溃疡型）。

（2）间接征象　胃窦癌可见胃扩张，胃内容物潴留；贲门癌可见食管扩张、积气。

（3）邻近器官浸润征象　胃周围脂肪线消失提示肿瘤已突破胃壁，也可直接显示周围器官受侵。

（4）转移征象　腹膜后间隙、腹腔内可见多发肿大的淋巴结影，也可见肝、脾、肺等血行转移病灶。

（5）低张增强扫描更有利于显示胃癌及其周围浸润以及远处转移。

【影像鉴别】

胃癌主要应与胃淋巴瘤、胃间质瘤等占位性病变鉴别。胃淋巴瘤常表现为胃壁弥漫性增厚，累及范围超过 50%，胃壁厚度大于 1cm，但由于胃壁柔软，很少引起管腔狭窄、梗阻等症状；而且胃淋巴瘤引起的淋巴结肿大常较胃癌大且均匀。胃间质瘤表现为向腔内外生长的肿块，可有中心坏死、钙化等，但增强扫描一般较胃癌、淋巴瘤强化明显。

【特别提示】

（1）胃癌是胃肠道最常见的恶性肿瘤，好发于 40 ～ 60 岁，男性多于女性。

（2）多发生于胃窦幽门区，占 50% ～ 60%，其次为贲门和胃体小弯侧。

（3）早期症状不明显，中晚期可见胃饱胀疼痛，餐后加重，体重减轻，胃痛无间歇性，不为食物或制酸药缓解，甚者出现剧烈钻痛且放射至背部。

三、胃肠道间质瘤

【影像表现】

CT 多期增强扫描可以清晰显示胃肠道管腔、管壁及肿块的形态、大小、与周围组织关系等。

（1）CT 平扫多表现为胃肠道壁局限性增厚及软组织肿块，肿块呈圆形或分叶状，肿块大小多为4.5～8.5cm，随肿块增大，出现坏死、囊变或钙化的概率增高，密度不均匀。

（2）增强扫描，肿瘤实质部分动脉期即有明显强化，静脉期持续强化，囊性、坏死部分无强化。

（3）恶性间质瘤具有较高的转移率，肝脏和腹膜是最常见的转移部位。

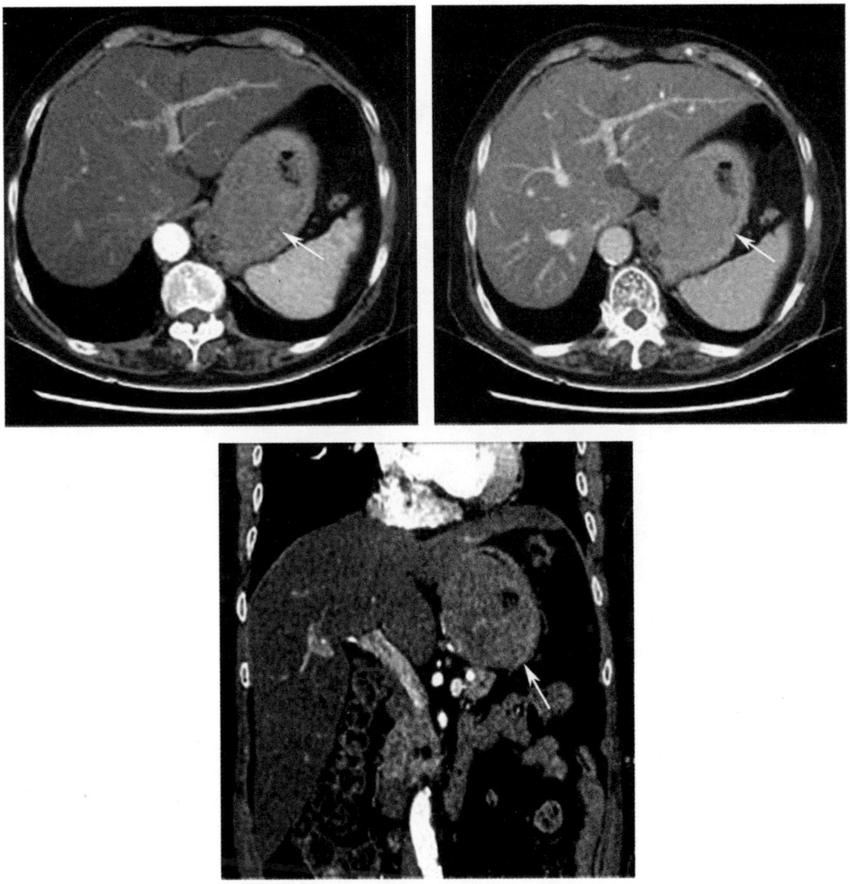

胃体部胃壁见一椭圆形软组织团块影并突入胃腔，局部见溃疡形成，增强扫描呈渐进性不均匀强化

【影像鉴别】

（1）胃癌　起源于胃黏膜上皮，腔内生长型胃癌沿黏膜及黏膜下浸润生长，造成黏膜破坏、中断，局部形成胃壁肿块，肿块多不规则，表面常呈菜花状，肿块与邻近组织界限不清，常发生淋巴结转移，且常常导致胃出口梗阻。

（2）胃和小肠的淋巴瘤　管壁明显不规则增厚，范围广泛，向黏膜下浸润，增厚管壁浆膜面光滑，可见多发淋巴结肿大。

（3）胃肠道神经鞘瘤　起源于胃肠道壁内，呈圆形或卵圆形、密度均匀的肿块，增强扫描强化不明显或仅轻度强化，与良性胃肠道间质瘤表现相似，但与恶性胃肠道间质瘤明显不同，后者强化明显，常伴有坏死、囊变、出血。

【特别提示】

胃肠道间质瘤是一组独立起源于胃肠道原始间叶组织的肿瘤，是一种具有恶性潜能的胃肠道肿瘤，具有不定向分化及多向分化特征。起源于胃肠道黏膜下间叶组织，可发生于从食管至肛门的任何区域，也可发生于胃肠道外的肠系膜、网膜、后腹膜；95% 的胃肠道间质瘤原发于胃肠道。

四、胃肠道淋巴瘤

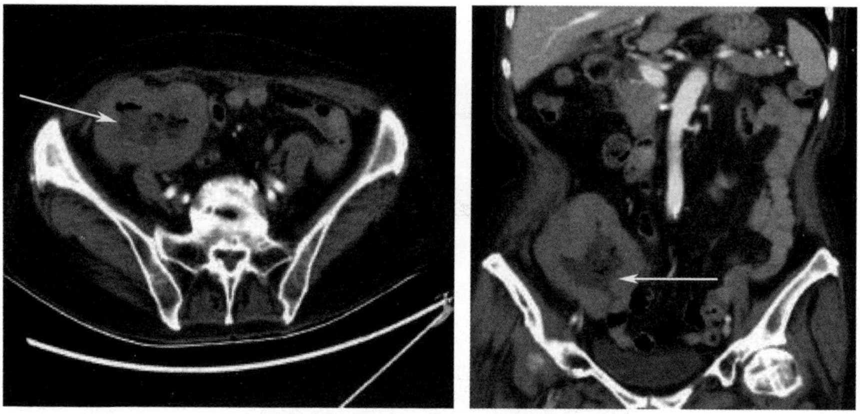

右下腹肠管区见一椭圆形软组织团块，病变区肠壁明显不均匀增厚，相应肠腔呈“动脉瘤样扩张”，内壁欠规整，增强扫描呈渐进性不均匀强化

【影像表现】

胃淋巴瘤 CT 检查按侵犯范围分三种类型：弥漫浸润型，胃壁广泛增厚，超过全胃 50%；节段型或局灶型，侵犯范围小于 50%，或局灶增厚；息肉型，单发或多发突向胃腔的息肉样肿块。

肠淋巴瘤 CT 表现如下。

（1）管壁增厚　肠壁呈节段性或弥漫性增厚，增厚管壁常呈环周性、对称性改变。肠道黏膜层常无破坏。外缘光整，呈波浪状或分叶状。

（2）肠腔改变　受累肠管具有一定柔软度，局部扩张，可大于 3cm，较少出现肠梗阻。肿瘤可破坏肌层内的自主神经丛而导致管腔明显扩张，表现为一特殊征象——动脉瘤样扩张，有人称之为矛盾现象，即肠管增厚但管腔不窄。

（3）平扫见密度均匀，囊变、坏死少见。增强见轻度均匀强化，无肠壁分层强化现象；强化程度通常不及胃癌、间质瘤、腺癌明显。

（4）腹膜后见多发肿大淋巴结，多大于 1cm，部分融合，均匀强化。

（5）PET-CT　病灶表现为明显 FDG 高摄取。

【影像鉴别】

（1）胃肠道间质瘤　大部分发生在胃，以胃体部大弯侧最多，多沿胃壁的垂直方向生长。胃壁软组织肿块，向腔内外生长，密度不均。增强呈中等或明显不均匀强化，淋巴结肿大少见。体积较小的病灶表现为均匀密度和强化。

（2）胃癌　胃壁软组织肿块突向胃腔、胃腔狭窄和幽门梗阻等，胃壁僵硬。

肿块常伴有表面溃疡，黏膜破坏。动脉期明显强化，可伴有周围脂肪浸润、淋巴结转移、肝脏转移等恶性肿瘤征象。

（3）克罗恩病　非干酪样坏死的肉芽肿性病变，呈节段性、跳跃式分布于回肠末端及邻近结肠。肠壁增厚，且多以肠系膜侧为著。①靶征：活动期管壁分层强化，非均匀性强化。②梳齿征：肠系膜血管增多、增粗、扭曲，沿肠壁呈梳状改变。

【特别提示】

胃肠道淋巴瘤多表现为胃肠壁弥漫性或局限性明显增厚，胃肠腔不狭窄，反而适度扩张。胃肠壁柔软，有一定舒缩变化。肿块轮廓清晰，表面可形成溃疡，浅而大；周围脂肪间隙清晰。病灶密度及信号均匀，囊变、坏死少见，轻度均匀强化。肠系膜及腹膜后常见多发肿大淋巴结，均匀强化。

五、直肠癌

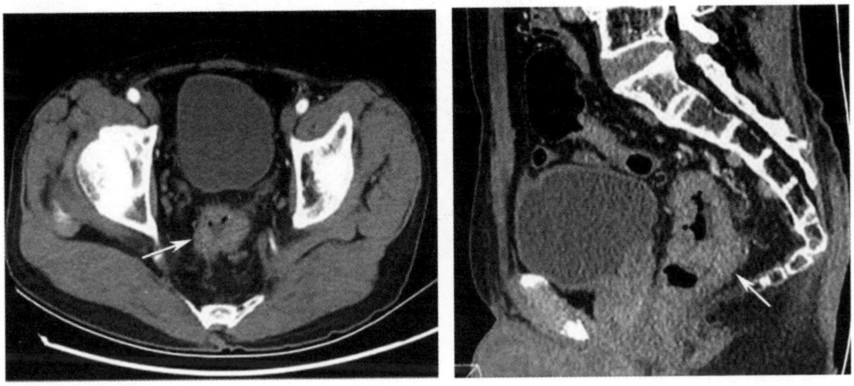

直肠中下段肠壁明显不均匀增厚，相应管腔狭窄，周围脂肪间隙模糊，呈不均匀强化

【影像表现】

（1）直接征象为肠腔内软组织肿块、肠壁显著增厚、肠腔狭窄。早期仅一侧直肠壁增厚，随着病变发展可侵犯肠管全周，肿瘤向外周扩展形成肿块，侵犯直肠周围间隙。

（2）肿瘤与其周围组织分界不清，局部可有淋巴结肿大。

（3）其他脏器可有浸润、破坏或转移。

【影像鉴别】

（1）直肠癌应与直肠良性病变相鉴别。

（2）其他部位的恶性肿瘤向直肠蔓延时可产生类似直肠原发癌的 CT 表现，这些需首先明确原发癌的部位，从而鉴别直肠病变是原发还是继发。

【特别提示】

（1）直肠癌是常见的胃肠道恶性肿瘤，发病率仅低于胃癌与食管癌。

（2）发病年龄以 40 ～ 50 岁最多，男性病人较多。

（3）直肠癌 Dukes 分期如下。

① A 期：癌肿浸润深度限于直肠壁内，未超出浆肌层，且无淋巴结转移。

② B 期：癌肿超出浆肌层，侵入浆膜外或直肠周围组织，但无淋巴结转移。

③ C 期：癌肿侵犯肠壁全层，伴有淋巴结转移。

④ D 期：癌肿伴有远处器官转移，或有局部广泛浸润，或淋巴结广泛转移。

六、食管 - 胃底静脉曲张

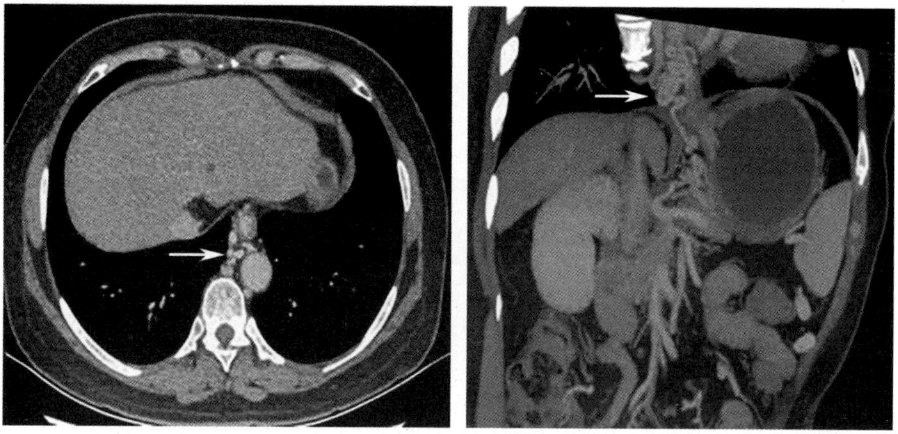

食管下段管壁不均匀增厚，增强扫描周围可见多发增粗、迂曲血管影，冠状位 MIP 图像可显示周围血管走行情况

【影像表现】

（1）CT 平扫　食管壁增厚，轮廓呈结节样改变，类圆形食管壁肿块，食管周围软组织影（食管周围静脉迂曲扩张）。

（2）CT 增强　边界清晰，圆形、结节样或光滑的串珠样改变，密度均匀，与邻近静脉强化程度一样。

（3）部位　常见于食管静脉、冠状静脉、脐旁静脉。

【影像鉴别】

（1）食管癌　可以类似静脉曲张，由于肿瘤的黏膜下扩散，导致食管管壁增厚及扭曲、褶皱、僵硬、黏膜连续性中断、边界清晰；随着食管蠕动、呼吸及 Valsalva 动作，迂曲扩张的静脉发生变化。

（2）反流性食管炎　可能类似静脉曲张，黏膜下水肿可能导致黏膜增厚。

【特别提示】

CT 增强三维重建可以明确曲张的范围及程度，尤其对食管旁静脉曲张及静脉曲张硬化治疗后随访有一定价值。影像表现为管壁增厚，管腔不规则，常合并胃底静脉曲张，除食管黏膜下或食管旁区外，肝胃韧带区可以出现卵圆形或葡萄状软组织影，增强扫描可以显示明显强化的迂曲血管团，呈持续强化、延迟性强化。

七、急性阑尾炎

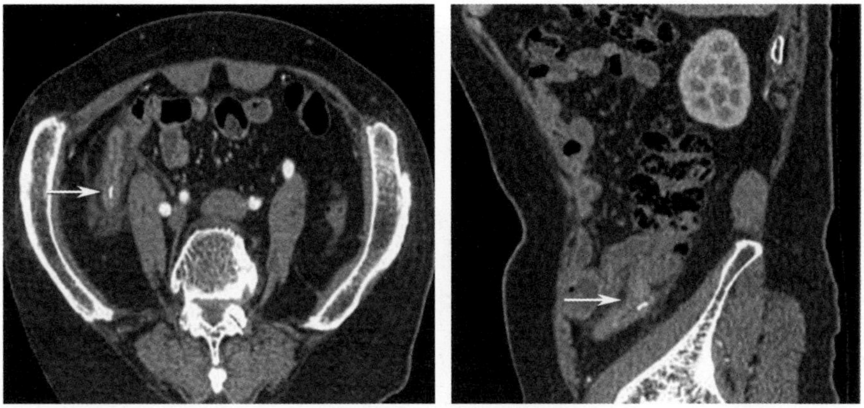

阑尾增粗，管壁不均匀增厚、毛糙，管腔内可见结节状高密度影（粪石），周围脂肪间隙模糊

【影像表现】

（1）直接征象　阑尾肿大增粗，是诊断阑尾炎的直接、重要指标，最大直径＞6mm，明显者可达10mm以上；阑尾管壁增厚＞3mm，管壁较均匀增厚、毛糙、模糊，腔内积液；阑尾腔狭窄或扩张，其内可有液体、气体及结石。

（2）间接征象　阑尾周围炎，表现为阑尾周围脂肪密度增高，其内出现线条状、斑片状高密度影，边缘不清；阑尾周围脓肿，表现为阑尾盲管状结构显示不清或消失，盲肠周围或右下腹混杂密度炎性包块，边界不清，包块中心坏死区为密度减低影；阑尾结石，是急性阑尾炎诱发因素，也是重要的间接征象，多位于阑尾近端，易引发阑尾穿孔；阑尾穿孔，表现为阑尾壁部分缺失，阑尾周围可见气泡、结石及渗出密度影，多数情况下难以显示破口；急性阑尾炎累及盲肠、小肠时，局部肠壁增厚、密度不均，可伴有肠梗阻形成。

【影像鉴别】

（1）阑尾腺癌　阑尾腺癌平均发病年龄为60岁，男性稍多。CT表现为阑尾壁不均匀增厚，部分伴软组织肿块形成，增强后明显不均匀强化，可发生淋巴结转移及远处转移。

（2）胃肠道淋巴瘤　可累及胃肠道任何部位，以胃、小肠和回盲部区域多见，而原发于阑尾者极其罕见。CT表现为阑尾壁弥漫性增厚，呈单发、多发结节或肿块，互相融合，密度多均匀，强化均匀，周围多见肿大淋巴结。

【特别提示】

急性阑尾炎多见于中青年患者，典型的转移性右下腹痛。CT检查不仅能清晰显示炎症肿胀的阑尾形态结构，还能鉴别腹腔其他异常情况。CT 直接征象为阑尾肿胀、腔内粪石，间接征象为周围脂肪间隙密度增高，可见渗出、游离气体、脓肿形成。

第二节　肝脏、胆囊、胰腺和脾脏疾病

一、肝脏弥漫性疾病

（一）脂肪肝

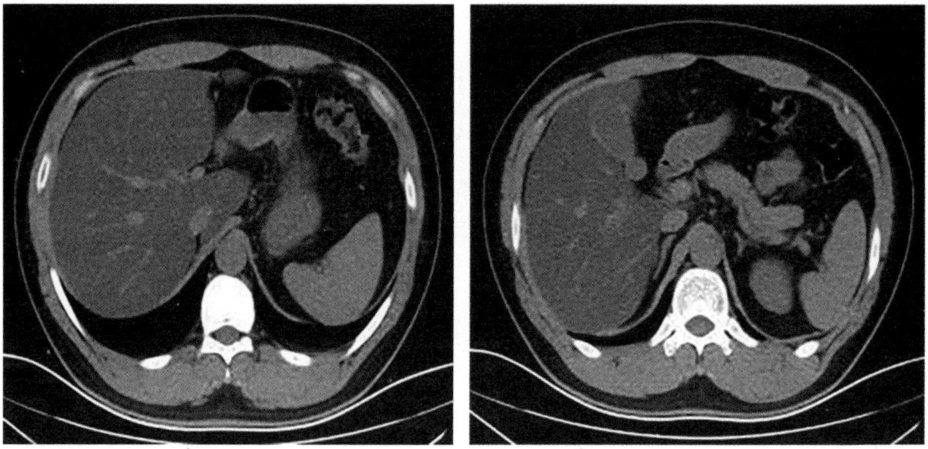

肝实质密度普遍减低，低于同层面脾脏密度；门静脉呈高密度影，肝内胆管无扩张

【影像表现】

（1）弥漫性脂肪肝　肝实质密度减低，低于脾脏、胰腺、肾脏。肝 CT 值 / 脾 CT 值＜ 0.85；肝脏轮廓增大。

（2）局限性脂肪肝　平扫为边界不清晰的低密度区域，似地图状。少数呈圆形或类圆形低密度区。

（3）增强扫描后病变范围及形态不变，无占位效应，无门静脉、肝静脉等阻塞、移位征象；肝脏脂肪浸润区有均匀强化，但仍低于强化后的正常肝脏和脾脏。

（4）弥漫性脂肪肝中未被脂肪浸润的肝组织被衬托为相对高密度区，称为正常肝岛。

【影像鉴别】

（1）弥漫性脂肪肝无需鉴别。

（2）局限性脂肪肝有时需要与肝肿瘤性病变鉴别。肝细胞癌表现为类圆形或不规则肿块，密度多不均匀，部分病灶可有假包膜；增强扫描常呈“快进快出”

表现，常伴有门静脉受累、瘤栓形成等改变。肝转移瘤多为多发结节灶，增强检查多为边缘强化。肝血管瘤延迟扫描后病灶逐渐充填。

【特别提示】

（1）常因肥胖、糖尿病、酗酒、营养不良或药物中毒等诱发脂质在肝内蓄积、浸润和变性。

（2）临床上轻度者多无症状，较重者可有肝大、肝区疼痛，严重者可发展为肝硬化。

（3）肝脂肪含量 5% ～ 10% 为轻度脂肪肝；肝脂肪含量 10% ～ 25% 为中度脂肪肝；肝脂肪含量超过 25% 为重度脂肪肝。

（二）肝硬化

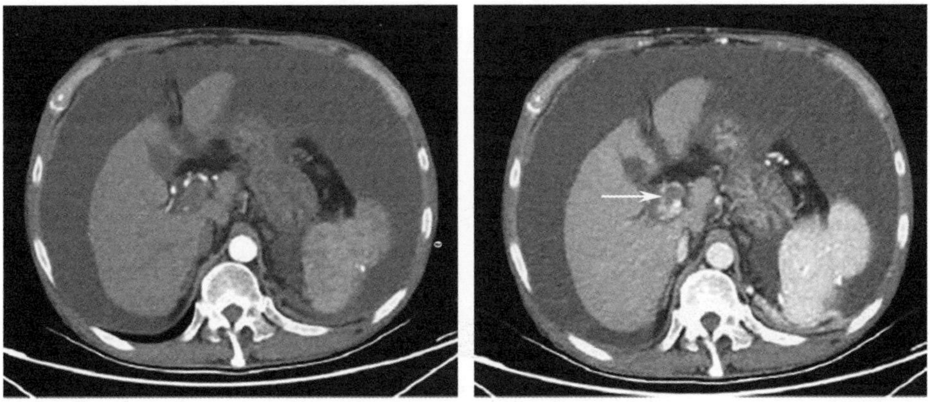

肝脏体积缩小，边缘不规整，凹凸不平，呈浅波浪状改变；肝实质密度欠均匀；肝周、脾周可见液体密度影；增强扫描门静脉内可见栓子形成（箭头所示），胃底可见迂曲血管

【影像表现】

（1）肝大小的改变　早期肝脏可表现为增大，CT 检查无特异性。中晚期肝硬化可出现肝脏体积缩小，可表现为全肝萎缩，更多表现为尾状叶、左叶外侧段增大，右叶、方叶萎缩，部分表现为右叶增大，左叶萎缩或尾状叶萎缩。肝各叶大小比例失调。

（2）肝形态轮廓的改变　由于再生结节和纤维化收缩，肝边缘显示凹凸不平，肝裂增宽。部分肝段正常形态消失。

（3）肝密度的改变　早期肝硬化肝脏密度尚均匀，中晚期由于脂肪变性、纤维化可引起肝弥漫性或不均匀的密度降低；较大、多发的再生结节可为散在的高密度结节；对比增强扫描，再生结节表现为与肝实质相似的强化程度。

（4）继发改变　①门静脉高压症：门静脉主干扩张，脾门、食管下段和胃底贲门区可见团块状、结节状静脉影。②脾大：脾外缘超过 5 个肋单元（以一个肋骨横断面或一个肋间隙为一个肋单元）。③腹水：肝周、脾周、结肠旁沟可见较多液体密度影。

【影像鉴别】

肝硬化再生结节有时需与早期或小肝细胞癌鉴别，前者为门静脉供血而非肝动脉供血，动脉期的CT扫描结节没有增强，静脉期轻度增强呈低密度，与肝癌增强方式表现不同。

【特别提示】

肝硬化时因为纤维结缔组织增生及肝细胞再生结节的压迫，引起肝内静脉小分支的阻塞，使门静脉血流受阻，导致门静脉高压。

（三）门静脉海绵样变性

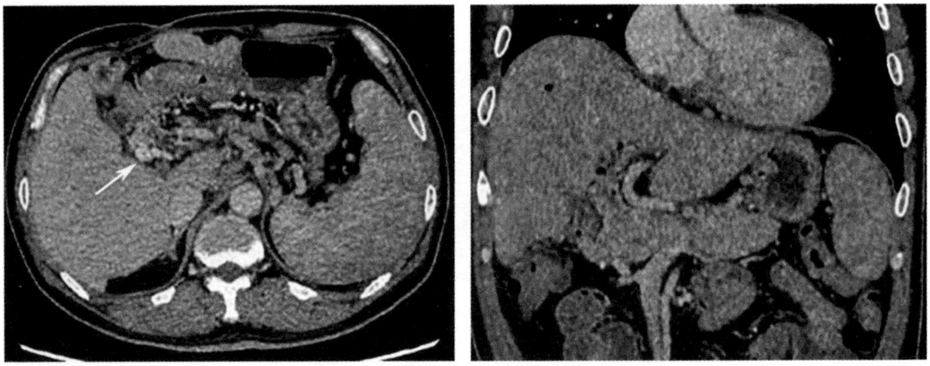

肝门区结构紊乱，可见由侧支静脉血管形成团块状结构，与周围结构分界欠清，正常门静脉系统结构消失；增强扫描门静脉期可见数条迂曲的血管样或网状血管结构，自肝门部向肝内门静脉周围延伸

【影像表现】

（1）门静脉闭塞　门静脉走行区结构紊乱，可见由侧支静脉血管形成团块状结构，正常门静脉系统结构消失。增强扫描门静脉期可见数条迂曲的血管样或网状血管结构，自肝门部向肝内门静脉周围延伸。

（2）侧支循环形成　扭曲扩张的胆道旁静脉丛经胰十二指肠静脉、胃右静脉与门静脉肝内分支相通，表现为明显强化的瘤样扩张或迂曲网状结构。

（3）非特征性表现　①肝实质灌注异常：在肝实质周边部位形成高密度强化带，提示门静脉供血不均匀。②脾大。③慢性肝病的胆囊改变：管腔不规则狭窄等慢性炎症征象。

【影像鉴别】

门静脉海绵样变影像学表现具有特征性，诊断不难，有时需要与以下疾病鉴别。

（1）门静脉海绵样变伴胆总管扩张，出现“假胆管癌征”表现时，需要与胆管癌鉴别，前者于门静脉期显示在门静脉及胆管行程周围见迂曲、扩张的静脉丛，沿胆管蔓延向上，范围较广，肝内、外胆管扩张程度轻；后者无胆管周围静脉丛扩张征象，病灶位于胆管腔内，呈局限性结节状或条形软组织肿块，中等程度延迟强化，强化程度低于血管，局部胆管壁显示不清，伴有梗阻部位以上肝内、外胆管扩张，通常扩张程度较重，为中等程度以上扩张，可与前者区别。

（2）门静脉癌栓伴有明显肿瘤滋养血管形成时，肿瘤血管与门静脉海绵样变侧支血管鉴别，前者多数起自肝固有动脉，与门静脉主干伴行并逐渐伸入门静脉癌栓内；后者主要为胆管周围静脉丛和胆囊静脉丛，与前者起源不同，向上延伸进入肝内，与癌栓无关。重建图像有助于两者鉴别。

【特别提示】

诊断门静脉海绵样变目前尚没有公认的诊断标准，普遍认为临床上有侧支循环建立、脾大、腹水等门静脉高压表现，影像学上有门静脉阻塞、侧支旁路静脉形成。

二、肝脓肿

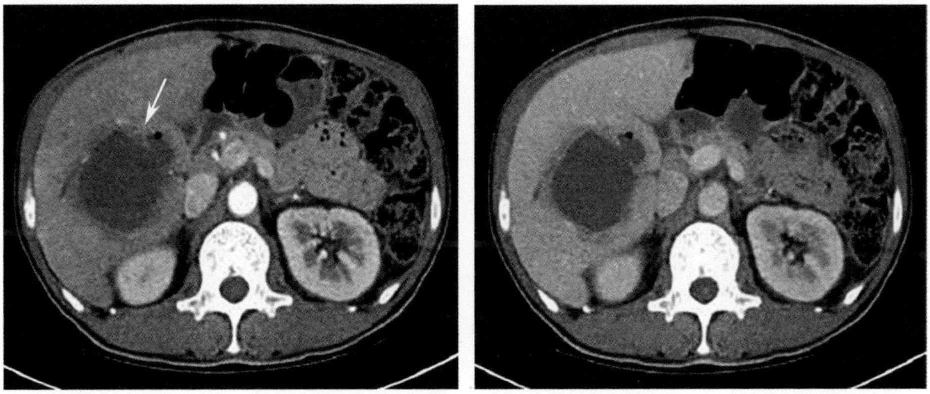

肝右叶可见团块状低密度影，其内密度欠均匀，病变内可见少许气体密度影；增强扫描脓肿壁可见强化，病变中心无强化

【影像表现】

（1）平扫显示肝实质内单发或多发圆形或类圆形低密度肿块，中央为脓腔，密度均匀或不均匀，CT 值略高于水而低于肝实质；部分脓肿内出现小气泡或气液平面；环绕脓腔可见密度低于肝而高于脓腔的环形影，此为脓肿壁；急性期脓肿壁外周可出现充血水肿带。

（2）增强 CT 典型表现为，在动脉期，脓肿壁呈环形明显强化，脓腔和周围水肿带无强化。环形强化的脓肿壁以及壁周围无强化的低密度水肿带构成了环征。

（3）环征和脓肿内的小气泡为肝脓肿的特征性表现。

【影像鉴别】

（1）早期脓肿未出现液化需与肝癌鉴别，应结合临床是否有炎症表现，或抗炎治疗后复查脓肿有无吸收，可以鉴别。

（2）多发脓肿还需要与囊性转移瘤鉴别，后者常为多发，肿瘤较小，壁厚薄不均，周围常无水肿带。

【特别提示】

（1）常见的致病菌有大肠埃希菌、金黄色葡萄球菌等。

（2）肝右叶脓肿多于左叶。

（3）脓肿多为单房，少数为多房，多房由脓肿内纤维肉芽肿或未被破坏的肝组织分隔而成。

三、肝脏良性肿瘤和肿瘤样病变

（一）肝囊肿

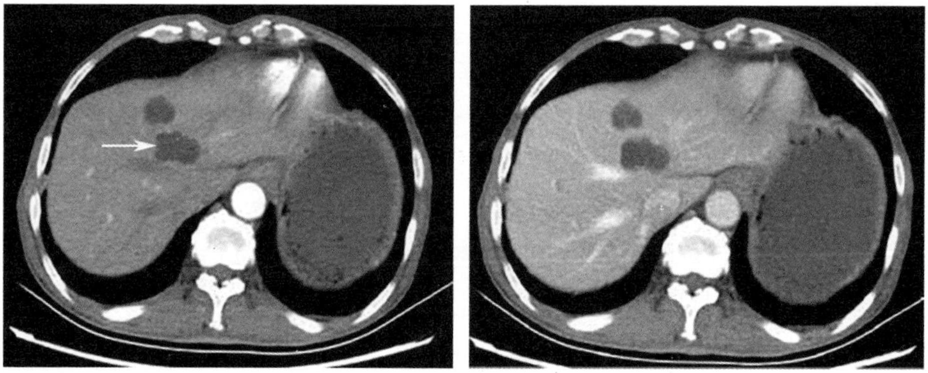

肝左内叶内可见类圆形低密度影，密度较均匀，增强扫描病变无强化，边界清晰

【影像表现】

（1）典型 CT 表现为单发或多发、边缘光滑、边界清晰的类圆形低密度灶，囊内密度均匀一致，CT 值 0 ～ 20HU，囊壁薄，内壁光滑。

（2）合并出血时，囊肿密度不均匀，可出现高密度影。

（3）合并感染时，内容物密度稍高，壁增厚。

（4）增强扫描，囊肿内容物无增强，囊壁亦无增强。

【影像鉴别】

肝囊肿应与肝脓肿、肝囊腺瘤、转移瘤（囊性）、肝包虫性囊肿等鉴别诊断，增强检查对鉴别诊断价值较大。

【特别提示】

肝囊肿是常见的肝脏疾病，多见于 30 ～ 50 岁，症状轻微，常偶然检查发现。

（二）肝海绵状血管瘤

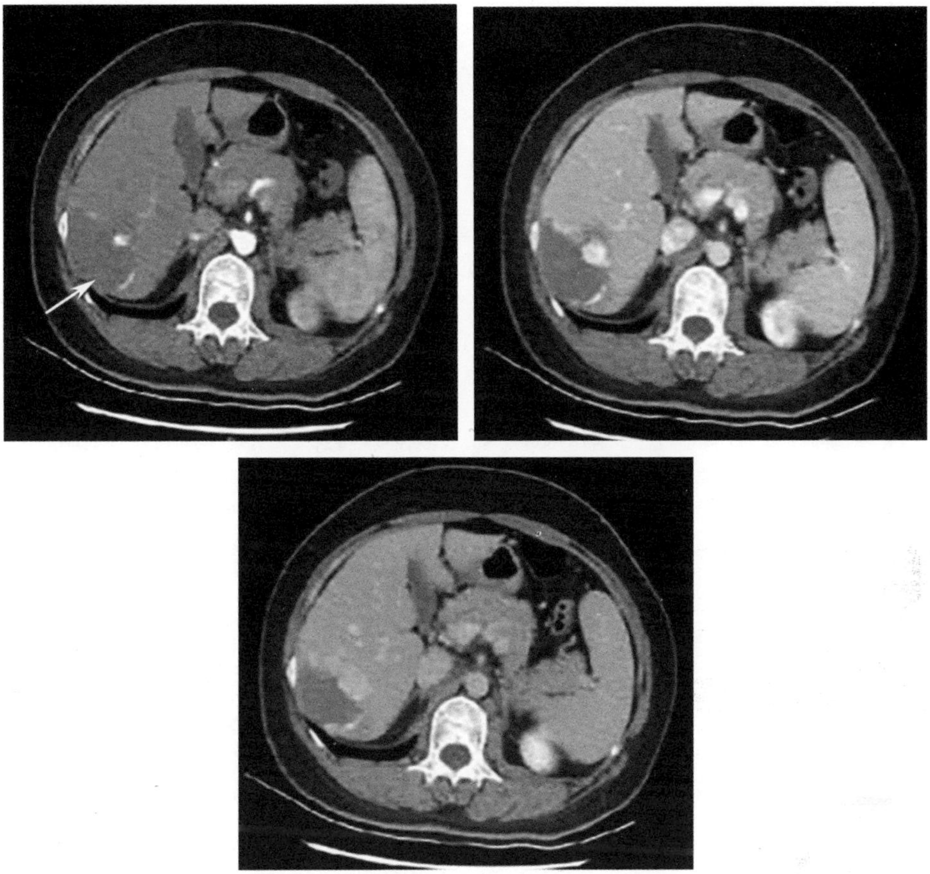

肝右叶内可见团片状低密度灶，密度均匀，边界清楚；增强扫描后，动脉期病灶边缘呈结节样强化，门静脉期及延迟期对比剂向中心扩展

【影像表现】

（1）平扫　肝内圆形、类圆形低密度影，密度均匀，边界较清晰；较大病灶内可见裂隙状、不规则状更低密度影。

（2）增强扫描　肝血管瘤增强扫描典型表现为“早出晚归征”。动脉期病灶边缘结节状强化，静脉期对比剂不断向病灶中心填充，平衡期及延迟期病灶呈高密度或等密度填充。

【影像鉴别】

肝海绵状血管瘤常需与富血供的肝细胞癌或转移性肝癌鉴别，肝癌早期明显对比增强，但持续时间多较短，多数都在静脉期出现明显消退，接近平扫密度。

【特别提示】

（1）肝海绵状血管瘤是肝内最常见的良性肿瘤。

（2）临床上多无任何症状，偶然在体检时发现；巨大肿瘤可以出现上腹部胀痛不适；肿瘤破裂可引起出血。肿瘤约 90% 为单发。

（三）肝细胞腺瘤

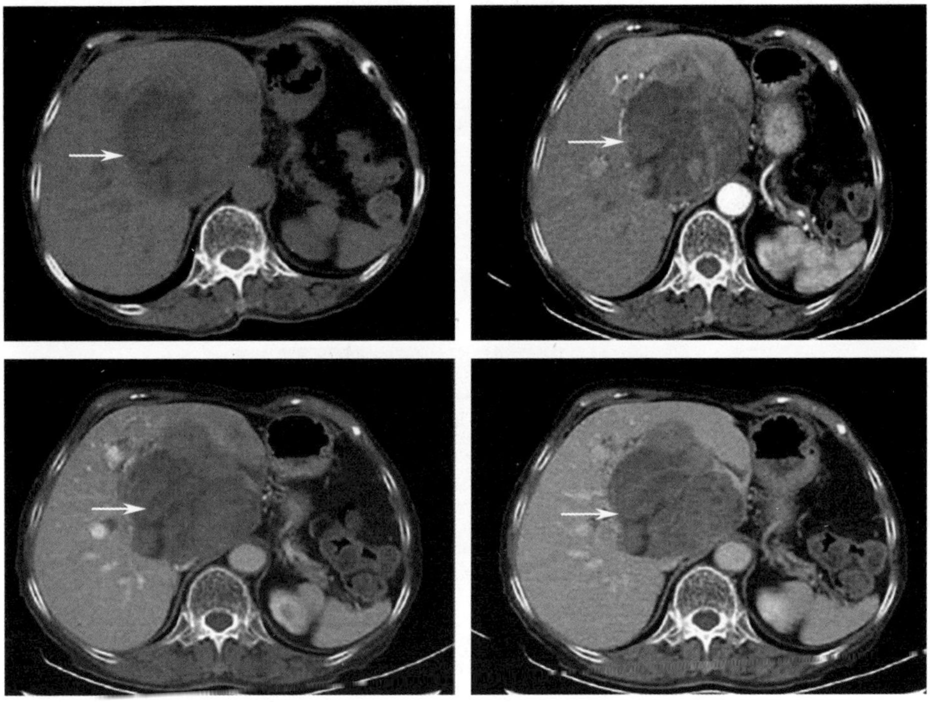

肝尾状叶及左叶内可见团片状低密度灶，密度不均，边界欠清；增强扫描后病灶不均匀强化，周围结构受压

【影像表现】

（1）平扫　密度与正常肝实质接近或略低，边缘清晰，有完整包膜，无中央瘢痕。可有出血、坏死、脂肪变性。肿瘤边缘通常较光滑，周围常常可以看到一个“透明环”影，这是由于瘤周被挤压的肝细胞内脂肪空泡增加而形成的。

（2）增强扫描　在增强 CT 扫描中，动脉期病灶明显不均匀强化；静脉期病灶密度下降，呈等密度或略低密度；延迟扫描病灶逐渐变为低密度，如病灶中心有出血，其中心不强化，部分病例整个增强过程始终呈低密度。

【影像鉴别】

（1）肝细胞癌　HCC 发病与乙型或丙型肝炎及其引发的肝硬化密切相关，患者血清 AFP 阳性。CT 平扫表现为低密度肿块，肿块较大时容易出现内部囊变、坏死、出血，部分病灶内见脂肪变性。增强扫描表现为典型的“快进快出”，部分周边强化或弥漫性强化，为假包膜。

（2）肝局灶性结节性增生 好发于年轻女性，平扫与肝脏密度相近，增强扫描动脉期强化显著，延迟期密度等或略低于周围肝脏，“中央瘢痕”的延迟强化为该病的特征。

【特别提示】

CT 平扫加三期增强扫描对肝细胞腺瘤诊断具有重要价值，特别是典型肝细胞腺瘤，通过结合临床病史及实验室检查，诊断正确率较高；对于不典型肝细胞腺瘤，CT 易误诊，需行穿刺活检病理确诊。

（四）肝局灶性结节性增生

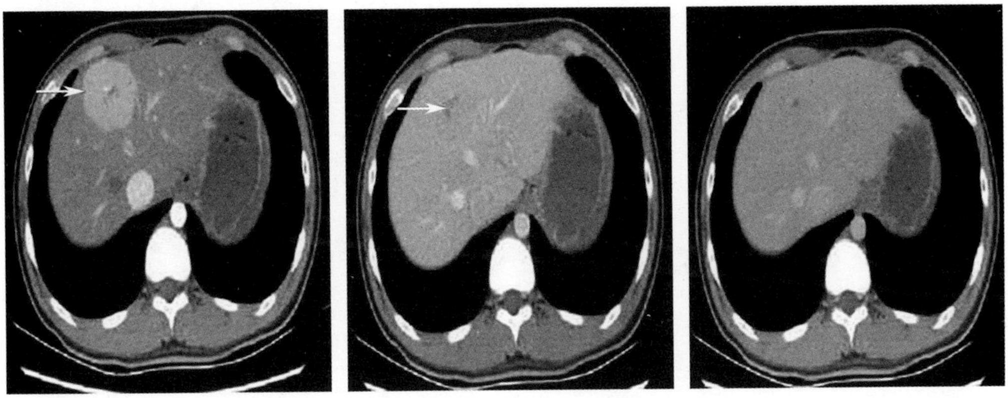

肝右叶可见团片状异常强化灶，边界清楚，病变动脉期明显强化，中心可见条状低密度区，门脉期及延迟期病变强化程度与周围肝实质相似，中心低密度区呈延迟强化

【影像表现】

（1）CT 平扫 表现为稍低密度或等密度影，尤其在有轻度脂肪肝背景时更难辨认。

（2）增强扫描 表现为动脉期中度强化或明显强化，门脉期强化程度有所降低，但仍高于周边正常肝实质；延迟期通常呈低密度影，强化程度进一步降低，病灶内部见星芒状纤维瘢痕。

（3）中央瘢痕特点 FNH 的中央瘢痕在影像上不常见，若出现则表现为星芒状或点状低密度区域。这些影像学特征可帮助医生区分 FNH 与其他肝脏病变，如肝癌或肝血管瘤。

【影像鉴别】

（1）肝细胞腺瘤 平扫多表现为肝内边界清楚的低密度肿块，少数为等密度肿块，并发出血则密度增高，增强后动脉期出现明显强化，而后逐渐下降至等密度，平衡期恢复为低密度。部分肿瘤周围出现脂肪变性，可见肿瘤周围形成低密度环。

（2）肝血管瘤 平扫表现为肝实质内边界清楚的类圆形低密度肿块，增强后动脉期边缘明显强化，静脉期逐渐向肿瘤中央扩展，延迟扫描肿瘤较均匀强化，强化程度下降，趋于接近正常肝实质强化程度，呈现典型的“早出晚归”特征。

【特别提示】

好发于年轻女性，一般无临床症状，少数出现腹痛、腹部包块。多无包膜，边界欠清。平扫多呈等密度或低密度，中央可见略低密度纤维瘢痕。增强扫描病变动脉期明显均匀强化，中央瘢痕无强化；门脉期及延迟期中央瘢痕延迟强化。

四、肝脏恶性肿瘤

（一）肝细胞癌

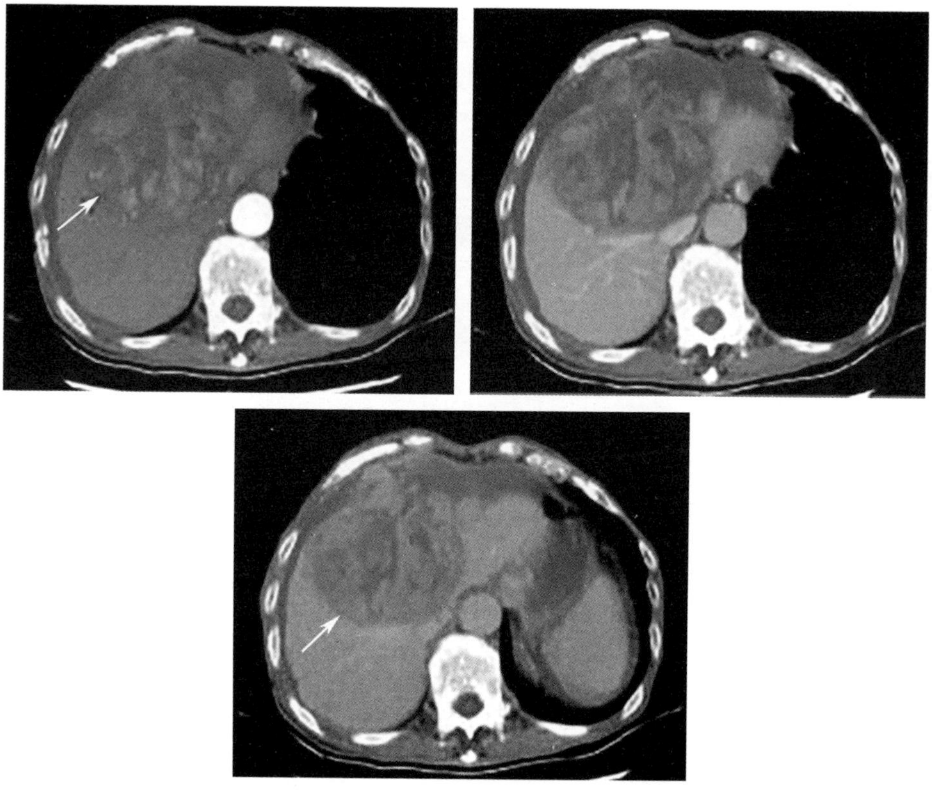

肝左右叶交界区见巨大类圆形低密度肿块，密度不均，内见斑片状低密度影，边界欠清；动脉期增强扫描肿块呈明显不均匀强化，门静脉及延迟期强化程度减低，肝周见液体密度影

【影像表现】

（1）平扫　肝癌表现为单发或多发、圆形或类圆形或不规则形肿块，有完整包膜的肿瘤边缘清晰光滑。弥漫型肝癌，结节分布广泛、边界不清，肿块多数为低密度，少数表现为等密度或高密度。巨块型肝癌中央坏死而出现更低密度区，合并出血或发生钙化则肿块内呈高密度灶。有时肿块周围出现小的结节灶，称为子灶。

（2）增强扫描　动脉期病灶明显强化，高于肝实质密度，较大病灶多为不均匀强化，门脉期肝细胞癌病灶强化密度开始下降，多数表现为低密度，这主要是由于肝癌主要靠肝动脉供血；门脉期肝实质强化达到峰值，与病灶密度差最大；平衡期及延迟扫描对不典型肝癌的定性诊断有一定帮助，动脉期高密度而门脉期表现为等密度的病灶，延迟期扫描若为低密度，病灶强化特征符合肝细胞癌的表现。

（3）动脉造影 CT 或门静脉造影 CT　主要应用于鉴别诊断有困难的早期肝癌。由于肝癌的特殊供血特点，癌灶在 CT 动脉期表现为显著的高密度结节，门静脉期表现为低密度结节。

（4）其他 CT 表现　如门静脉、肝静脉及下腔静脉侵犯或癌栓形成，表现为门静脉、肝静脉或下腔静脉扩张，增强后出现充盈缺损；胆道系统侵犯，引起胆道扩张；肝门部或腹主动脉旁、腔静脉旁淋巴结增大提示淋巴结转移；出现肺、肾上腺、骨骼等器官的转移是肝癌晚期的征象。

【影像鉴别】

（1）早期肝癌常需与血管瘤、肝硬化再生结节、转移性肝癌等鉴别。

（2）小肝癌在动态 CT 检查和肝动脉造影中表现为“快进快出”的征象。肝硬化结节无肝动脉供血，CT 无明显对比增强表现。

【特别提示】

（1）肝癌起病隐匿，早期多无症状，中晚期才出现症状。

（2）小于 3cm 的单发结节，或 2 个结节直径之和不超过 3cm 的肝细胞癌为小肝癌。

（3）原发性肝癌主要由肝动脉供血，且 90% 的病例都为血供丰富的肿瘤。

（4）肝细胞癌容易侵犯门静脉和肝静脉，引起血管内癌栓或肝内外血行转移；侵犯胆道引起阻塞性黄疸；淋巴转移可引起肝门及腹主动脉或腔静脉旁等腹腔淋巴结增大；晚期可发生肺、骨骼、肾上腺和肾等远处转移。

（二）肝内胆管细胞癌

【影像表现】

（1）大部分病变发生在肝左叶，单发圆形、类圆形或分叶不规则形低密度灶，大小不一，病灶局部肝包膜回缩。

（2）动态增强检查，动脉期周边轻度强化，呈连续或不连续环状，有部分病灶可见明显强化的轮廓线；门脉期病灶强化增加或无明显强化；平衡期病灶边缘强化逐渐向中心扩展，呈现不均匀强化。

（3）病灶周围胆管可有扩张和结石。

【影像鉴别】

需与肝脏转移癌鉴别：多有消化道原发恶性肿瘤病史，右肝多见，常为多发病灶。CT 表现为低密度肿块，中央更低密度坏死区；增强扫描病灶周边强化，出

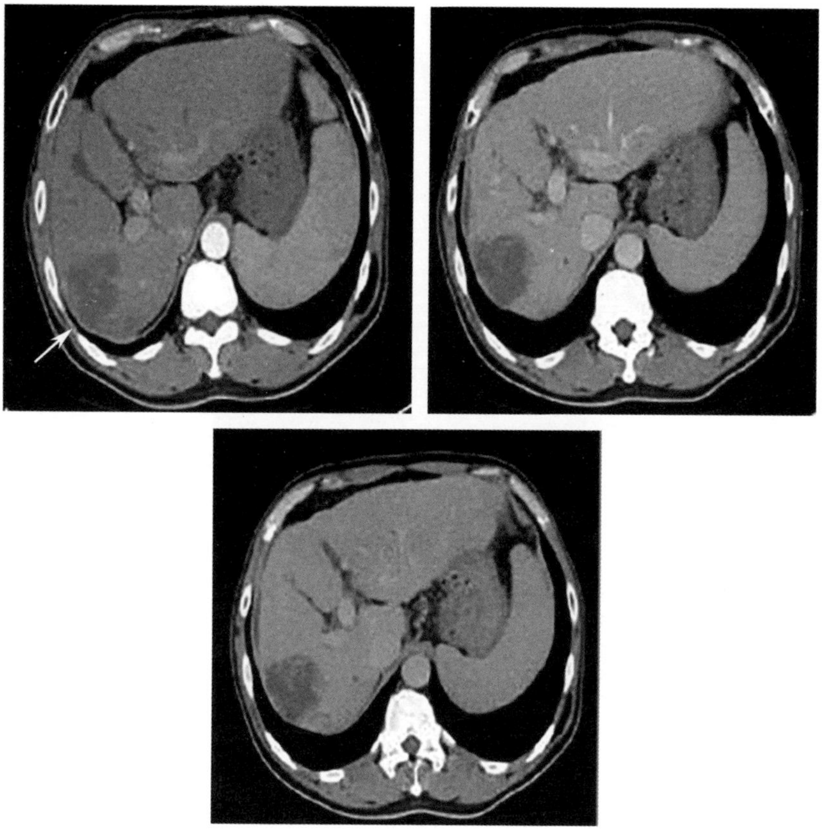

肝右叶可见团块状低密度影，密度欠均匀，增强扫描后呈轻度渐进性强化，周围见小类圆形低强化灶

现“牛眼征”。管壁浸润型胆管细胞癌表现为管壁增厚，需与原发性硬化性胆管炎鉴别，后者为胆管串珠样扩张与狭窄相间，且常合并胆管细胞癌。

【特别提示】

（1）胆管细胞癌多发生在肝内末梢胆管，不包括发生在左、右肝管及胆总管的胆管癌。

（2）占原发性肝恶性肿瘤的 3.25%。

（3）实验室检查 AFP 为阴性，CA19-9 可为阳性。

（三）肝转移瘤

【影像表现】

（1）平扫可见肝内多发圆形或类圆形的低密度肿块，少数也可单发。肿块密度均匀，发生钙化或出血时可见肿瘤内有高密度灶，肿瘤液化坏死、囊变则肿瘤中央呈水样密度。

（2）对比增强扫描动脉期出现不规则边缘强化，门静脉期可出现整个瘤灶均

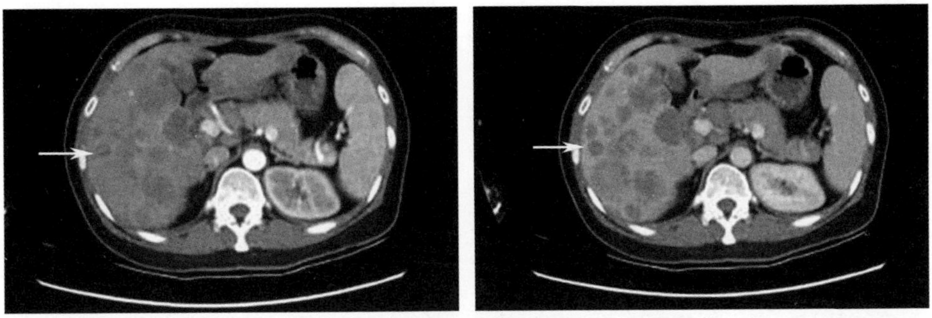

肝内多发圆形低密度灶，密度不均匀，增强扫描动脉期肿瘤呈轻度强化，强化程度低于周围肝实质，边界清，部分病变融合（乳腺癌病史）

匀或不均匀强化，平衡期强化消退。

（3）少数肿瘤中央为无增强的低密度，边缘强化呈高密度，外周有一稍低密度的水肿带，构成“牛眼征”。

（4）多发富血供小转移灶，增强扫描动脉期整个病灶明显强化，高于肝实质密度，见于富血供的原发癌转移，如肾癌和平滑肌肉瘤。

（5）较小的病灶可有囊变，是肝转移癌的特征之一。有时转移灶可为囊性，囊性转移癌有时可见壁结节和囊内出血。

【影像鉴别】

原发癌不明而见到肝内多发结节，特别是囊性转移瘤需与肝脓肿、肝棘球蚴病、肝结核等肝内多发病变鉴别。

【特别提示】

（1）当肝转移性癌灶较大、较多时，会出现转移癌症状，与原发性肝癌相仿，如乏力、消瘦、肝大、肝区疼痛和腹部肿块。

（2）AFP 多为阴性，少数来自胃癌、胰腺癌、卵巢癌的肝转移的 AFP 可轻微升高。

（3）来自肾癌、平滑肌肉瘤、绒毛膜上皮癌、胰岛细胞癌、甲状腺癌的转移多为血供丰富的肿瘤；而来自胃癌、胰腺癌、食管癌、肺癌等的转移瘤多为少血供。

（4）结肠黏液癌、胃癌、卵巢囊腺癌、肾癌、乳腺癌、黑色素瘤的转移瘤有钙化倾向。

（5）平滑肌肉瘤、黑色素瘤、结肠癌和类癌常有囊变。

五、胆石症

（一）胆囊结石

【影像表现】

胆囊结石在 CT 影像上的表现与其化学成分密切相关。

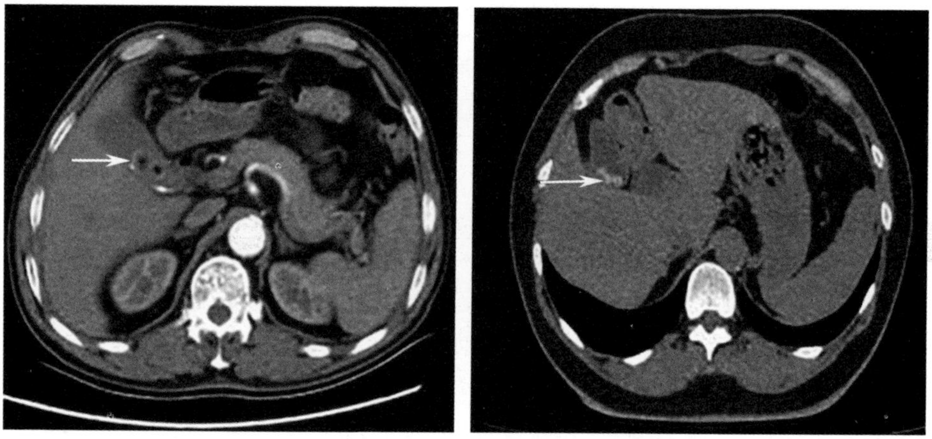

两个胆囊结石病例的 CT 检查显示，胆囊内见多发结节状混杂密度及高密度灶，结石成分不同，CT 检查反映的密度亦不同

（1）胆固醇结石　CT 表现为低密度或等密度充盈缺损，单发或多发，呈类圆形或多角形。CT 值通常在 40HU 以下，变换体位时结石位置可能变动，部分与胆囊壁粘连的结石可能不会移动。

（2）胆色素结石　CT 表现为高密度，CT 值在 50HU 以上，单发或多发，形态和大小各异。泥沙样结石常沉积在胆囊下部，呈现高密度，与上部胆汁形成液平面。

（3）混合性结石　CT 表现为边缘环状高密度，中心为低密度区。

【影像鉴别】

胆囊结石的鉴别诊断包括排除其他可能引起类似症状的疾病，如胃溃疡、胰腺炎等。CT 扫描和实验室检查可以显著提高诊断的准确性。

【特别提示】

通过 CT 检查，可以观察结石的直径、体积以及形态特征。一些特殊情况，如胆囊结石伴有胆管结石、胆管扩张时，CT 检查还可以明确胆囊结石与周围组织的关系。当胆囊结石伴有胆囊炎时，如果出现胆囊体积增大、胆囊壁水肿增厚以及周围组织的炎性浸润甚至穿孔等情况，通过 CT 检查可以明确诊断。

（二）胆总管结石

【影像表现】

胆总管结石根据成分不同而 CT 表现不同：①胆总管内圆形或环形致密影，结石以上胆总管扩张；②结石位于中心呈致密影，周围被低密度胆汁环绕，形成“靶征”，或结石嵌顿于胆总管下端而紧靠一侧壁，则形成“半月征”；③胆总管扩张逐渐变细，且突然中断，未见结石，也无肿块，则应考虑等密度结石的可能，再结合 B 超或 MRCP 等检查确诊。

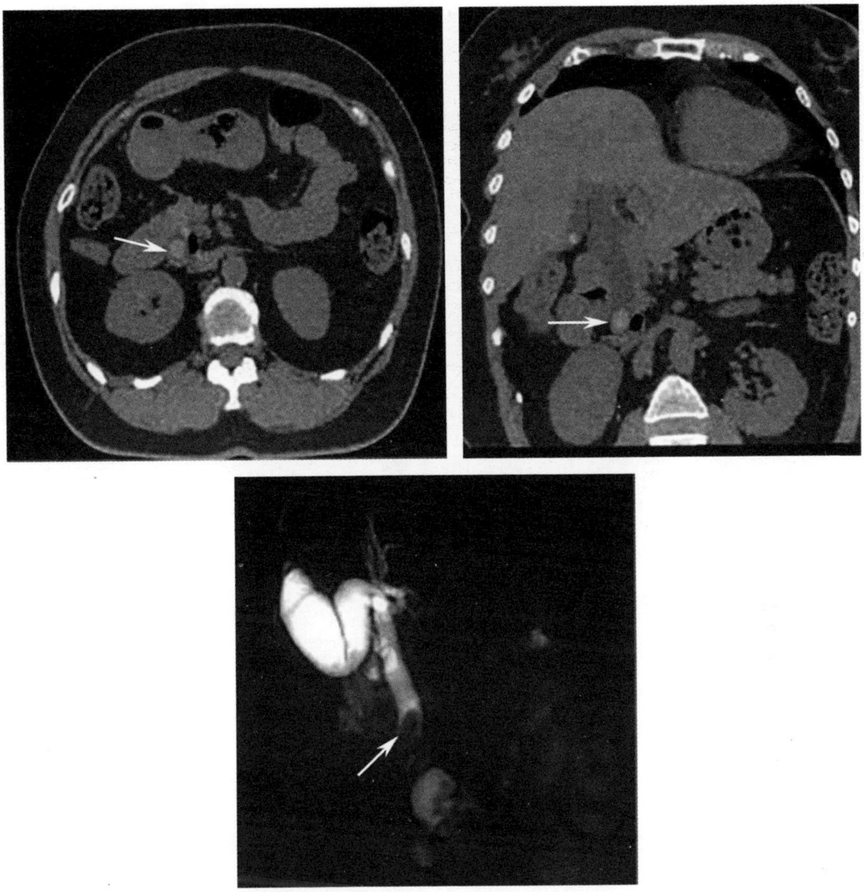

胆总管下段管腔内见结节状高密度灶，其上段管腔扩张；MRCP 检查示胆总管下段管腔结节状充盈缺损，其上段胆管扩张

【影像鉴别】

泥沙样结石应与胆囊内炎性沉积物及胆汁淤积、浓缩胆汁鉴别。

【特别提示】

（1）胆结石在胆囊或胆管内引起胆汁淤滞，易继发胆囊、胆道梗阻和感染，继而又促进结石的形成和发展。

（2）胆（肝）总管或双侧肝管梗阻时，肝功能测定显示有一定损害：血清胆红素波动性升高；血清转氨酶升高。

六、胆囊炎

【影像表现】

1. 急性胆囊炎

（1）胆囊肿大，此为最常见的征象。

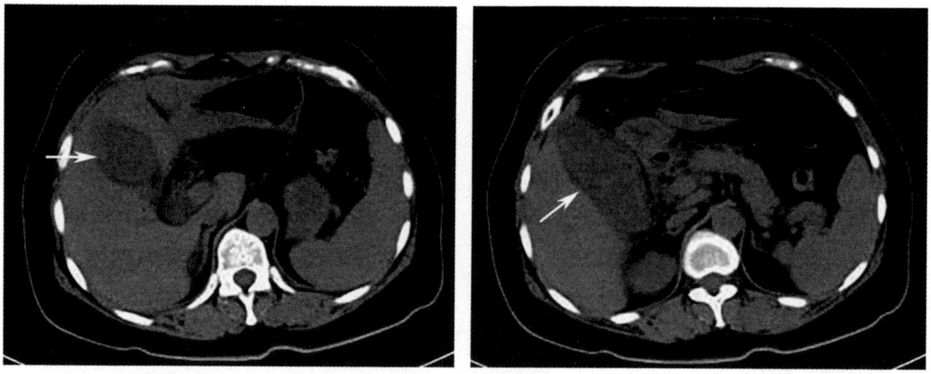

胆囊壁较均匀明显增厚、毛糙，增厚超过 3mm，周围脂肪间隙模糊

（2）胆囊壁增厚，此为诊断胆囊炎的重要依据，呈弥漫性增厚，厚度大于 3mm。

（3）胆囊周围可见低密度环，此由胆囊周围组织水肿所致。

（4）出血、坏死性胆囊炎时，胆囊内胆汁 CT 值升高。

（5）胆囊窝积液征象。

（6）胆囊壁内有气泡或线状气体，另外胆囊腔、胆道内及胆囊周围也可有气泡征，常见于气肿性胆囊炎。

（7）增强检查胆囊壁明显强化，且持续时间长。

2. 慢性胆囊炎

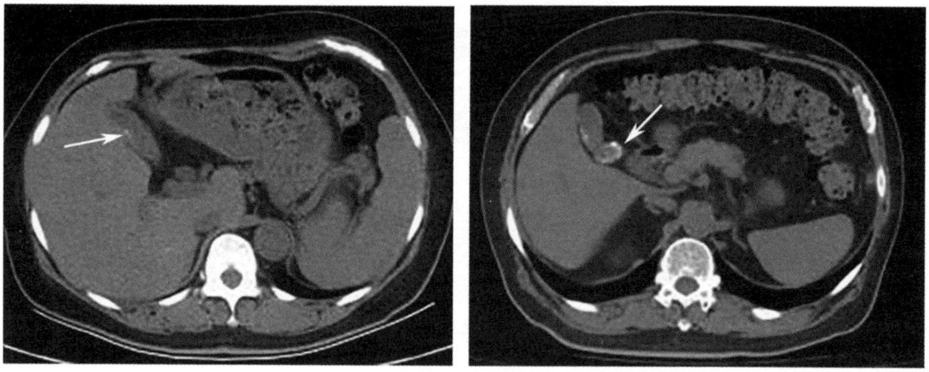

(a) (b)

（a）胆囊内见斑片状高密度结石，胆囊壁均匀增厚；（b）胆囊壁增厚并局部胆囊壁钙化

（1）胆囊壁增厚　为本病的主要表现，一般为较规则的均匀性增厚，壁厚度＞3mm 有诊断意义。增强扫描增厚的胆囊壁均匀强化。

（2）胆囊体积改变　增大或缩小，增大者提示胆囊积液，缩小者提示胆囊萎缩。

（3）胆囊壁钙化　此为慢性胆囊炎特征性表现。

（4）绝大多数慢性胆囊炎患者合并胆囊结石。

3. 黄色肉芽肿性胆囊炎

（1）胆囊壁不同程度弥漫性或局限性增厚，增厚的胆囊壁内有大小不一、数目不等的圆形或椭圆形低密度结节，部分结节可相互融合，边界模糊。

（2）增强扫描增厚的胆囊壁强化，低密度结节多无强化。

（3）部分病例可显示连续或中断的黏膜线。

（4）多伴有胆囊结石。

【影像鉴别】

胆囊炎，特别是黄色肉芽肿性胆囊炎，需与胆囊癌鉴别。

【特别提示】

（1）急性胆囊炎常表现为持续性疼痛、阵发性绞痛，伴有畏寒、高热、呕吐。

（2）右上腹压痛，Murphy 征阳性。

七、胆囊癌

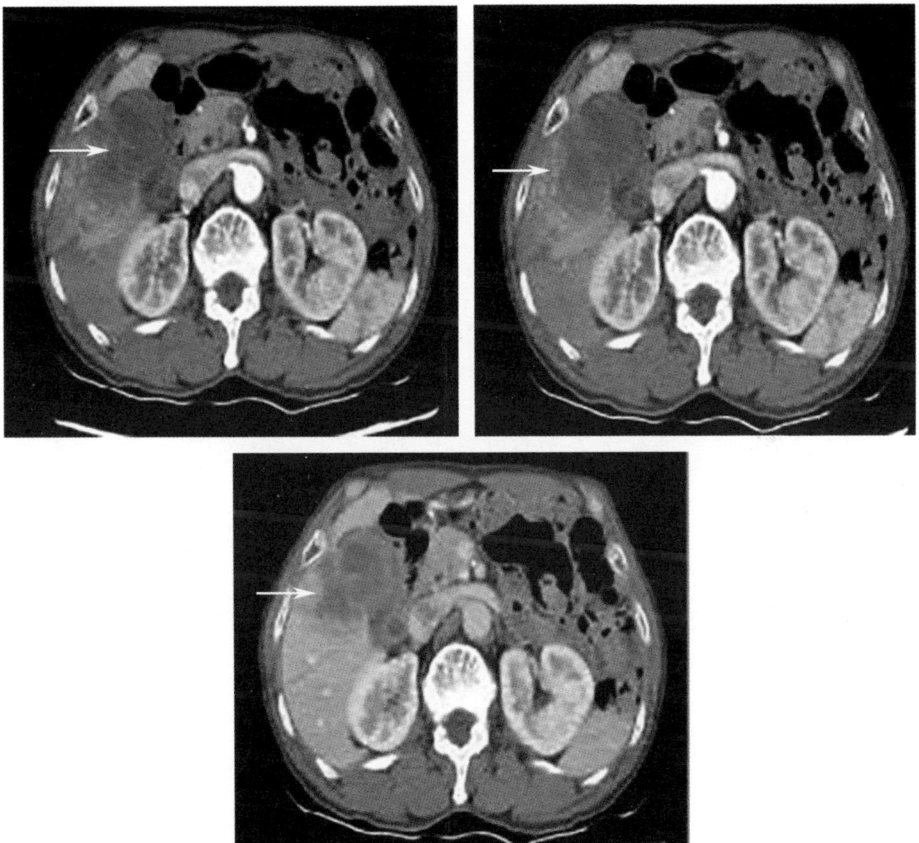

胆囊轮廓不清，胆囊窝区见团片状软组织肿块影，边缘模糊，与邻近肝脏分界不清；增强扫描病变明显不均匀强化，邻近肝实质可见不均匀强化区

【影像表现】

（1）壁厚型　囊壁局限性或弥漫性不规则增厚。

（2）结节型　单发或多发乳头状结节突向腔内，其基底部胆囊壁增厚。

（3）肿块型　腔内肿块可充满大部分甚至整个胆囊，致胆囊腔完全消失，并可侵犯邻近组织结构。

（4）增强扫描见不规则增厚的胆囊壁或肿块有明显强化。

（5）部分病例可显示胆囊结石。

（6）胆囊癌常伴有邻近器官和淋巴结广泛转移。

【影像鉴别】

（1）侵及肝实质的肿块型胆囊癌应与肝癌鉴别　前者引起的胆道侵犯和胆管扩张比较明显，后者引起的胆道侵犯和胆管扩张较轻，同时容易发生门静脉侵犯和癌栓。

（2）厚壁型胆囊癌应与慢性胆囊炎鉴别　胆囊壁明显不规则增厚，增强扫描明显强化，伴有周围肝实质侵犯和肝内转移，则支持胆囊癌诊断。

（3）胆囊癌还应与胆囊良性占位性病变如胆囊息肉、腺瘤等鉴别。

【特别提示】

（1）胆囊癌为胆系常见恶性肿瘤，多发生在胆囊底部或颈部。

（2）胆囊癌好发于中老年女性，男女比例为1∶3。

（3）70%～90%合并胆囊结石。

八、胆管癌

【影像表现】

（1）肝门部胆管癌指发生于左右肝管汇合处上下2cm范围内，起源于胆管壁的恶性肿瘤。

① 肝门结构不清，肝内胆管明显扩张并截断，病灶位于肝总管则肝内胆管均可见扩张征象，位于左或右主肝管者则相应的远侧肝内胆管扩张。

② 病灶较大时，在肝门区见形态不规则的肿块影，边界不清；增强扫描肿块呈中度强化。

③ 病变周围肝组织受侵。

④ 肝门部淋巴结肿大。

（2）胆总管中下段胆管癌

① 胆管内结节状影或胆管壁不均匀增厚。

② 增强扫描病变延迟强化。

③ 阻塞以上肝内外胆管不同程度扩张，病变区胆总管突然截断。

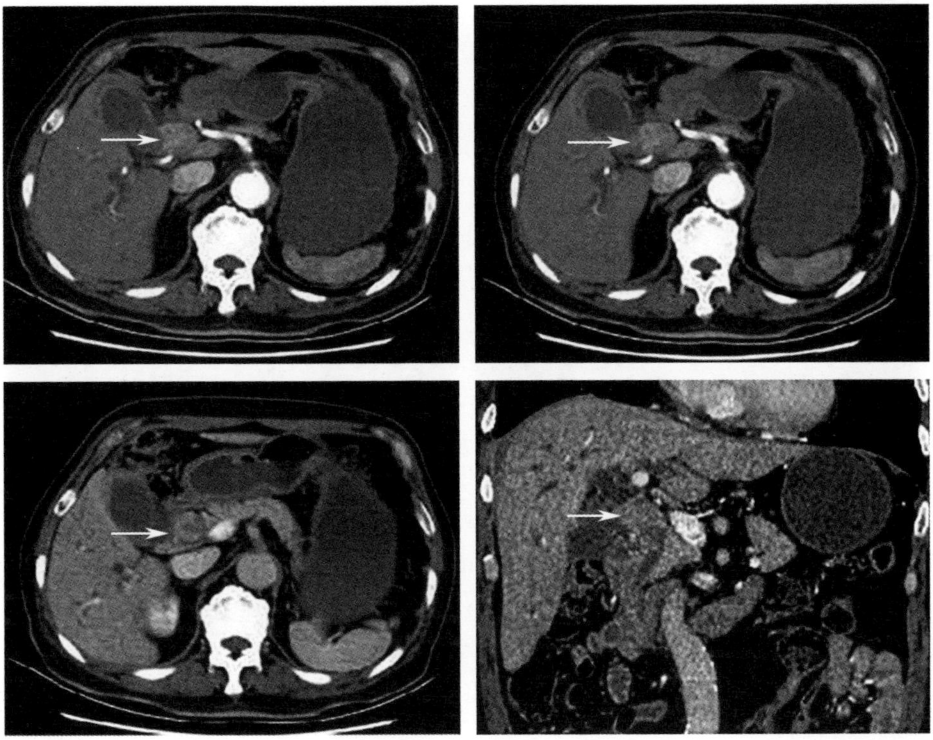

胆总管上段管腔内见结节状软组织密度影，相应管腔明显狭窄，增强检查病变呈延迟强化，其上段肝内外胆管不同程度扩张

【影像鉴别】

鉴别诊断主要与胆管结石和胆管炎鉴别。

（1）在扩张胆总管末端见到阳性结石影则支持胆管结石诊断。

（2）长段的胆管呈逐渐变细的鼠尾状狭窄，末端既不显示结石影，也不显示软组织肿块，则可诊断为慢性胆管炎。

【特别提示】

（1）临床所指的胆管癌为左、右肝管及其以下的肝外胆管癌，不包括肝内胆管细胞癌。

（2）肿瘤好发于上段胆管，包括左右肝管、汇合部、肝总管，称肝门胆管癌，占 50%；发生于中段和下段胆管者，也称胆总管癌。

（3）本病好发于 50 ～ 70 岁，男女发病率比为（2 ～ 2.5）∶1。

九、先天性胆管扩张

【影像表现】

先天性胆管扩张可发生在肝内外胆管的任何部位。根据扩张的形态、部位、

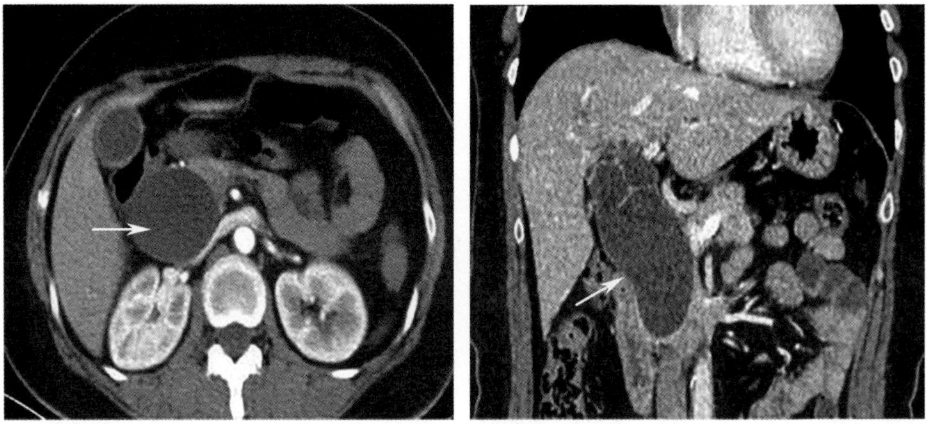

胆总管呈梭形扩张，囊壁薄而光滑，上段肝内胆管轻度扩张，压迫邻近组织

范围等将其分为五型，临床上Ⅰ型和Ⅴ型较为常见，占80%～90%，其他型少见。

（1）Ⅰ型最多见，称先天性胆总管囊肿；胆总管呈囊状、梭形和节段扩张，肝内胆管轻度扩张或不扩张，囊壁薄光滑，对邻近组织有压迫，胆囊正常或扩大。

（2）Ⅱ型为胆总管憩室，可与胆总管相通或不通；多发生于胆总管外侧壁，CT表现为肝门至胰头之间密度均匀的囊性包块，胆总管呈弧形受压移位，肝内外胆管无明显扩张。

（3）Ⅲ型为胆总管十二指肠壁内段囊状扩张，囊状扩张突入十二指肠腔内，胆囊及胆囊管无异常改变。

（4）Ⅳ型为肝内外胆管多发囊状扩张，或肝外胆管多发囊状扩张。

（5）Ⅴ型为多发肝内胆管囊状扩张，也称Caroli病。为单发或多发肝内胆管囊状扩张，CT显示肝内见多个大小不等囊状低密度灶，其内有小点状高密度影，增强后囊状低密度灶及扩张的胆管内见点状强化，因扩张的胆管将与之并行的血管包绕其内，而称为“中心点征”。

（6）囊状低密度灶与扩张的胆管相通，有时其内可伴有泥沙样结石。

【影像鉴别】

（1）Ⅰ型胆总管囊肿需与梗阻性胆总管扩张鉴别，后者表现为肝内和肝外胆管呈比例扩张，且多可发现造成梗阻的病因。

（2）Ⅴ型即Caroli病需与多发性肝囊肿鉴别，后者与胆管不相通，且增强检查无“中心点征”。

【特别提示】

先天性胆总管扩张在CT影像上的表现主要包括胆总管的囊状或梭形扩张，这种扩张通常涉及胆总管的不同部分，患者可能会出现由于胆总管的异常扩张导致的黄疸和腹痛症状。结石、感染或胆管癌是常见的并发症，在CT影像上可能看到胆管内结石或胆管壁增厚。CT 和 MRI 等影像学检查是诊断先天性胆总管扩张的重要手段。需要与继发性胆总管扩张等疾病进行鉴别，后者通常与胆管阻塞有关。

十、胰腺炎

（一）急性胰腺炎

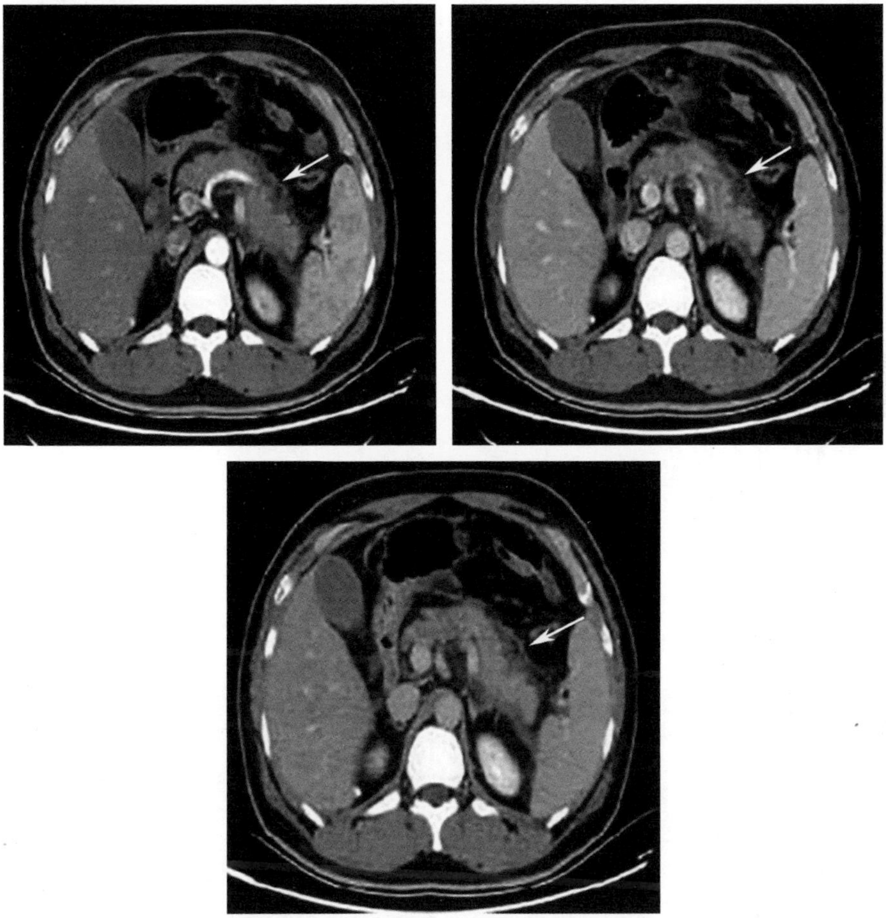

胰腺肿胀，强化欠均匀，周围脂肪间隙模糊，可见片絮状低密度影，左侧肾前筋膜增厚

【影像表现】

（1）胰腺体积改变　通常为弥漫性肿大，有时也可表现为胰头或胰尾局限性肿大，但一过性水肿性胰腺炎体积可以正常。

（2）胰腺密度改变　水肿性胰腺炎密度均匀减低，出血坏死性胰腺炎可见胰腺内更低密度的坏死区，亦可见高密度的出血灶。

（3）边缘及邻近筋膜改变　胰腺轮廓模糊，胰周可有积液；肾筋膜增厚是诊断急性胰腺炎的重要标志（正常情况下不能显示肾筋膜）。

（4）腹腔积液　可累及腹膜后间隙及多个腹膜腔，受累腹膜腔越多，预后越差。

（5）增强扫描　水肿性可见胰腺均匀强化，出血坏死性胰腺炎胰腺水肿区强化，坏死区无强化，坏死范围越大，预后越差。

（6）下肺常有实变，胸腔常有积液。

（7）其他并发症　①假性囊肿，通常在急性胰腺炎后4～6周形成，表现为大小不一、圆形或类圆形囊性肿块，囊内为水样密度，囊壁薄；②蜂窝织炎或脓肿形成，是急性胰腺炎的重要并发症，可危及生命，表现与坏死区相似，在局限性低密度灶内出现气体，是脓肿的特征性改变；③还可见假性动脉瘤、脾静脉栓塞及门静脉海绵样变性等改变。

【影像鉴别】

急性胰腺炎常有明确病史、体征，结合血、尿淀粉酶显著升高，影像诊断并不困难。

【特别提示】

（1）急性胰腺炎分为水肿性和出血坏死性。前者多见，主要病理改变为胰腺局限性和弥漫性水肿，细胞浸润，体积增大，肾筋膜增厚，腹腔和腹膜后间隙内渗液，这些局限性积液如被纤维组织包裹可形成假性囊肿。后者除有上述改变外，胰腺可出现坏死、出血以及蜂窝织炎、脓肿、假性动脉瘤、脾静脉栓塞等并发症。

（2）本病多见于成年男性，血、尿淀粉酶测定均增高。

（二）慢性胰腺炎

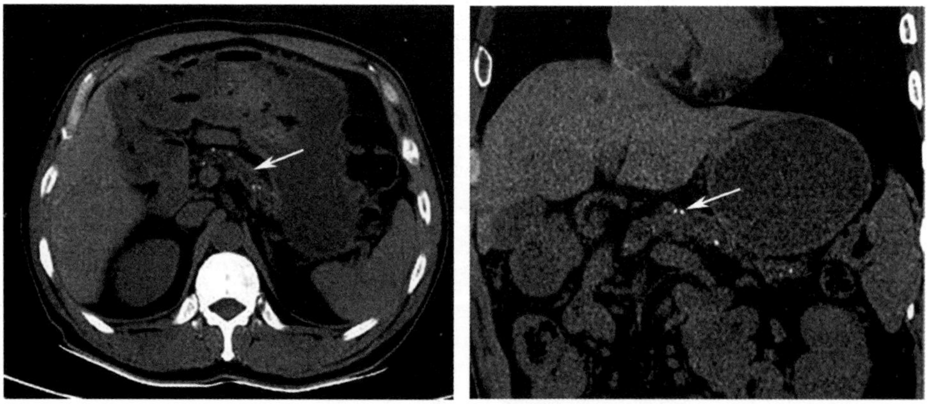

胰腺体积萎缩，主胰管呈管状扩张；胰腺内见多发斑片状钙化灶

【影像表现】

（1）胰腺形态改变　胰腺多呈局限性或弥漫性萎缩，也可是局部体积增大，部分轻型病例CT表现可完全正常，胰腺边缘多不规则。

（2）胰管扩张　多呈不规则串珠状或管状扩张，部分病例可伴有胆总管扩张。

（3）胰管结石和（或）胰腺实质内多发斑点样钙化　是其特征性改变。

（4）胰内或胰外假性囊肿　表现为边界清楚的囊状低密度区，CT 值接近水。

（5）胰周筋膜增厚　为慢性胰腺炎的重要间接征象，大部分在胰周可见纤维索条影，也可见左肾前筋膜增厚。

（6）其他少见改变　包括假性动脉瘤、脾静脉栓塞及门静脉海绵样变性等。

【影像鉴别】

慢性胰腺炎所致的胰头局限性增大，有时与胰腺癌鉴别十分困难，它们都可表现为胰头增大及胰体尾部萎缩。

【特别提示】

（1）慢性胰腺炎病理特征为不可逆的形态学改变，主要是胰腺进行性广泛纤维化，缩小变硬，表面结节，胰管狭窄伴节段性扩张，可有钙化与囊肿形成。

（2）腹痛、脂肪泻、糖尿病和消瘦称为慢性胰腺炎四联征。

十一、胰腺癌

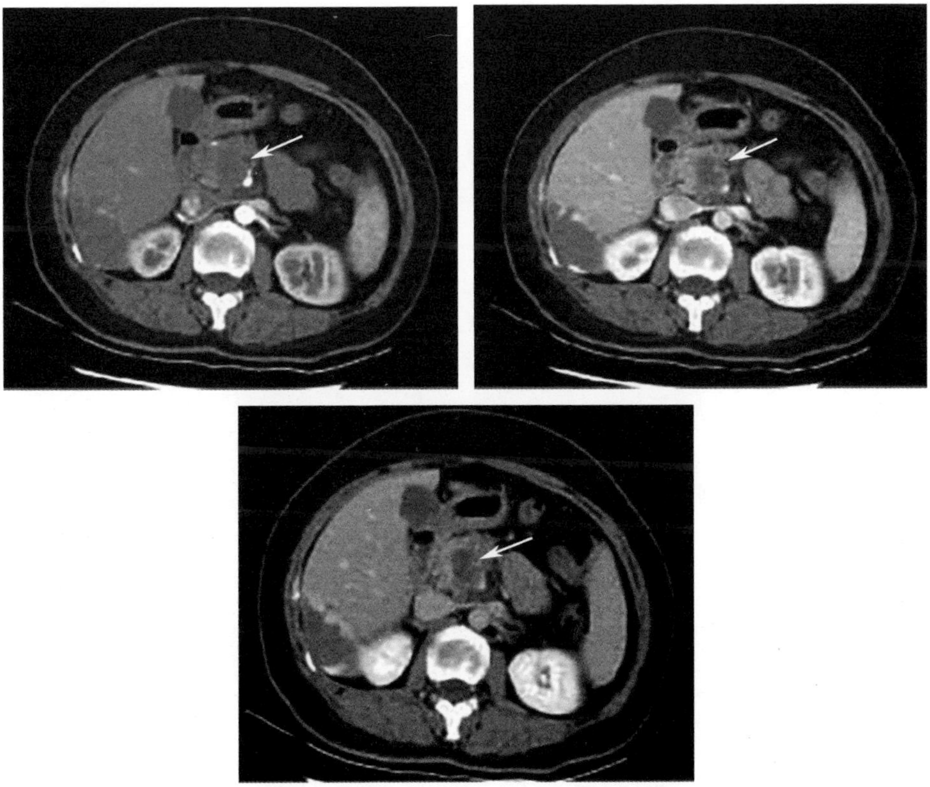

胰头钩突增大，内见团片状稍低密度影，增强扫描强化程度低于胰腺实质，边界不清，周围见多发肿大淋巴结

【影像表现】

（1）胰腺局部肿大、肿块形成是胰腺癌的直接征象，多见于胰头部，平扫多为低密度，少数为高密度或等密度肿块，肿瘤较大时胰腺轮廓局限性隆起，小肿瘤时胰腺外形可正常。胰头癌时往往表现为胰头圆钝，胰体尾则有不同程度的萎缩；当胰头钩突失去正常平直的三角形而变为圆隆、局限性隆凸或出现分叶时，则高度提示肿瘤的存在。胰体尾癌常常表现为相应区域明显的局部肿大和分叶状肿块。全胰腺癌表现为整个胰腺或胰腺大部分区域呈低密度肿块。增强扫描：胰腺正常组织明显强化，而胰腺癌是乏血供肿瘤，动脉期肿瘤表现为均匀或不均匀的低密度灶，边缘呈不规则环状强化，静脉期肿瘤仍为低密度灶，但与正常胰腺的密度差距较动脉期缩小。

（2）肝内、外胆管和胰管呈不同程度扩张。癌肿侵犯或压迫总胆管下端造成梗阻部位以上的胆管扩张，常常表现为扩张的总胆管在胰头部突然截断，当同时见到扩张的总胆管和扩张的胰管，即为所谓的“双管征”。

（3）胆囊扩大、积液。

（4）胰周血管受侵犯　胰腺癌可侵犯门静脉、脾静脉、肠系膜上静脉、腹腔干等血管，导致血管被肿瘤包绕、血管变细、不规则等改变，血管周围的脂肪层消失。

（5）邻近器官侵犯　胰腺癌易侵犯十二指肠、胃窦后壁、结肠等器官，导致局部胃肠壁增厚、僵硬，并可引起消化道梗阻。

（6）邻近和远处转移　胰腺癌易引起肝脏转移、肝门淋巴结及腹膜后淋巴结转移。

【影像鉴别】

胰腺癌主要应与慢性胰腺炎鉴别，后者胰管多呈串珠状扩张，但无中断，可见胰腺萎缩及钙化，肾周筋膜增厚，无淋巴结转移。此外，还需与胆总管下端肿瘤、壶腹癌等鉴别。

【特别提示】

（1）胰腺癌是胰腺最常见的恶性肿瘤，约占全部胰腺恶性肿瘤的95%。

（2）80%癌肿发生在胰头部，其余在体尾部，少数可弥漫性生长或多灶分布；90%为导管内皮癌。较易出现其他脏器、淋巴结的转移。

（3）临床上多见于40岁以上男性，发病率随年龄增长而增高。

（4）胰腺癌预后差，5年生存率约为5%。

十二、胰腺实性假乳头状瘤

【影像表现】

（1）类圆形囊实性肿块，包膜完整；病变大多位于胰头或胰尾的边缘处，呈

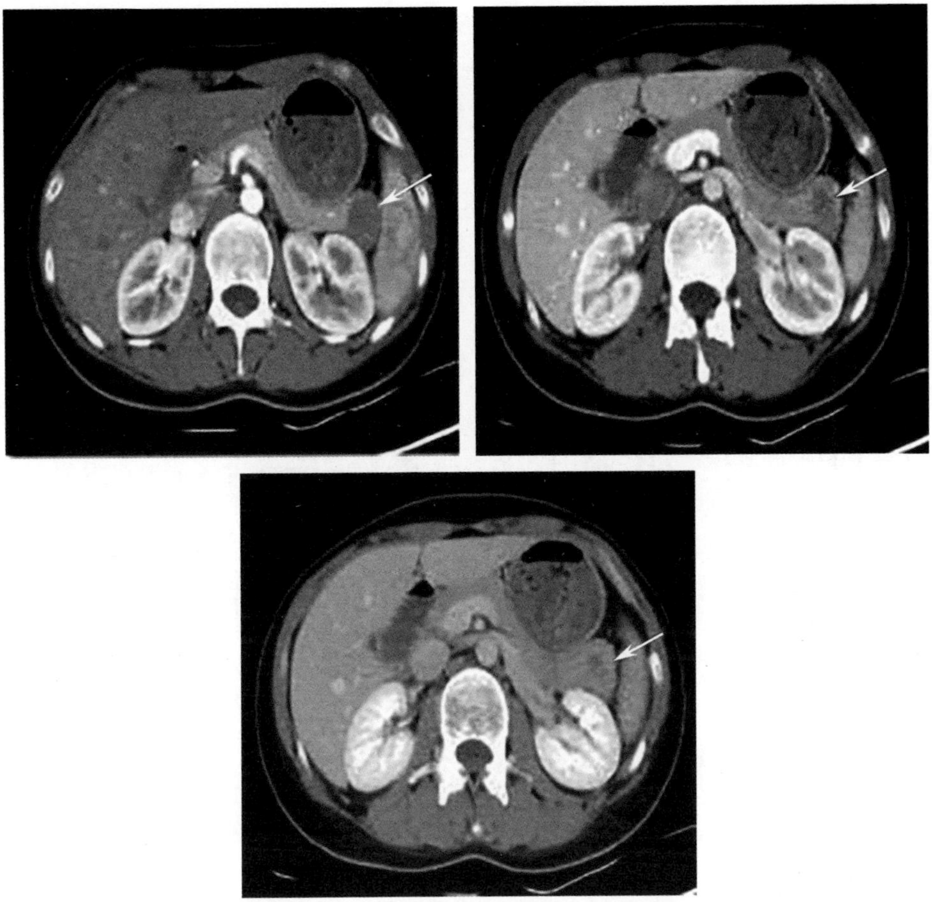

胰腺尾部见斑片状低密度影，动脉期呈低强化，门脉期呈渐进性强化，边缘尚清

膨胀性生长，无胰管扩张，与周围组织分界清楚。

（2）约 30% 的病例可见钙化，多发生在肿瘤的边缘，钙化多为细条状、蛋壳状及斑点状。

（3）增强扫描囊性部分不强化，实性部分动脉期呈周边不均匀强化，门脉期和延迟期强化逐渐明显，肿瘤包膜亦见强化。

【影像鉴别】

胰腺实性假乳头状瘤需与无功能胰岛细胞瘤鉴别，后者强化明显且均匀，但其内缺少特征性的乳头状结构。

【特别提示】

胰腺实性假乳头状瘤是一种少见的良性或低度恶性的胰腺肿瘤，好发于 20 ～ 40 岁女性，男女之比约为 1∶9。

十三、胰腺囊腺瘤和囊腺癌

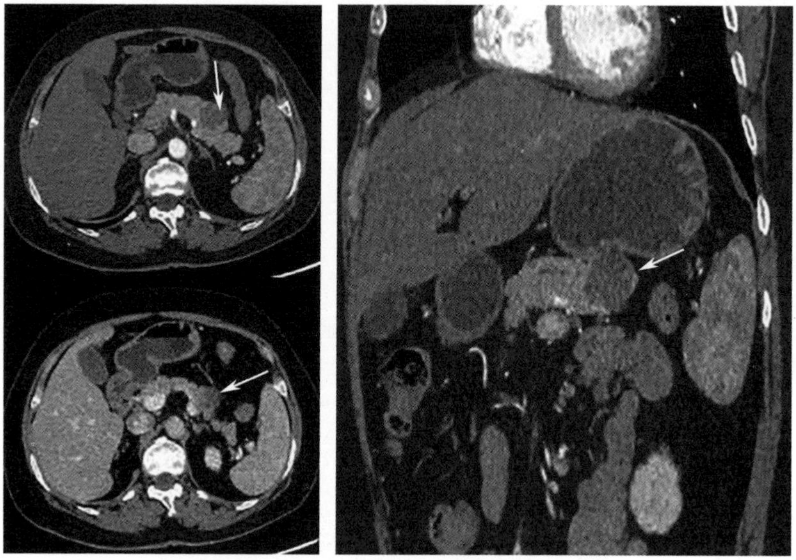

胰体腺尾部见一囊性低密度灶，边界清，增强扫描其内可见多发纤细分隔及小囊状无强化区，边缘呈花环状改变（病理为浆液性囊腺瘤）

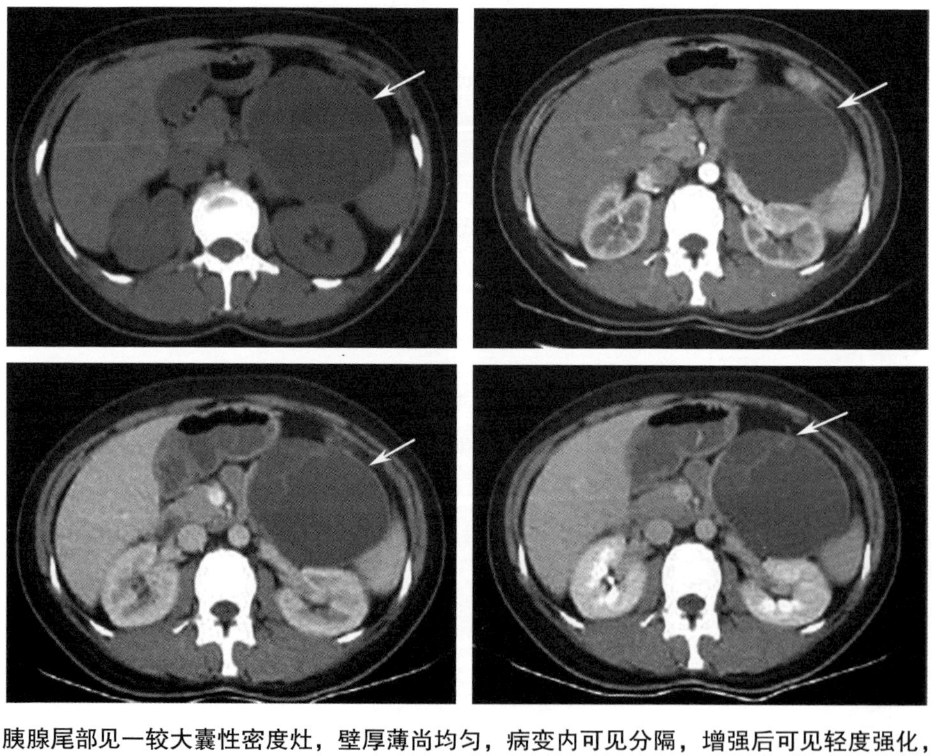

胰腺尾部见一较大囊性密度灶，壁厚薄尚均匀，病变内可见分隔，增强后可见轻度强化，囊性部分未见强化，分界较清（病理为黏液性囊腺瘤）

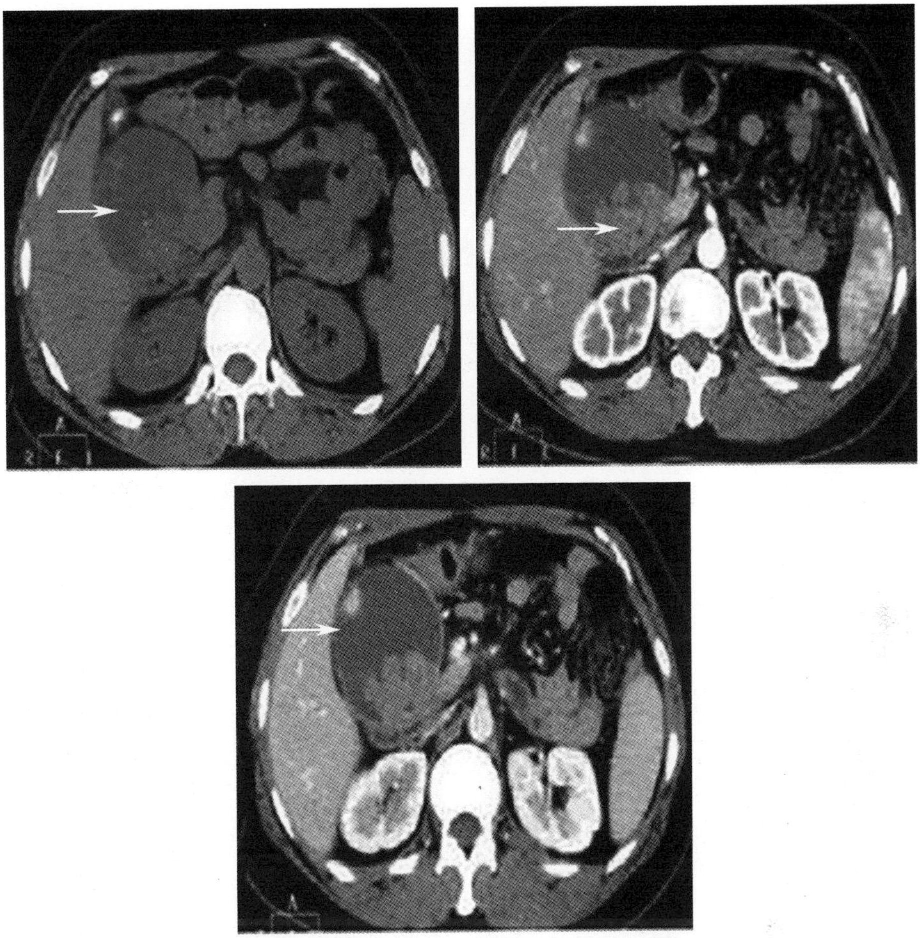

胰头右前方见一囊实性病变，壁厚薄不均，见壁结节，增强后呈明显强化，内见分隔及点状钙化，分隔较厚，与十二指肠分界不清（病理为黏液性囊腺癌）

【影像表现】

（1）浆液性囊腺瘤　直径一般不超过 2cm，多数为多囊性结构，CT 表现为水样密度，病灶中心出现钙化，血供丰富，增强扫描可见轮廓清楚的分叶状肿物，呈蜂窝状，中心可见低密度无强化的星芒状瘢痕和向外延伸排列的纤维间隔。

（2）黏液性囊腺瘤　多位于胰腺体部或尾部，单囊多见，少数为多囊，病灶较大，边界清楚，CT 表现为边界清楚的水样低密度影。多囊病灶，各囊腔密度不同，可有分隔及乳头状结节突入囊腔，囊壁厚薄不均，胰腺导管可有扩张。增强扫描囊壁和分隔可不规则强化。如果肿瘤实性成分较多，壁结节明显强化，提示恶变可能。

【影像鉴别】

（1）胰腺囊肿　CT 表现为单发或多发的囊性灶，壁薄，边界清，增强扫描无明显强化。

（2）胰腺癌坏死囊性变　常发生在肿瘤的中心或偏中心部分，壁厚不规则，同时有胰胆管扩张、血管侵犯等其他征象。

（3）实性假乳头状瘤　好发于青年女性，肿瘤常较大，以实性为主，增强扫描实性部分不均匀强化和进行性强化。

（4）导管内乳头状黏液性肿瘤　主要表现为葡萄串样或分叶状囊性病灶堆聚，同时伴有胰管的明显扩张，病灶与胰管相通，常伴有分隔及壁结节，增强扫描分隔及壁结节轻中度强化。

【特别提示】

胰腺囊腺瘤的CT诊断主要依靠囊性低密度区的发现以及增强后囊壁和分隔的强化。在临床实践中，CT和MRI的联合使用对于提高胰腺囊腺瘤的诊断准确率是非常有帮助的。

十四、胰腺导管内乳头状黏液性肿瘤

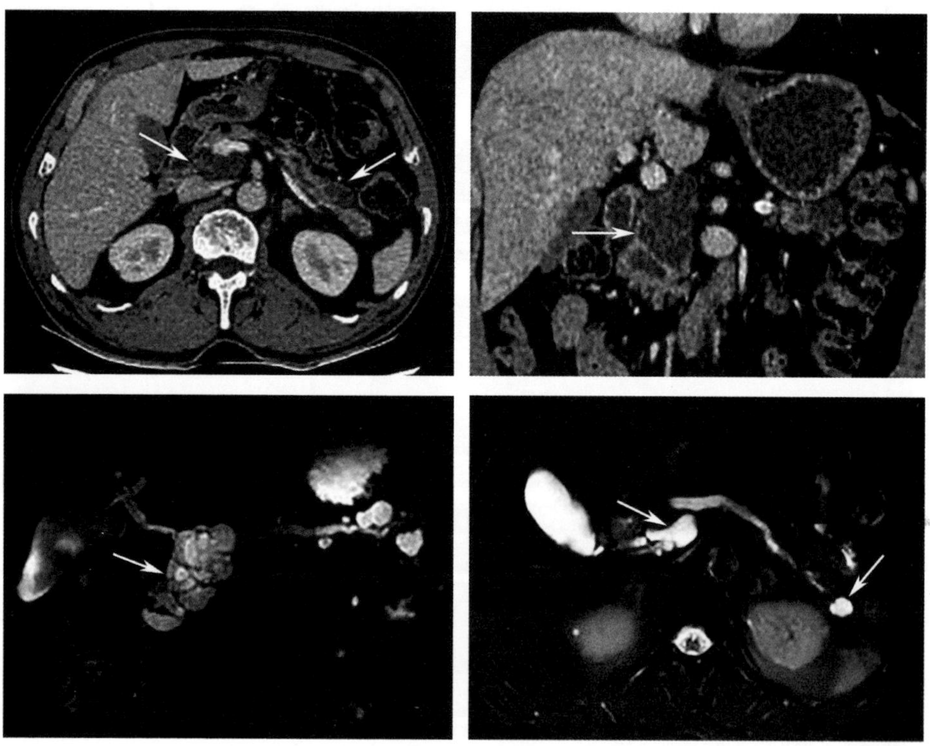

主胰管不均匀扩张，胰腺头部、体尾部可见多发囊状低密度影，增强扫描囊壁可见轻度强化，囊性成分未见强化；MRCP显示病变与主胰管相通

【影像表现】

（1）主胰管型　可见主胰管弥漫性或节段性扩张，直径通常大于 10mm。在扩张的胰管内有时可看到壁结节，增强扫描结节强化。

（2）分支胰管型　主要是胰头或胰体尾部分支胰管的囊状扩张，呈葡萄串样或分叶状改变，大小不等，囊壁薄且相对光整，也可伴有囊壁结节，增强扫描结节强化。

（3）混合型　同时具有主胰管和分支胰管的扩张改变。

【影像鉴别】

（1）胰腺黏液囊腺瘤　好发于中年女性，男女比为 1∶9，胰腺体尾部多见，呈单囊或多囊改变，病灶内可见分隔或壁结节，囊腔较大，直径＞ 2cm，病变不与主胰管相通，潜在恶性，需手术切除。

（2）胰腺浆液性囊腺瘤　无恶变倾向，本病好发于女性，由多个微小囊腔组成，病灶直径多＜ 2cm，部分病灶由于微囊囊壁的容积效应呈等密度影。CT 特征性表现为中央星状纤维瘢痕，部分可钙化。

（3）慢性胰腺炎　表现为胰腺萎缩，胰管不规则串珠样扩张，胰管壁可见多发斑点状钙化，胰周间隙内密度增高。

（4）胰腺假囊肿　表现为胰腺内或胰周厚壁囊性灶，壁可见强化，无壁结节。

【特别提示】

CT 图像上，胰腺导管内乳头状黏液性肿瘤主要表现为囊实性肿块，胰头、钩突部常见，扩张的胰管内可见分隔，部分病例胰管壁可见结节样或肿块样乳头，平扫 CT 上呈略高密度影。下列几点 CT 征象有助于胰腺导管内乳头状黏液性肿瘤的诊断：主胰管明显扩张，直径在 7mm 以上；胰管内附壁结节为多发，增强扫描动脉期有强化，但不明显，静脉期强化较明显，但弱于正常胰腺组织；病灶囊腔内存在不规则的厚隔膜并将其分隔为多个囊腔，厚隔膜明显强化。

十五、胰腺神经内分泌肿瘤

【影像表现】

（1）CT 平扫　瘤灶大多数边界清晰，呈圆形或卵圆形，等密度或略低密度。功能性 pNEN 常较小，少有囊变、坏死，无功能性者肿瘤常较大，以实性、囊实性多见，可有钙化，可伴有胰胆管扩张。

（2）增强检查　绝大多数胰腺神经内分泌肿瘤（pNEN）血供丰富，动脉期明显强化是其典型表现。少数 G2 ～ G3 期 pNEN 乏血供，动脉期强化不明显，呈较低信号。G2 ～ G3 期肿瘤还可侵犯周围血管，并可出现肝脏、腹腔及腹膜后淋巴结等部位的转移，转移瘤一般亦呈富血供表现。

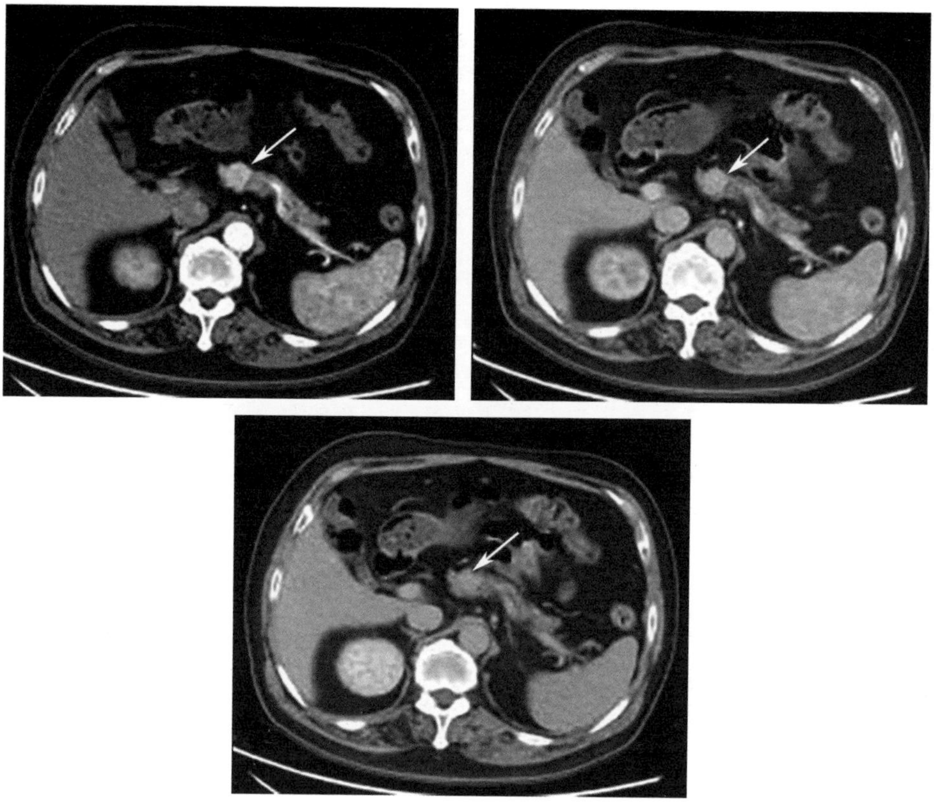

胰腺头部见结节状异常强化灶，病变动脉期明显均匀强化，边界清，门脉期及延迟期强化程度与胰腺组织类似

【影像鉴别】

在 CT 上，pNEN 需要与胰腺的其他肿瘤，如胰腺癌、囊性肿瘤等相鉴别。结合临床症状和实验室检查（如激素水平测定），可以提高诊断的准确性。

【特别提示】

（1）胰腺神经内分泌肿瘤是少见的肿瘤，可发生于任何年龄，无性别差异。

（2）富血供，动脉期强化明显，持续强化。

（3）有功能性肿瘤体积小，实性、均匀、界清；无功能性肿瘤体积较大、囊变、坏死、钙化、纤维化，实性部分及包膜明显强化。

（4）有完整或部分包膜，包膜血窦丰富，强化程度高于正常胰腺及瘤体内部。

十六、副脾

【影像表现】

（1）CT 平扫　可见脾门区结节状软组织密度灶，边缘光滑。偶见位于脾门以外。

（2）增强扫描　副脾与脾强化方式一致。

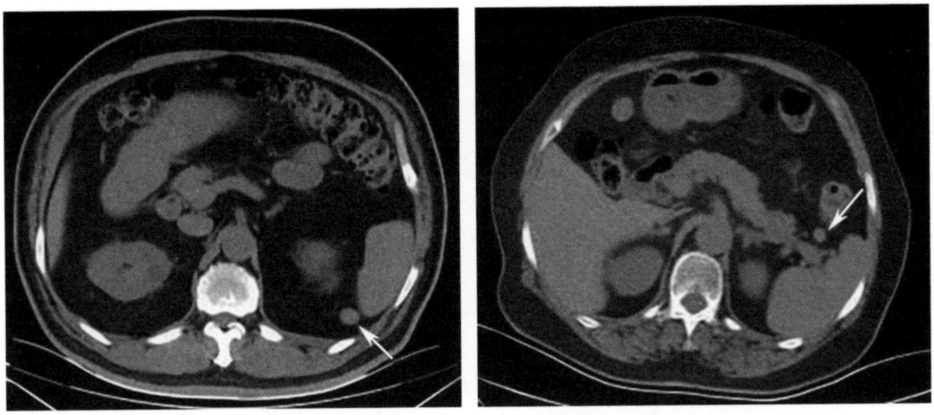

脾脏后缘、前缘见结节状软组织密度影，密度与脾脏类似，边界清晰

【影像鉴别】

需与腹部肿瘤鉴别，勿把副脾误认为淋巴结肿大或其他肿物。脾摘除后，副脾可代偿性增大。

【特别提示】

副脾除常见于脾门外，还可见于胰尾部腹膜后，沿胃大弯的大网膜、小肠、大肠系膜、女性的左侧阔韧带、Douglas 窝和左睾丸附近等。

十七、脾梗死

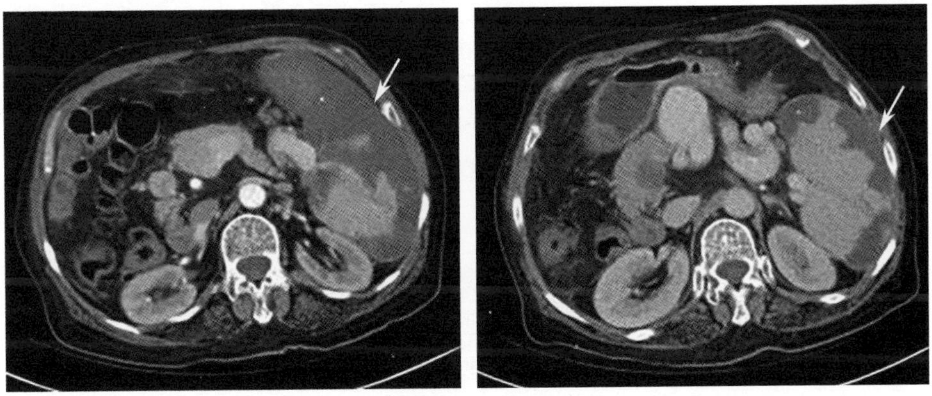

脾内斑片状低密度影，基底位于脾的外缘，尖端指向脾门；增强扫描病灶无强化，病灶轮廓较清楚

【影像表现】

（1）平扫　表现为脾内三角形低密度影，基底位于脾的外缘，尖端指向脾门，边缘可清楚或略模糊。

（2）增强扫描　病灶无强化，但显示病灶轮廓较平扫更清楚。

（3）陈旧性脾梗死因纤维收缩，脾脏略小，轮廓呈分叶状。

【影像鉴别】

影像学上出现三角形低密度影的典型表现时诊断不难。当形态不规则时，需注意与脾脓肿、脾破裂出血鉴别。

【特别提示】

（1）梗死灶的大小不等，常有数个病灶同时出现。

（2）多数脾梗死患者临床无症状，有时可出现左上腹痛、左膈抬高和胸腔积液。

（3）脾梗死后坏死组织被纤维组织所取代，因纤维瘢痕收缩，使脾脏局部凹陷。

十八、脾脏肿瘤及肿瘤样病变

（一）脾淋巴瘤

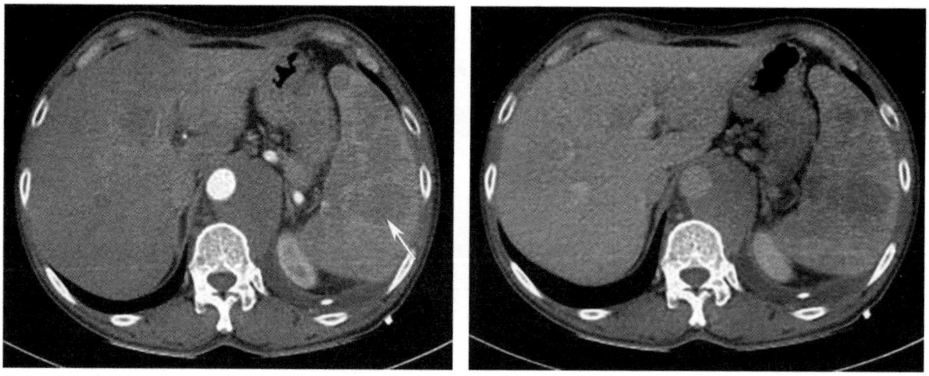

脾内多发低密度影，边界欠清；增强扫描轻度不规则强化，边界尚清

【影像表现】

（1）平扫　表现为脾内单发或多发低密度影，边界不清。

（2）增强扫描　轻度不规则强化，但密度仍低于正常脾组织，边界显示清楚。

（3）全身恶性淋巴瘤浸润还伴有脾肿大、邻近淋巴结肿大。

【影像鉴别】

脾恶性淋巴瘤的影像表现并无特异性，必须结合其他临床资料，需穿刺活检以明确诊断。

【特别提示】

（1）脾恶性淋巴瘤分为原发恶性淋巴瘤、全身恶性淋巴瘤脾浸润两种。

（2）恶性淋巴瘤脾浸润的发生率达 40% ～ 70%。

（二）脾淋巴管瘤

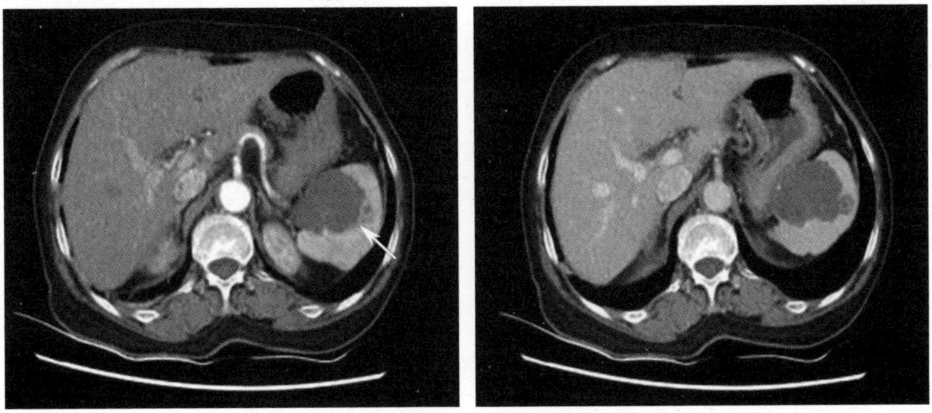

脾内团片状低密度病灶，可见分叶、分隔，边界清晰；增强扫描囊壁局部轻度强化，中央无明显强化

【影像表现】

（1）CT 平扫　可见脾脏增大，脾实质内或被膜下见单发或多发的低密度病灶，边界清晰，病灶较大者多有分叶，壁薄而规则，一般无钙化，病灶分隔多见。

（2）增强扫描　囊壁及分隔有轻度强化，中央无明显强化，囊壁显示清晰。

【影像鉴别】

（1）脾囊肿　囊肿多为单一囊腔，少见分隔及分叶征象，增强扫描无强化。

（2）脾脓肿　增强检查脓肿壁可见明显强化及周围水肿，临床可见寒战、高热、白细胞增高及感染征象。

（3）脾转移瘤　转移瘤多为类圆形囊性或囊实性病灶，囊壁往往不规则增厚。

【特别提示】

脾淋巴管瘤是一种由扩张的淋巴管构成的良性脉管性肿瘤样病变，多见于中青年患者。病理学分为三种类型：毛细血管性淋巴管瘤、海绵性淋巴管瘤、囊性淋巴管瘤，以囊性淋巴管瘤多见。病变累及多个脏器时称淋巴管瘤病。

（三）脾转移瘤

【影像表现】

（1）CT 平扫　可见脾脏单发或多发低密度病灶，边界大多清楚，当病灶相互融合时，边界欠清，较大病灶中心可发生坏死、液化。

（2）增强扫描　病灶呈不同程度的强化，边界清晰，部分病例可见腹膜和肝脏转移灶。

【影像鉴别】

多发转移瘤应与脾淋巴瘤相鉴别。

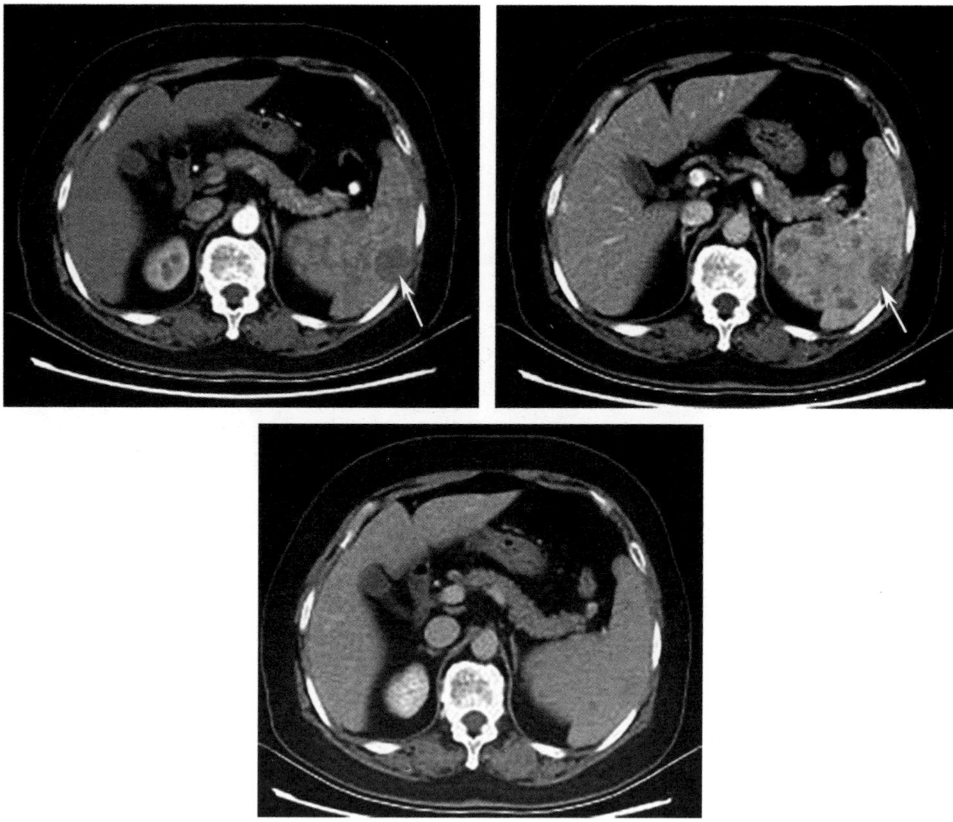

脾内多发大小不等、类圆形低强化病灶，边界欠清（肺癌病史）

【特别提示】

（1）脾转移瘤主要由全身各部位恶性肿瘤（如肺癌、乳腺癌等）经血行转移至脾；周围脏器恶性肿瘤（如胃癌、胰腺癌等）直接侵入脾；淋巴管转移较少见。

（2）人体免疫机制与脾脏关系密切，脾转移的病例提示免疫机制受损。

第三节　急腹症

一、脾破裂

【影像表现】

（1）脾挫裂伤　脾内条状、不规则形低密度区，可伴有小点状、片状高密度影。

（2）脾血肿　脾内团块状血样高密度影。

（3）包膜下血肿　脾周弧形高密度影，随时间延长密度减低。

（4）脾包膜破裂　脾周或腹腔积血。

（5）增强扫描　有助于显示较轻的病变。

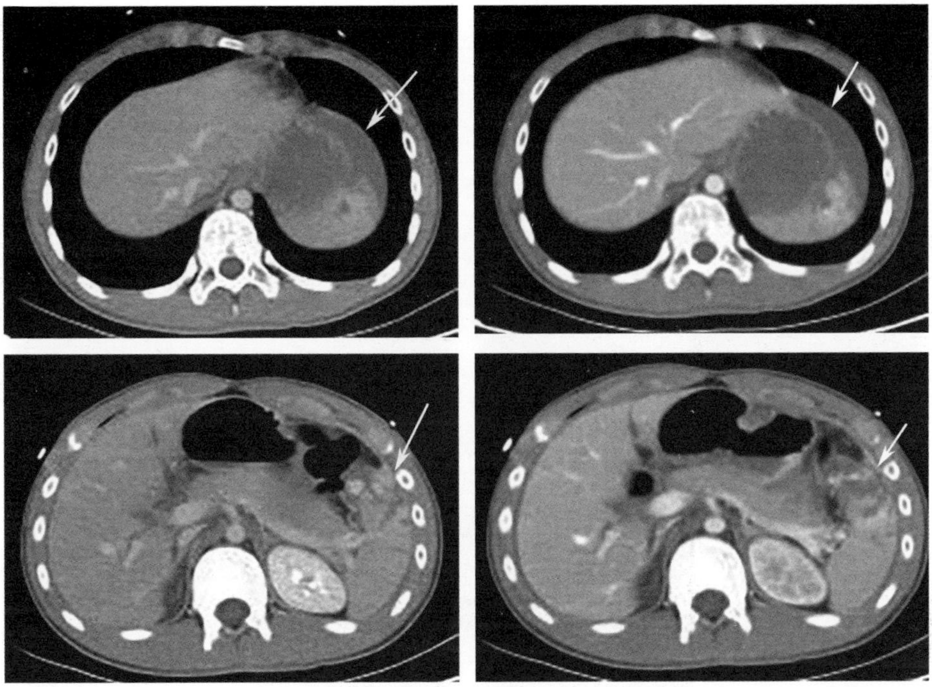

脾脏前缘局部欠规整，密度混杂，增强扫描可见小片状低密度及高密度影，边界欠清；脾前方被膜下见弧形液体密度影

【影像鉴别】

脾破裂可与胃肠道穿孔、腹腔积液、积脓疾病相鉴别。

【特别提示】

（1）脾破裂多为暴力或刀枪直接损伤所致。

（2）可分为完全性破裂、中央性破裂、包膜下破裂。

二、肝破裂

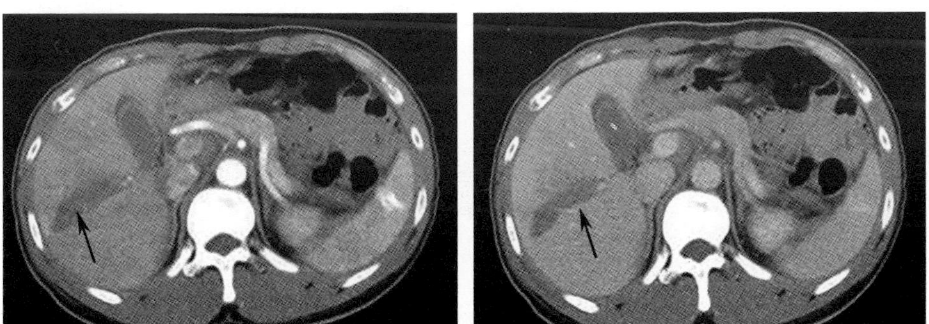

肝右叶可见条片状混杂密度影，内见小条片状血样密度影，边界欠清；肝周、脾周见弧形液体密度影

【影像表现】

（1）肝挫裂伤　肝内条状、不规则形低密度区，可伴有小点状、片状高密度影。

（2）包膜下血肿　半月形高密度影，随时间延长密度减低。

（3）肝包膜破裂　肝周或腹腔积血。

【影像鉴别】

肝破裂可与胃肠道穿孔、腹腔积液、积脓疾病相鉴别。

【特别提示】

（1）肝破裂多为暴力或刀枪直接损伤所致。

（2）肝肿瘤、囊肿也可自发性破裂。

三、胃肠道穿孔

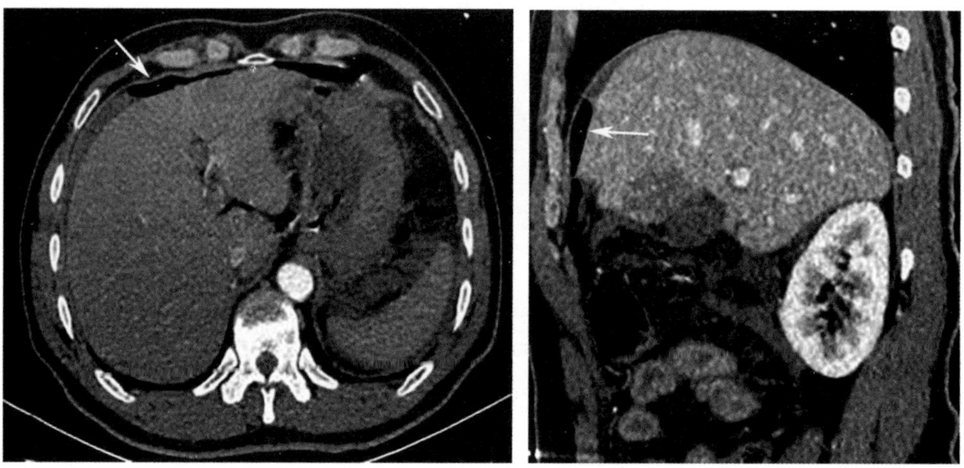

肝周、胃小弯侧及膈下区见游离气体密度影，腹腔脂肪间隙模糊，腹腔内见积液

【影像表现】

胃肠道穿孔后，CT检查能敏感地发现少量气腹和腹膜后积气，亦可确认积液的部位和液体量，特别是能显示少量积液。

（1）气体外泄　在腹腔内发现游离气体是胃肠道穿孔的主要特征。气体可能出现在肠道外或腹腔的不同部位。

（2）液体积聚　穿孔后，肠道内容物（如食物、液体等）可能泄漏到腹腔中，形成腹腔积液，CT上可见液体密度影。

（3）肠壁变化　受影响的肠段可能出现肠壁增厚、肠腔扩张或肠道不规则形态。

（4）腹膜炎表现　CT可能显示腹膜增厚、腹膜腔积液或肠粘连等。

【影像鉴别】

（1）真性气腹　人工气腹，腹部手术后残留气体，腹腔穿刺。

（2）假性气腹　间位结肠和间位小肠，膈肌发育异常。

【特别提示】

胃肠道穿孔以胃、十二指肠溃疡穿孔最常见。腹部平片检查，若发现游离气体，结合临床症状、体征和发病过程，通常可以明确诊断。但当腹部平片检查未见确切异常，特别是无游离气体而临床资料提示为胃肠道穿孔时，则应行 CT 检查。CT 对胃肠道穿孔征象的显示更明确、细节更清楚，不但能发现和确诊腹部平片未能检出的胃肠道穿孔，而且可为急腹症的鉴别诊断提供重要依据。

四、肠梗阻

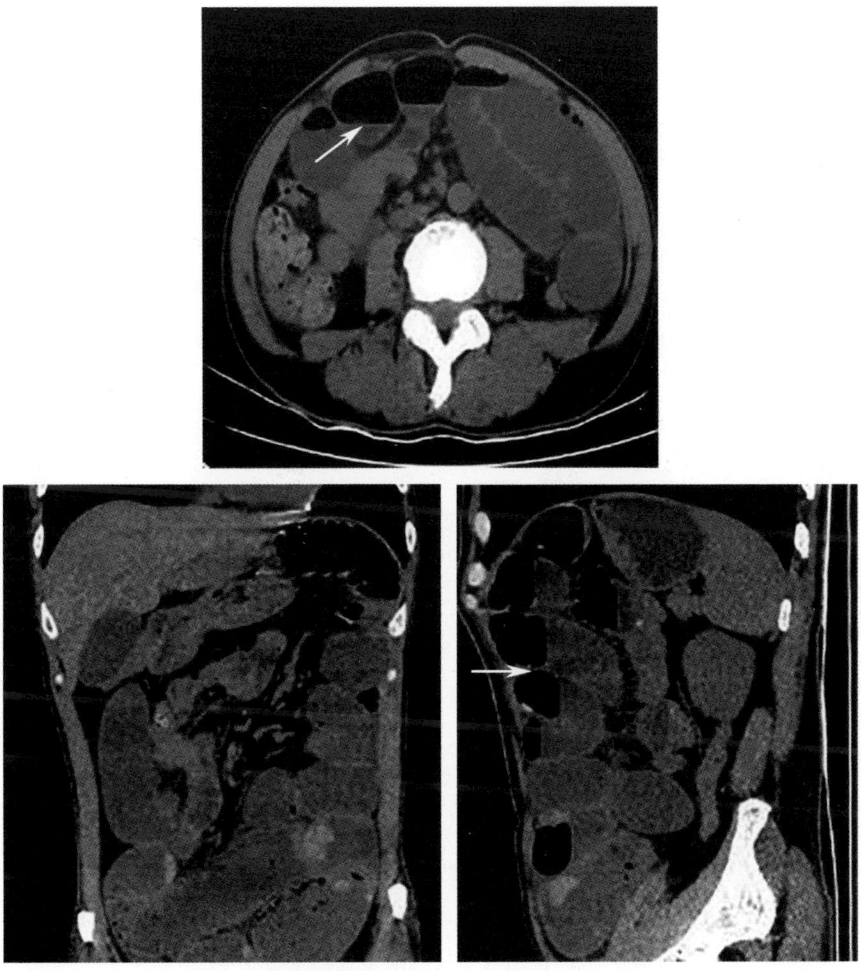

腹部多发小肠肠管扩张，可见多发阶梯状气液平面

【影像表现】

（1）单纯性小肠梗阻　CT 检查可显示小肠扩张及积气、积液，还可发现扩张

肠管与正常肠管之间的“移行带”，此为判断梗阻部位和原因提供重要依据，如肿瘤性病变可见“移行带”处肠壁增厚或肿块影，肠粘连时则无肿块显示。

（2）绞窄性小肠梗阻　多为闭袢性肠梗阻，常见于扭转、内疝、套叠和粘连等。CT 平扫可判断肠管缺血程度，肠壁轻度增厚并分层（靶征）及肠系膜血管集中等征象反映肠管缺血并存在可逆性；肠壁密度增高、积气以及肠系膜出血等征象提示肠管缺血严重，甚至已梗死；增强检查通过肠壁强化表现，可进一步显示缺血程度及判断是否发生肠坏死。

（3）麻痹性肠梗阻　大肠、小肠均呈普遍性扩张和积气，可有气液面形成；有时胃也扩张；其中大肠扩张显著，通常以全部大肠充气为诊断本病的重要依据。麻痹性肠梗阻立位也可见到气液平面，但一般少于机械性肠梗阻。多次检查肠管形态改变不明显是麻痹性肠梗阻的重要征象。

【影像鉴别】

肠梗阻应与乙状结肠扭转和肠套叠相鉴别。

【特别提示】

肠梗阻是一种常见的急腹症，具有较高的发病率和死亡率。出现肠梗阻症状的患者需要紧急评估，以避免肠坏疽、穿孔或腹膜炎等并发症。影像学检查有助于确定梗阻的存在、梗阻的严重程度、梗阻部位、梗阻原因以及绞窄、肠坏疽和腹膜炎等并发症。

五、肠套叠

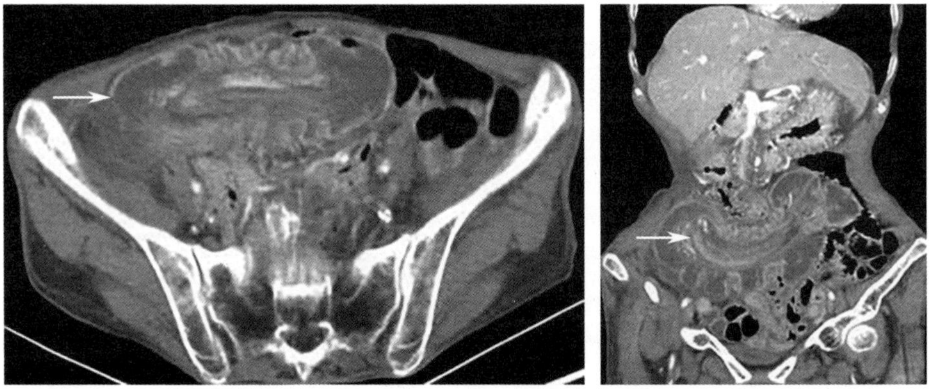

右下腹部可见局部肠管增粗、结构紊乱，可见部分肠管及肠系膜结构套入升结肠内，冠状位图像呈腊肠征及双肠管征

【影像表现】

1. 直接征象

伴有肠系膜脂肪及血管的卷入，增强扫描有助于发现肠道基础病变。

（1）靶环征　套叠的肠管与 CT 扫描垂直，则肿块影像表现为圆形或类似环形。

（2）肾形征　肿块呈假肾形，为套鞘部游离缘与套入部近端肠管及肠系膜的斜切面图像，其中游离的套鞘呈弧形围绕套入部，状若肾轮廓外形，而套入部近端肠管、肠系膜状若肾蒂。

（3）腊肠征 / 双肠管征　当套叠的肠管长轴与 CT 扫描平面平行，由于肠系膜脂肪间隙与肠管内液体、气体或对比剂形成的高低密度相间的腊肠样软组织肿块。

（4）漩涡征　是指套叠部肠管及周围系膜沿一个方向旋转，呈漩涡状改变。

2. 间接征象

（1）肠壁增厚　套叠段肠壁增厚水肿，提示血运障碍或已经发生肿瘤浸润；当肠壁内出现游离的小气泡影时，则提示肠管缺血坏死；邻近肠系膜、筋膜浸润，表现为邻近肠系膜筋膜增厚，边缘模糊。

（2）肠梗阻。

（3）肠穿孔。

（4）腹膜后淋巴结肿大，提示肠套叠的病因可能是恶性肿瘤。

（5）腹水。

【影像鉴别】

（1）肠扭转　突发剧烈腹痛，CT 检查可见肠管和（或）系膜血管呈顺时针或逆时针旋转，表现为特征性的漩涡征，可伴有肠缺血改变。

（2）腹内疝　直接征象“蘑菇征”，闭袢肠管呈 C 形或 U 形，肠系膜血管牵拉增粗，系膜由疝环向肠管侧呈放射状表现；典型表现为疝囊征，为小肠肠袢包裹在疝囊内。

（3）肠道淋巴瘤　可表现为较长范围的肠壁弥漫性增厚，可有动脉瘤样扩张表现，但无腊肠征或同心圆征。

【特别提示】

肠套叠为一部分肠管嵌入或脱垂进入相邻下游肠管内。肠套叠为幼儿急性小肠梗阻最常见的原因，儿科肠套叠经钡、气体或盐水灌肠通常可成功复位。相反，成年人小肠套叠多在 CT 检查时偶然发现，应适当处理。

六、肠系膜上动静脉栓塞

【影像表现】

（1）直接征象　CT 平扫血栓呈相对高密度，可出现管腔增粗，周围间隙模糊；CT 增强扫描血管腔充盈缺损或血管截断完全阻塞者，远侧血管不强化。

（2）间接征象　肠壁水肿增厚或变薄，肠壁增厚是最常见的间接征象，增厚程度在 8 ～ 15mm 之间。

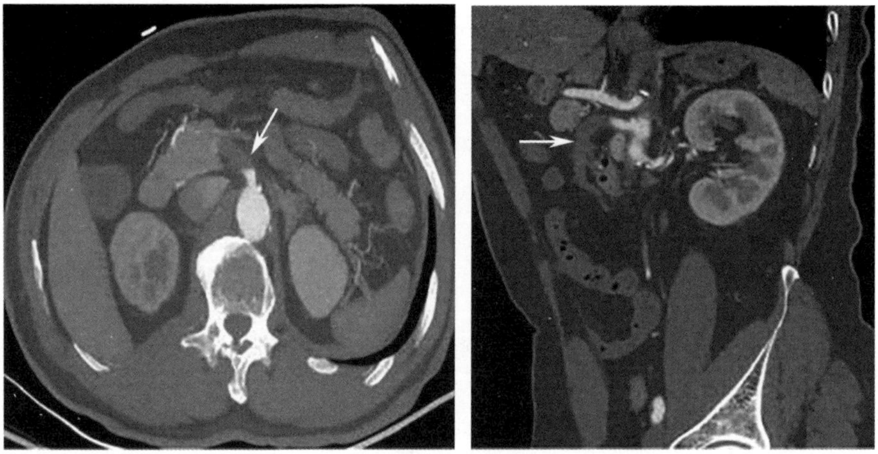

肠系膜动脉 CTA 检查显示肠系膜上动脉近段管腔内见条状充盈缺损，
远段分支未见确切显影

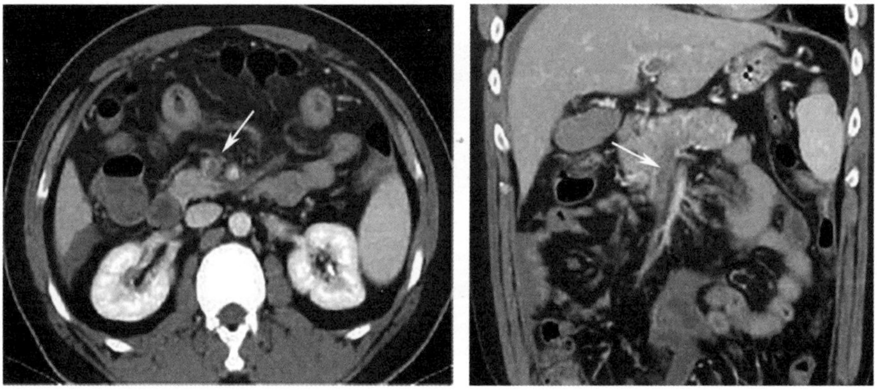

肠系膜静脉 CTV 检查显示肠系膜上静脉近段管腔内见条状充盈缺损，
远段分支未见确切显影，部分肠管管壁水肿

（3）肠系膜血管呈缆绳样增粗，边缘模糊，是由于肠系膜血管充血水肿和渗出所致。

（4）肠壁扩张伴有气液平面　为肠壁坏死渗出、出血的影像表现，提示肠蠕动消失。

（5）腹腔内积液、肠壁内积气及门静脉内积气。

【影像鉴别】

与肠系膜上动脉夹层、附壁血栓、动脉粥样硬化引起的 SMA 狭窄相鉴别。

【特别提示】

（1）肠系膜上动脉栓塞　多起病急骤，突发腹部持续性剧烈绞痛，伴频繁呕吐。初期肠鸣音存在，与腹痛程度不相称。当呕吐血性物或排出暗红色血便时腹痛可减轻。

（2）肠系膜上静脉栓塞　多起病缓慢，多表现为腹部不适，排便习惯改变，初期症状相对较轻。随时间延长，可出现剧烈腹痛、持续性呕吐、腹泻、血水样便、动脉栓塞。

第四节　腹膜腔疾病

一、腹腔脓肿

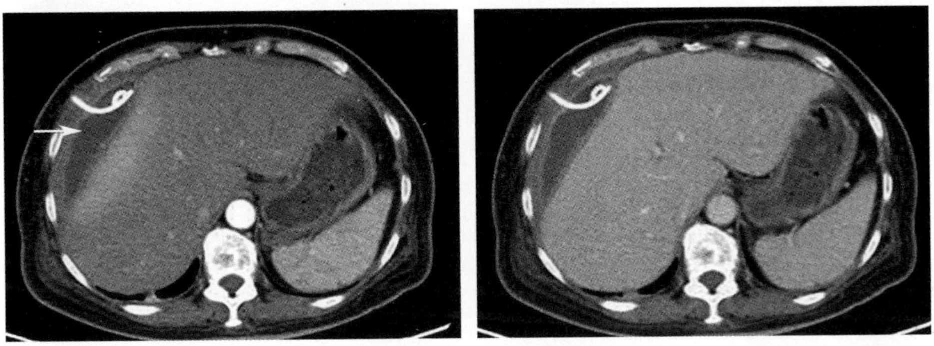

腹腔脓肿引流术后，肝周见片状液体密度影，周围壁较厚，内见斑片状气体密度影，并见引流管延伸至体外

【影像表现】

（1）早期脓肿平扫为软组织密度肿块影，边缘模糊，增强扫描无强化。

（2）脓肿形成期平扫，脓肿中央为低密度，而周边密度略高，边缘清楚，增强扫描见环形强化。邻近脏器和结构受压移位变形。

（3）脓肿内有气体时可见气液平面，成串气泡影的出现对腹腔脓肿的诊断有重要价值，但无特异性。

【影像鉴别】

腹腔脓肿的鉴别诊断中，需要密切结合腹腔脓肿的病因以及扩散途径进行综合分析。

【特别提示】

（1）腹腔脓肿常继发于腹部手术、创伤后腹膜炎、细菌性胃肠道炎症、胃肠道穿孔以及肠坏死等。

（2）按发病部位有膈下脓肿、肠系膜间隙脓肿、盆腔脓肿等。

二、腹膜肿瘤

【影像表现】

（1）显示腹膜、肠系膜及网膜增厚，呈结节状、丘状、不定形实质肿块或饼

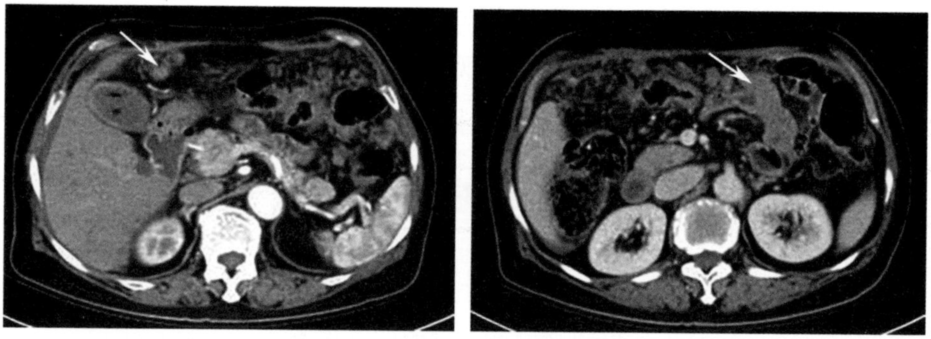

卵巢癌术后大网膜转移，大网膜区可见凹凸不平结节状肿物影，类似饼状

状增厚，最易检出腹膜肿瘤的部位是肝脏外侧腹膜面。

（2）腹腔肿瘤大多数合并腹水。肠壁受肿瘤浸润表现为肠壁增厚及粘连。

（3）原发性腹腔肿瘤少见，较为常见的是间皮瘤，间皮瘤沿腹膜表面浸润生长，致腹膜弥漫性不规则增厚或形成结节状肿块。

（4）还可侵及肠系膜，使之僵硬收缩呈放射状。

【影像鉴别】

腹膜肿瘤的最终诊断需要病理。

【特别提示】

（1）腹膜腔肿瘤分为原发性和继发性。

（2）原发性较少见，而继发性较常见，主要来自胃、结肠、肝脏、胰腺、胆道、子宫及卵巢癌。

三、腹腔积液

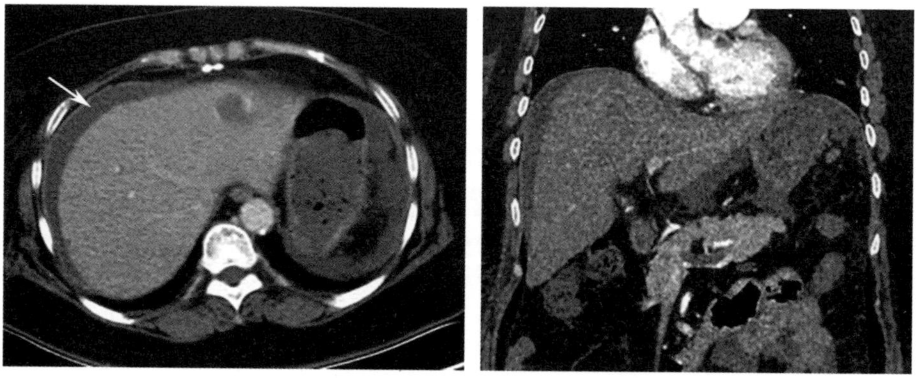

肝、脾周及小网膜囊区见液体密度影，腹腔脂肪间隙模糊

【影像表现】

腹腔积液在CT上表现为均匀的液性低密度影。

（1）少量腹腔积液　积液量＜500mL。于膈下、肝肾、脾肾、膀胱直肠间隙或实质性脏器周围见较局限的水样低密度影。

（2）中量腹腔积液 积液量介于 500 ～ 1000mL 之间，腹腔内脏器周围弥漫性分布水样低密度区，见于中下腹及侧腹部，肠管之间及实质脏器周围积液。

（3）大量腹腔积液 积液量＞ 1000mL，腹部膨隆，腹膜腔扩大，全腹腔内脏器周围均被水样密度区包绕，腹水积聚在两侧结肠旁沟内，并推移结肠向中央聚拢，积液也可位于小肠系膜根部附近并推移小肠，使肠管漂浮于大量腹腔积液中，类似于“水上浮莲征”。

【影像鉴别】

与胸腔积液鉴别点如下。

（1）膈肌征 横膈顶向头侧凸出，低密度影在膈外周为胸腔积液，在膈内为腹水。

（2）膈脚移位征 胸腔积液时压迫膈脚向前、向外侧移位。

（3）界面征 肝与肺在层面上的分界一般是清晰的，腹水时也清晰明确，而当胸腔积液时则肝与肺分界不清晰。

（4）肝裸区征 肝的背侧内部肝与膈肌直接相贴，此为裸区，产生腹水时液体不在此区潴留。

【特别提示】

（1）腹水根据临床治疗及预后可分为良性与恶性腹水，后者指发生于恶性肿瘤性病变的积液，继发于其他非恶性肿瘤性病变者统称为良性腹水。

（2）良性腹水既包括漏出液（肝硬化、心力衰竭等），也包括渗出液（结核性腹膜炎、消化道穿孔等）。

（3）恶性腹水一般为渗出液，与肿瘤细胞阻塞静脉及淋巴管、肿瘤细胞分泌的血管内皮生长因子、基质金属蛋白酶等促进新生血管生成、血管通透性增加、腹腔内肿瘤阻塞淋巴道以及肿瘤所致低蛋白血症、并发感染有关。

第五节 腹膜后间隙疾病

一、原发腹膜后肿瘤

【影像表现】

（1）脊柱两旁圆形或类圆形低密度灶，边界清晰，密度均匀或不均匀，节细胞瘤钙化较为多见，增强后轻中度强化。

（2）密度较低，CT 值在 −40 ～ −20Hu 之间，比正常脂肪组织高，多数病变密度不均，常含有软组织密度、不规则条状影及脂肪密度影；边界不清楚，具有一定的浸润性，增强扫描软组织部分常可明显强化。

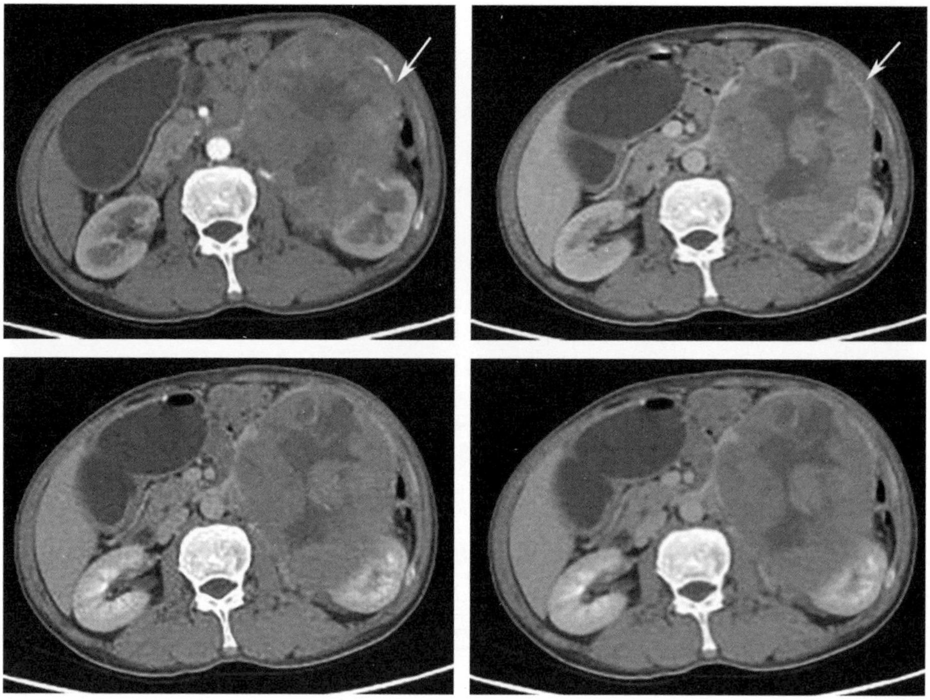

左侧肾上腺区见巨块软组织密度影，边界清，内密度不均，见钙化及散在条片状低密度影，病变不均匀，较明显强化，病灶推挤胰腺、脾脏、左肾，局部分界欠清，左侧肾上腺显示不清（病理结果为左侧肾上腺皮质癌）

【影像鉴别】

（1）腹膜后肿瘤需要与腹膜腔肿瘤相鉴别。

（2）须与转移瘤相鉴别。

【特别提示】

80%为恶性。源于脂肪、结缔组织、神经、血管、肌肉、淋巴。

二、腹膜后淋巴瘤

【影像表现】

（1）腹膜后多数淋巴结肿大，主要累及腹主动脉旁淋巴结、门腔间隙、腔静脉后间隙淋巴结、膈脚后间隙淋巴结，以及肾门、脾门淋巴结，病变后期有融合趋势，呈团块状，密度均匀。

（2）增强扫描轻度强化，如中央发生坏死则表现为环状强化，肿大淋巴结对邻近组织器官形成包绕或压迫移位。

（3）淋巴瘤的结外侵犯以非霍奇金淋巴瘤更为常见，累及肝、脾等器官。

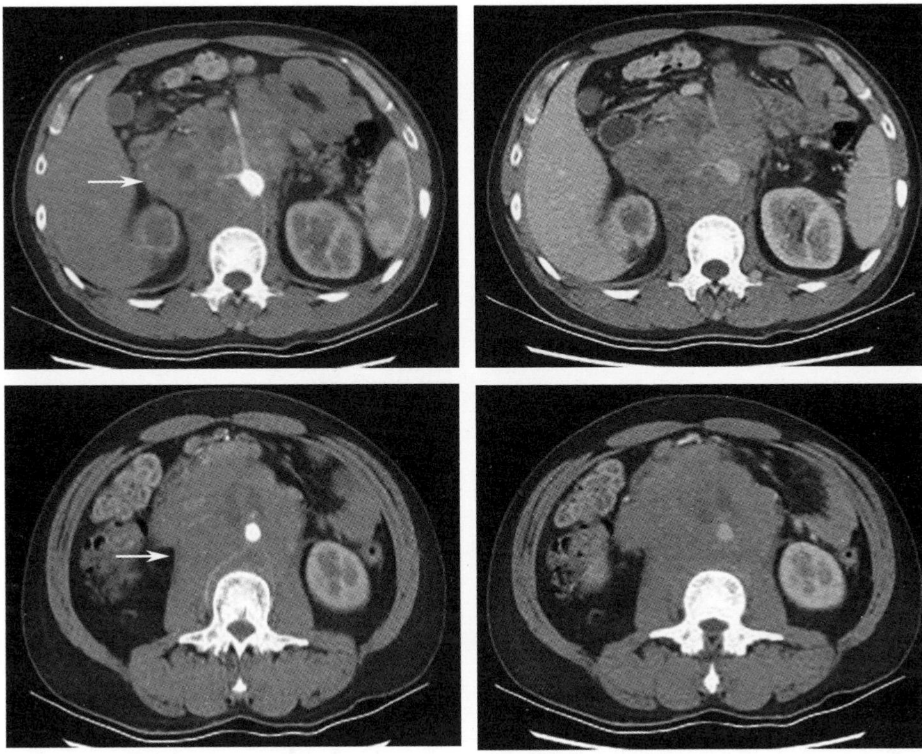

腹膜后见软组织肿块影，形态不规则，呈多发融合改变，增强扫描呈不均匀强化；下腔静脉及双肾静脉显示不清；病灶包绕腹主动脉、肠系膜上动脉及双肾动脉，管腔略变细，管壁尚光整；病灶与邻近组织分界不清

【影像鉴别】

腹膜后淋巴瘤需要与腹膜后原发肿瘤和淋巴结转移相鉴别，确诊困难时常需穿刺活检证实。

【特别提示】

腹膜后淋巴瘤多为全身淋巴瘤的一部分。易发生于中年男性。

三、腹膜后转移瘤

【影像表现】

（1）只有转移癌使淋巴结增大到一定程度才能为 CT 扫描所发现。

（2）淋巴结转移癌可以表现为单个淋巴结肿大，一般直径大于 20mm 认为肿大，15 ～ 20mm 为可疑。

（3）病变晚期，较大的淋巴结中央可出现低密度的肿瘤坏死区，或成簇分布的淋巴结融合，形成巨大肿块。

（4）肿大的淋巴结可包绕邻近血管，压迫或推移邻近器官引起症状。

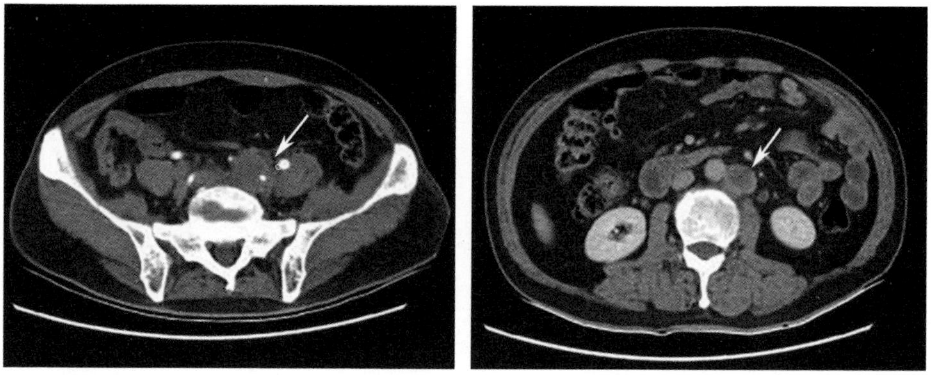

腹膜后脊柱旁见多发团块状肿大淋巴结，呈明显不均匀强化，边缘模糊（卵巢癌术后）

（5）增强扫描有助于肿大淋巴结分布范围的评价及其与邻近正常结构的鉴别。

【影像鉴别】

腹膜后转移瘤需与反应性增生、肉芽肿性病变相鉴别。

【特别提示】

原发肿瘤部位不同，其淋巴转移途径和腹膜后淋巴结受累情况亦不同。

四、腹主动脉瘤

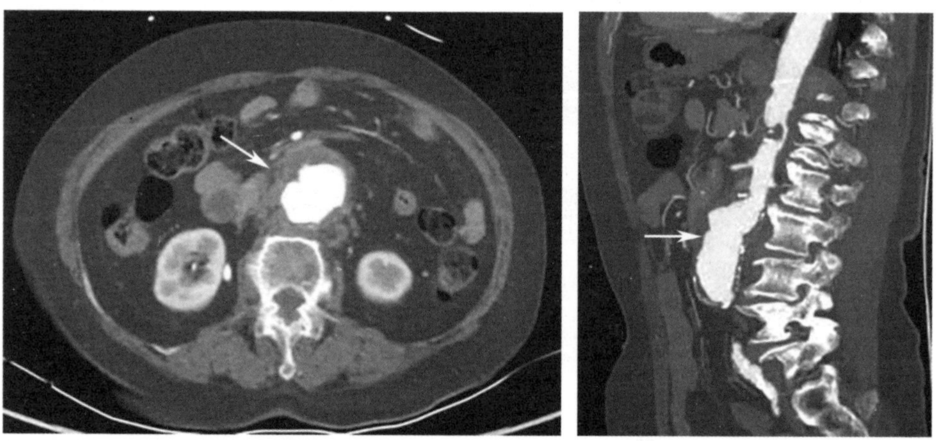

腹主动脉局限性增宽，呈瘤样扩张，瘤壁可见点状及弧形钙化及低密度血栓

【影像表现】

（1）真性动脉瘤主要表现为腹主动脉局部梭形扩张，借助 CTA 技术还可显示动脉瘤的三维空间关系和血管结构的连续性。

（2）夹层动脉瘤 CT 诊断迅速而准确，平扫时通过分析内膜钙化的移位情况可判定真假腔大小，增强扫描才能清晰显示双腔、内膜片、病变范围以及假腔内血栓形成情况。

【影像鉴别】

（1）动脉粥样硬化导致主动脉迂曲、增宽，横断面上易误诊为动脉瘤。

（2）假性动脉瘤，可以根据假性动脉瘤破口、附壁血栓形态进行鉴别。

（3）主动脉夹层的假腔充盈血栓时需与动脉瘤相鉴别。

【特别提示】

（1）腹主动脉瘤好发于老年人，男性多于女性，多数无症状。

（2）腹主动脉瘤破裂时，患者剧痛、休克甚至死亡。

五、腹膜后纤维化

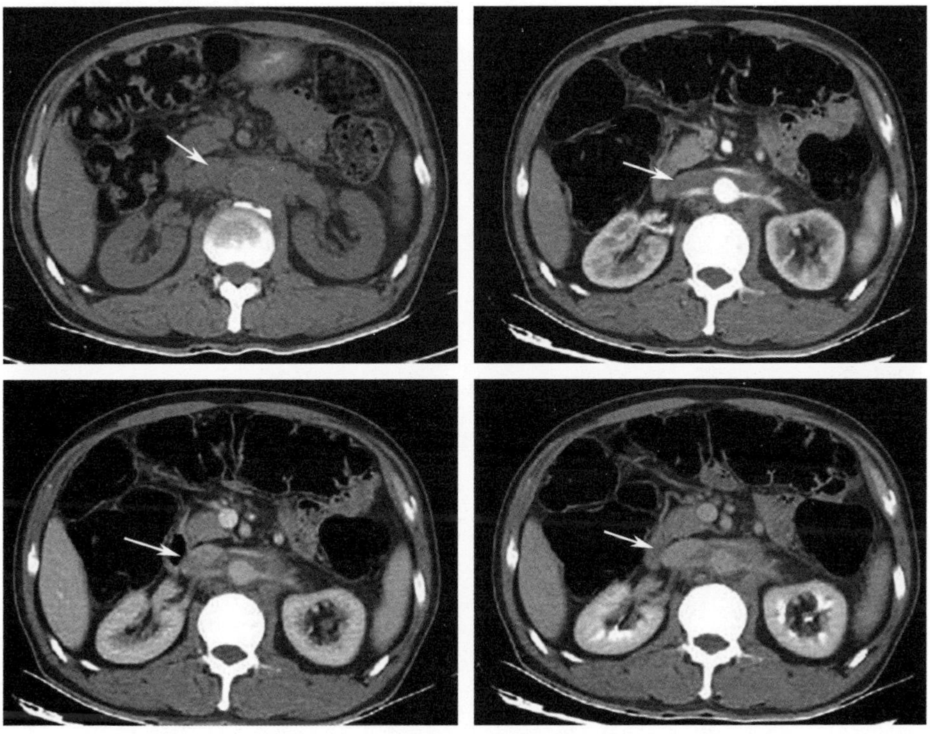

腹主动脉周围双侧肾动脉水平，腹膜后间隙内见不规则形软组织密度影，增强扫描病变轻度强化，边界不清，病变包绕邻近血管结构，局部管壁毛糙

【影像表现】

（1）肿块型　分布于腹膜后、脊柱两旁、肾门以下水平包绕主动脉周围的软组织密度肿块，质地均匀。

（2）弥漫型　累及范围较广，肾周组织、肝脏被膜及腹膜可受累。

（3）平扫　与肌肉密度相仿。

（4）增强扫描　肿块强化程度与疾病的分期有关，早期的腹膜后纤维化血管增生活跃，增强扫描时病灶明显强化；后期纤维化程度加重导致强化程度减弱。

【影像鉴别】

（1）腹膜后淋巴瘤表现为软组织密度影，密度均匀，与肌肉相比为等密度，少见出血、坏死、囊变、钙化；增强扫描呈轻中度均匀强化；包绕主动脉和下腔静脉，形成夹心面包征，周围常伴渗出。

（2）腹主动脉大动脉炎表现为病变段动脉管壁内膜毛糙且不规则增厚，可见受累动脉中膜或全层钙化，管腔出现狭窄、闭塞等征象，增强扫描延迟期可见活动期患者增厚动脉壁呈非均匀强化，对周围脏器无压迫，不会侵犯输尿管而导致泌尿系梗阻。

（3）腹膜后转移瘤有原发恶性肿瘤病史，伴多发肿大淋巴结，类圆形结节影，边缘清晰，呈软组织密度。可融合成团，呈分叶状，推移或包绕大血管。淋巴结可因坏死而密度不均。

【特别提示】

（1）一般起源于腹主动脉下段，可沿腹主动脉长轴走行，沿途可包绕下腔静脉和输尿管，与其分界不清。一般不累及大血管后方，无推移征象。

（2）当病变包裹输尿管时，可出现肾盂积水征象。

（于蒙蒙　张　林　周子宁）

第六章

泌尿生殖系统

第一节　泌尿系统疾病

一、泌尿系统先天性发育异常

（一）肾脏先天性发育异常

1. 肾脏数目缺如

肾数目异常以肾缺如常见，双侧缺如者难以存活，出生后短期内死亡，故临床上肾缺如均为单侧，即仅有一侧肾脏，亦称孤立肾，尸检发现率为0.1%。

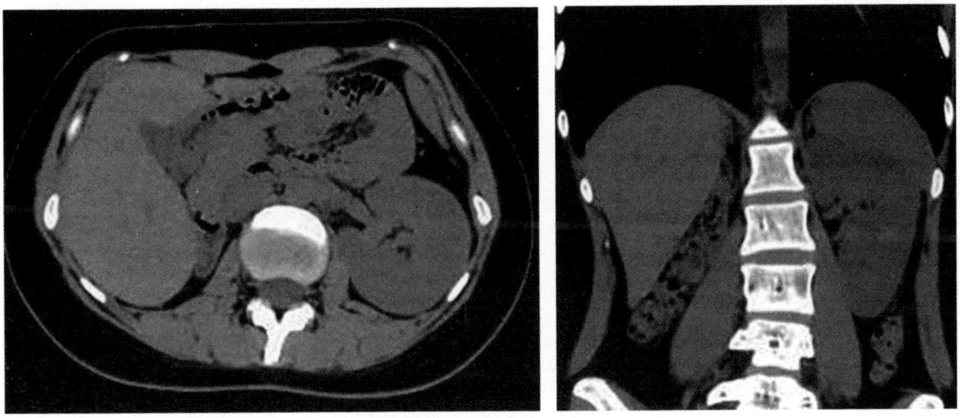

右肾床内未见正常肾脏影像

【影像表现】

CT检查显示缺如侧肾床内无肾影显示，为脂肪、胰体尾或肠管所占据，同侧肾上腺多明确显示；对侧肾代偿性增大，且密度正常。

【诊断与鉴别诊断】

孤立肾影像学表现具有特征，即缺如侧无肾结构显示，对侧肾发生代偿性增大，易诊断。孤立肾应与异位肾、先天性肾发育不良及手术后肾缺如鉴别：不同位置异位肾时，超声、CT和MRI检查均可发现异位的肾脏；先天性肾发育不良时，CT和MRI检查显示肾床内有小肾即侏儒肾；手术后肾缺如有明确手术史，鉴别多无困难。

【特别提示】

为了担负缺如侧肾脏的生理功能，孤立肾发生代偿性增生、肥大。此外，孤立肾也常伴有其他一些先天性异常，常见为孤立肾异位和旋转不良。肾脏缺如侧的输尿管未发育或呈盲端，同侧的膀胱三角区也可不发育，肾动脉则可完全缺如。孤立肾一般无任何临床表现，多意外发现。

2. 肾脏位置异常

肾脏位置异常即异位肾，主要包括单纯异位肾和游走肾。

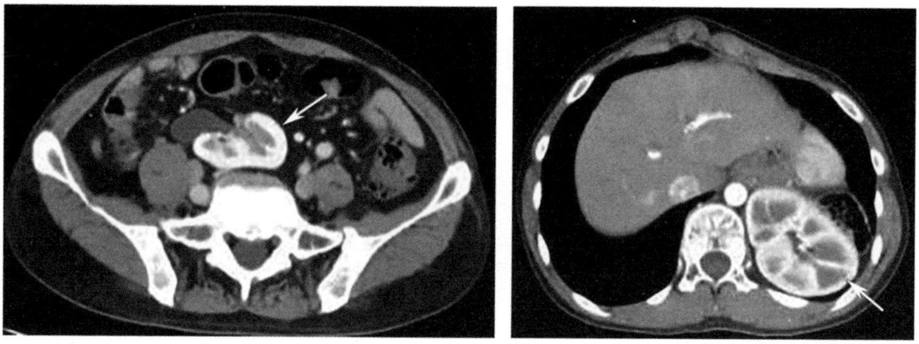

(a)　(b)

（a）右侧低位异位肾（腹肾）;（b）左侧高位异位肾（膈下肾）

【影像表现】

CT 平扫显示肾床内无肾影，而为脂肪、肠管、胰腺等结构占据，肾上腺位置正常。于盆腔、下腹部、膈下或胸内可见肿块影，密度和形态类似正常肾脏。增强检查其强化形式和程度均与正常位置肾脏相同。

【影像鉴别】

CT 平扫显示肾床内无肾影，而被脂肪、肠管、胰腺等结构占据，肾上腺位置正常。于盆腔、下腹部、膈下或胸内可见肿块影，密度和形态类似正常肾脏。增强检查，其强化形式和程度均与正常位置肾脏相同。排泄性尿路造影，可见肾盂、肾盏及输尿管显影，但位置异常，由于多伴肾旋转异常，因而肾盂、肾盏的形态也有别于正常。

【特别提示】

单纯异位肾为肾脏在发育过程中未上升、上升不足或过度上升所致，但异位的肾脏仍居同侧腹膜后，常伴有旋转异常。异位肾可位于盆腔、髂窝、下腹、膈下或胸腔内，分别称为盆肾、髂肾、腹肾、膈下肾和胸内肾。临床上，单纯异位肾常无症状，但可表现为腹腔或盆腔肿块，也可因结石、感染而出现相应临床症状和体征。

3. 肾脏旋转异常

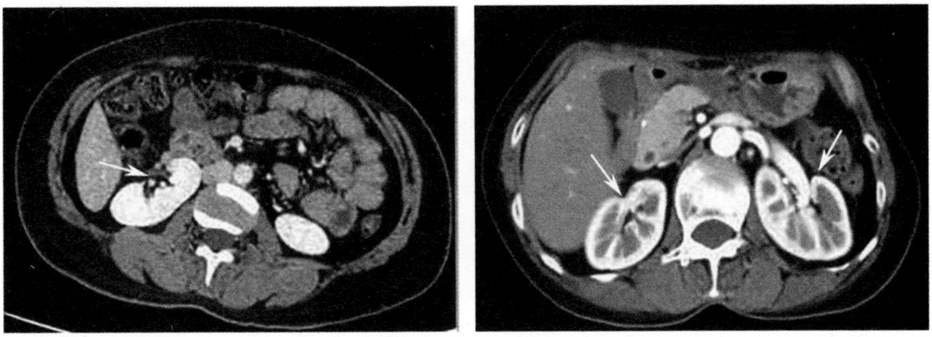

(a) (b)

（a）肾门朝向外侧；（b）双肾肾门均朝向前外侧

【影像表现】

肾脏旋转异常较为常见。CT检查显示肾旋转不良时，可显示肾门的朝向异常。

【影像鉴别】

肾旋转异常时，各种影像学检查均可发现肾门、肾盂的朝向异常及其并发症，不难诊断，需注意的是应除外邻近肿物压迫造成的肾轴转位。

【特别提示】

在胚胎发育中，肾脏自盆腔升至腰部并同时发生旋转，致出生后肾盂及肾门指向前内方，若发生异常则可产生肾脏旋转异常，其中最常见的是肾脏沿长轴的旋转异常，表现为肾盂和肾门指向前、外或后方。肾脏旋转异常可单独发生，也常并发其他异常，尤其是异位肾和融合肾。临床上多无症状，但也可因肾盂积水、结石和感染等并发症而产生相应症状。

4. 肾脏形态异常

包括融合肾、分叶肾、驼峰肾和肾柱排列异常。

（1）融合肾

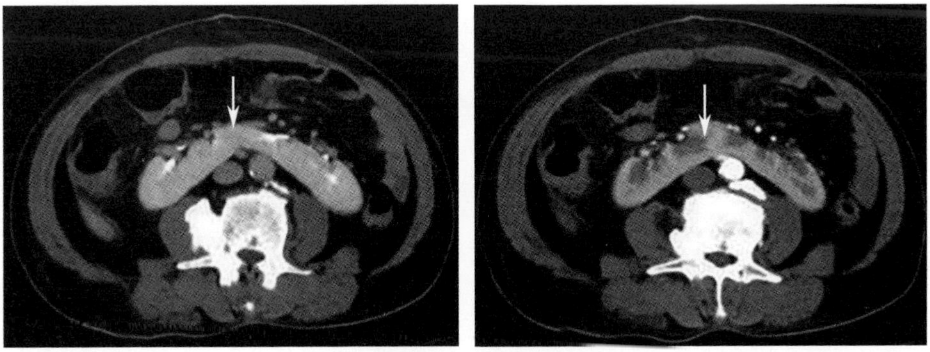

马蹄肾，双肾下极融合

【影像表现】

CT 检查显示可于脊柱前方发现连接两肾下极或上极（少见）的肾实质，其密度、强化表现均同正常肾实质，可有肾积水等表现。

【影像鉴别】

马蹄肾的特征是两侧肾脏上极或下极相连，且多为下极相连，易于诊断。

【特别提示】

融合肾中最常见的是马蹄肾，为两肾的下极或上极相互融合，以下极融合多见。融合部称为峡部，多为肾实质，少数为纤维组织相连。马蹄肾发生率为 0.01% ～ 0.1%，多见于男性，可无症状，或因腹部肿块而就诊，部分病例可有尿路梗阻、感染表现。

（2）分叶肾、驼峰肾和肾柱排列异常

【影像表现】

肾柱排列异常于平扫 CT 表现为局部肾实质增厚，增强 CT 显示其与正常的皮质柱密度一致，呈卷曲状，其内有正常肾髓质［图（a）、图（b）］。CT 平扫显示分叶肾表面有多个切迹，致肾轮廓呈分叶状改变，增强扫描皮质期见明显强化的肾柱自切迹处延伸至肾实质内［图（c）、图（d）］。驼峰肾表现为局限性肾实质外突，

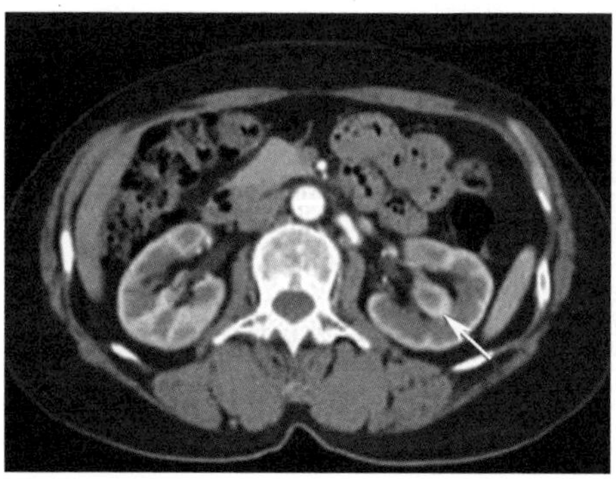

(a)

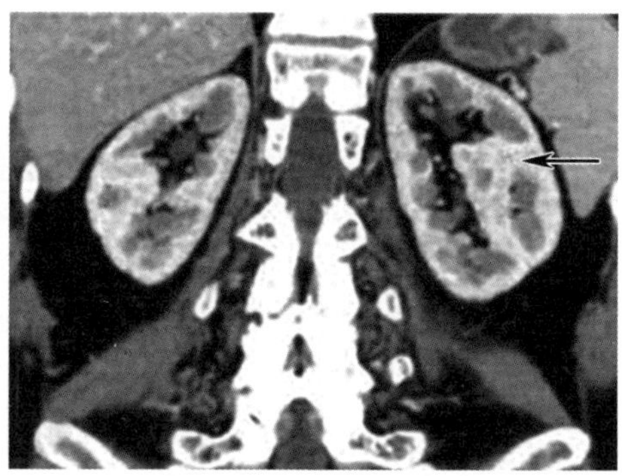

(b)

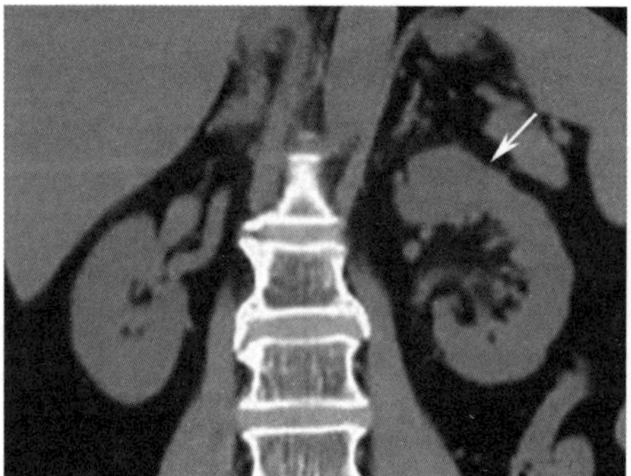

(c)

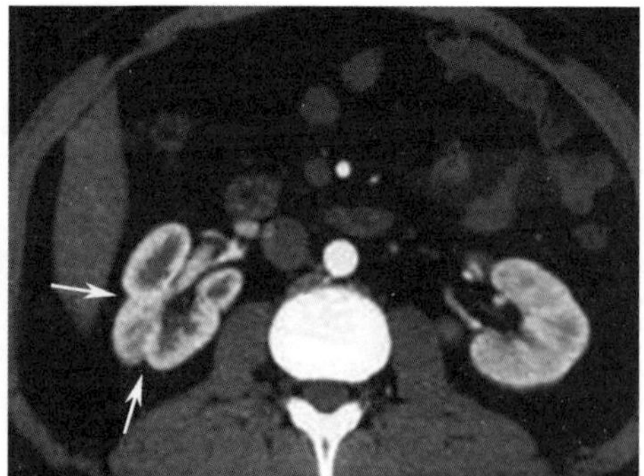

(d)

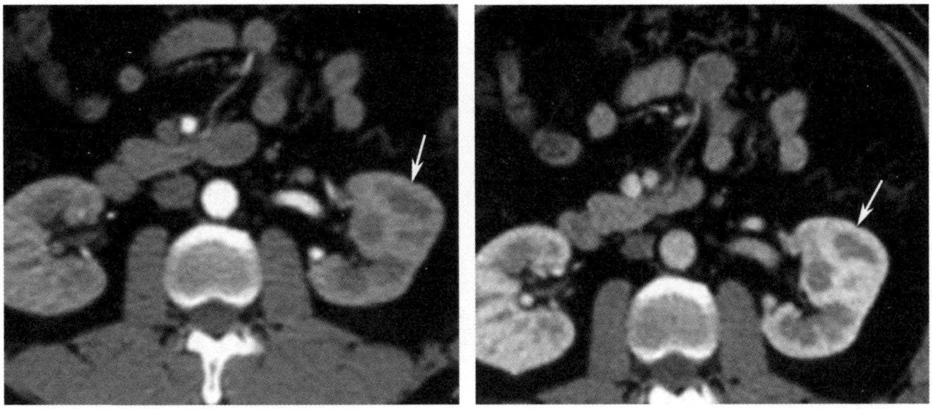

(e)　　(f)

边缘光整，局部肾实质增厚，但其密度、信号强度及强化表现均同正常肾实质［图（e）、图（f）］。

【影像鉴别】

CT 和 MRI 检查均可发现分叶肾及驼峰肾的肾轮廓改变，易于明确诊断。需与分叶肾鉴别的病变是慢性肾盂肾炎瘢痕造成的肾切迹改变，后者除肾表面切迹外，尚显示肾脏萎缩和肾实质变薄，且临床上有相应病史。驼峰肾和肾柱排列异常应与肾脏肿瘤鉴别，应用增强 CT 或 MRI 检查，鉴别并不困难。

【特别提示】

均为肾脏形态的正常变异，通常无症状，多为影像学检查时意外发现。分叶肾又称胎儿性分叶肾，发生率很高，50% 成人不同程度存在。其为胚胎时肾叶融合不完全，肾表面有浅沟所致，浅沟处则有自皮质向内伸入的肾柱。驼峰肾为肾表面局限性隆突，状似驼峰，多发生在左肾上中部。肾柱排列异常，指肾皮质柱肥大及卷曲畸形。

5. 肾脏发育不全

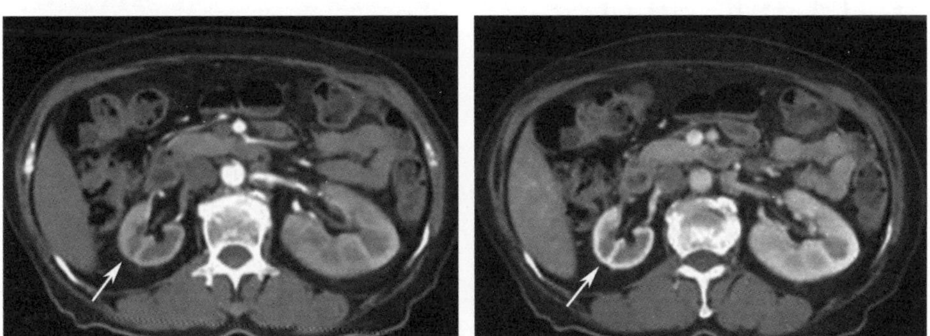

右肾体积较左肾减小，密度及强化程度均正常

【影像表现】

肾发育不全又称侏儒肾，较为少见。CT 检查显示发育不全肾脏的密度、强化表现均类似于正常肾脏，仅体积显著缩小。

【影像鉴别】

一侧肾脏体积小，但形态、密度及信号强度均正常，是肾发育不全的特征。需鉴别的病变是慢性肾盂肾炎和肾血管病变所致的肾萎缩。慢性肾盂肾炎所致的肾萎缩形态不规则，有瘢痕性切迹；肾动脉病变造成的肾萎缩在血管成像上显示肾动脉狭窄，而肾发育不全时肾动脉仅显示细小。

【特别提示】

侏儒肾时，肾实质总量减少致肾体积小，但组织结构正常。本病一般为单侧，女性多于男性。临床上可无症状，或有高血压、结石或感染表现。

（二）肾盂输尿管重复畸形

1. 肾盂输尿管重复畸形

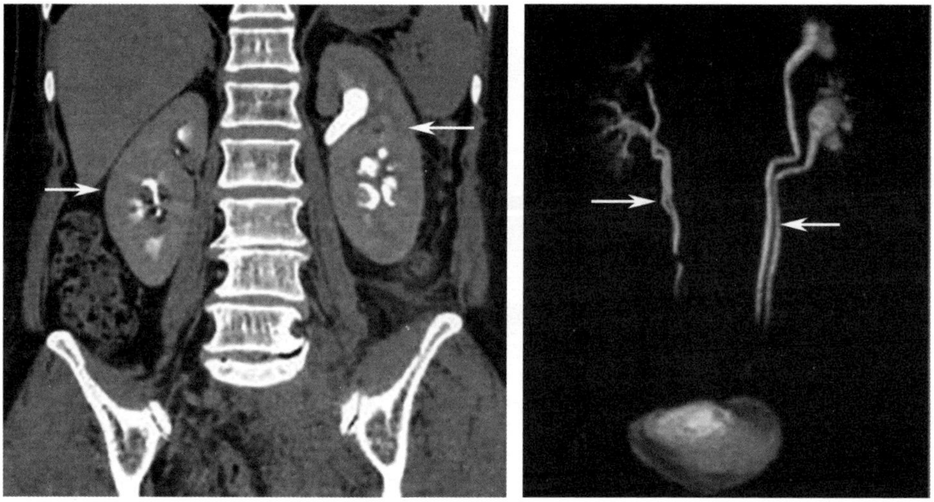

CTU 冠状位及三维图像，双侧可见双肾盂及输尿管

【影像表现】

CT 和 CTU 均显示同侧肾区有两套肾盂和输尿管，表现类似排泄性尿路造影。结合原图像，还有利于明确发生积水扩张的上方肾盂和输尿管。

【影像鉴别】

排泄性尿路造影、CTU 和 MRU 检查均可显示肾盂输尿管重复畸形，且征象明确，不难诊断。然而，合并上方肾盂输尿管积水时，排泄性尿路造影难以显示，CTU 和 MRU 检查则可明确诊断。

【特别提示】

肾盂输尿管重复畸形即重复肾较为常见，为一个肾脏分为上、下两部，各有一套肾盂和输尿管。上、下两部多不相等，上段肾体多较小，而下段一般较大，两段表面间有一浅沟。重复的输尿管向下走行时可相互汇合，也可分别汇入膀胱，其中与下方肾盂相连的输尿管在膀胱开口的位置正常，而与上方肾盂相连的输尿管常为异位开口。异位输尿管口可发生狭窄，导致上方肾盂、输尿管积水。

2. 输尿管膨出

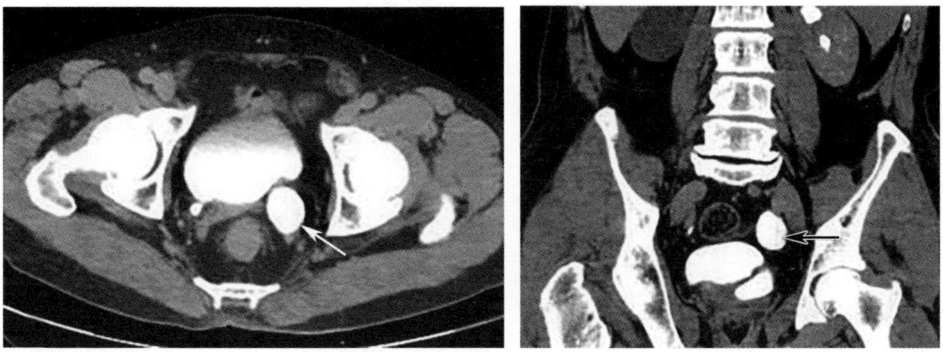

CTU 检查显示膀胱三角区可见薄壁圆形结构

【影像表现】

CT 检查显示在膀胱三角区可发现薄壁圆形结构，其内为尿液密度或信号强度，壁的密度或信号特征类似于膀胱壁。CTU 表现类似排泄性尿路造影所见。

【影像鉴别】

输尿管膨出影像学表现具有前述特征，一般诊断不难。如尿路造影难与膀胱肿瘤、前列腺增生鉴别时，可用其他影像检查技术，多能做出明确诊断。

【特别提示】

输尿管膨出又称输尿管囊肿，为输尿管末端在膀胱内形成的囊状膨出，原因不明，多认为是输尿管口先天性狭窄致其膀胱壁内段扩张并突入膀胱所致，约50% 病例上段尿路发生扩张、积水。本病常见于成年女性。临床上无症状或有梗阻、感染、结石表现。

二、泌尿系结石

（一）肾结石

【影像表现】

CT 平扫能确切发现位于肾盏和（或）肾盂内的高密度结石影，而某些平片难以发现的阴性结石也可在 CT 检查中得以显示。应注意，肾盂、肾盏小结石不

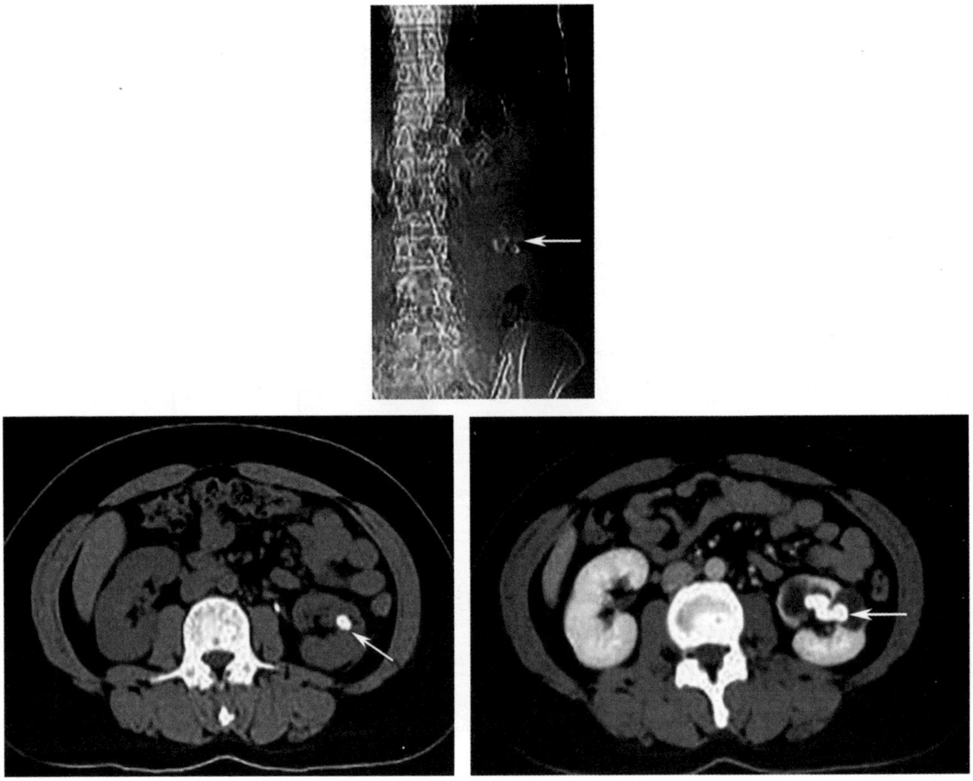

左侧肾盂、肾盏区多发结节状高密度影

易与肾荚区肾动脉壁钙化影鉴别，特别是当患者年龄较大且有动脉壁多处钙化时，增强检查早期扫描能显示动脉强化，有助于这一鉴别。

【影像鉴别】

临床疑为肾结石时，通常以KUB平片或超声作为初查方法，多数阳性结石具有典型表现，诊断不难。若平片诊断困难或为平片难以发现的阴性结石，行CT检查有助于确诊。

肾结石主要应与髓质海绵肾（双侧肾集合管扩张并细小钙化）和肾钙质沉着症（双侧性，见于高钙血症和肾小管酸中毒）鉴别，后两者钙化均位于肾锥体处，且为双侧多发，尿路造影、CT或超声检查均可显示这些特征，通常不难鉴别。

【特别提示】

肾结石在泌尿系统结石中居首位，常见于中青年男性，通常为单侧性，约10%为双侧性。结石可单发或多发，引起的病理改变主要是梗阻、积水、感染和黏膜损伤。临床典型症状为疼痛和血尿。疼痛可为钝痛或绞痛，常向下腹和会阴部放射。血尿多为镜下血尿，少有肉眼血尿。如并发感染，则出现尿频、尿急、尿痛和脓尿。

（二）输尿管结石

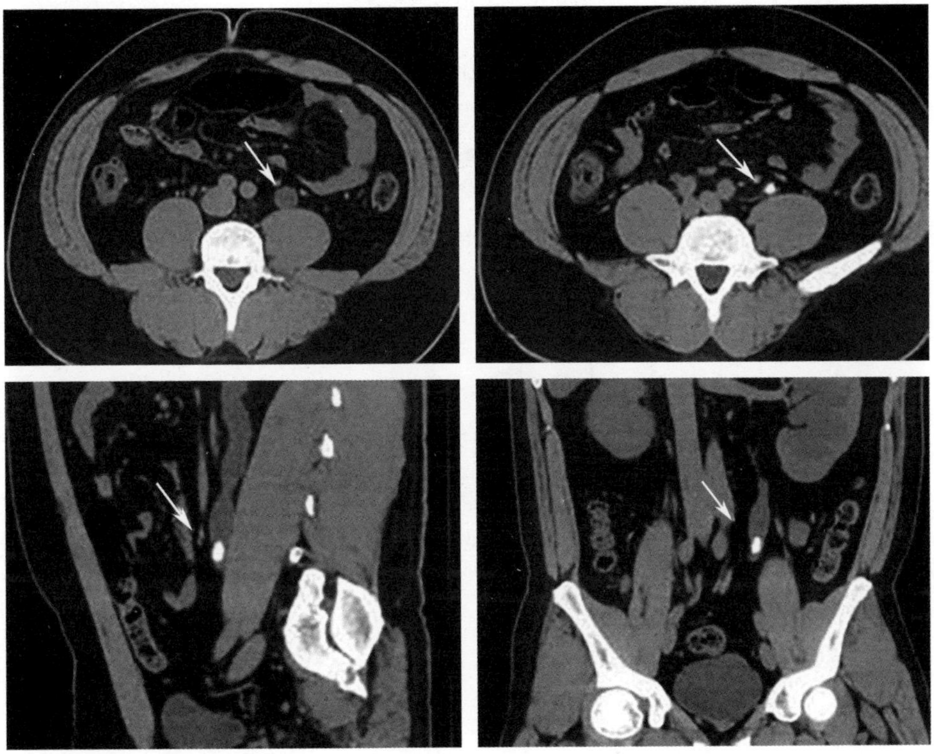

矢状位、冠状位重建图像，上段输尿管扩张，中下段见高密度结石（箭头所示）

【影像表现】

CT 平扫即可发现输尿管走行区内的高密度影，通常较小，横断面呈点状或结节状，其上下径一般大于横径和前后径。上方的输尿管常有不同程度扩张，并于高密度影处呈突然截断，冠状面、矢状面重建显示更为直观。当输尿管结石仅表现为高密度影而无上方尿路扩张积水时，需进行增强 CT 延迟扫描，可见平扫的高密度影与强化的输尿管相重合，从而提示其位于输尿管内。

【影像鉴别】

输尿管结石多因具有典型临床表现而行影像学检查。通常以 KUB 平片作为初查方法，当发现前述阳性结石典型表现时，诊断不难。若平片检查由于：①肠内气体影响图像质量；②难以与其他钙化如静脉石等鉴别；③可能为阴性结石。则应行尿路造影、超声或CT 检查。其中CT 检查可有助于获得较为准确的诊断结果。

【特别提示】

输尿管结石也是泌尿系统常见结石，绝大多数为肾结石下移而来，且易停留在生理狭窄处，即输尿管与肾盂连接部、输尿管与髂血管交叉部（骨盆缘处）及输尿管的膀胱入口处。输尿管结石除造成黏膜刺激和出血外，尚可使其上方尿路发生不同程度扩张积水。临床上，易见于中青年男性，主要症状为突发性腹部绞痛并向会阴部放射，同时伴有血尿。继发感染时，出现尿急、尿频和尿痛等膀胱刺激症状。

（三）膀胱结石

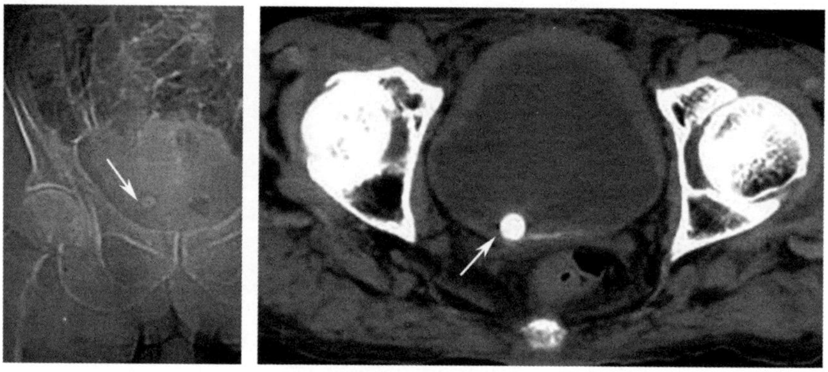

膀胱内见高密度结节影（箭头所示）

【影像表现】

CT 检查显示结石表现为膀胱腔内致密影，即使阴性结石，其密度也显著高于其他病变。

【影像鉴别】

膀胱结石的诊断主要依赖于 X 线平片、膀胱造影和超声检查，根据其位置和表现特征，通常不难诊断。平片表现不典型的阳性结石需与其他盆腔钙化如前列腺钙化、子宫肌瘤钙化及静脉石等鉴别，膀胱造影、超声和 CT 检查均能明确诊断；阴性结石在膀胱造影时表现为充盈缺损，应与血块、气泡或肿瘤鉴别，超声和 CT 检查均有助于鉴别。

【特别提示】

膀胱结石主要见于男性，多为 10 岁以下儿童和老年人。结石分原发和继发两种，前者形成于膀胱，后者由肾结石或输尿管结石下降而成。当结石梗阻膀胱出口时，可致上方尿路扩张积水，以及膀胱壁增厚形成小梁，也可发生假性憩室。临床表现包括排尿疼痛、尿流中断、尿频、尿急和血尿等。

三、泌尿系统感染性疾病

（一）泌尿系统结核

【影像表现】

CT 检查显示依肾结核发展阶段不同而表现各异。早期，显示肾实质内低密度灶，边缘不整，增强扫描其壁呈环状强化并可有对比剂进入，代表肾实质内结核性空洞，

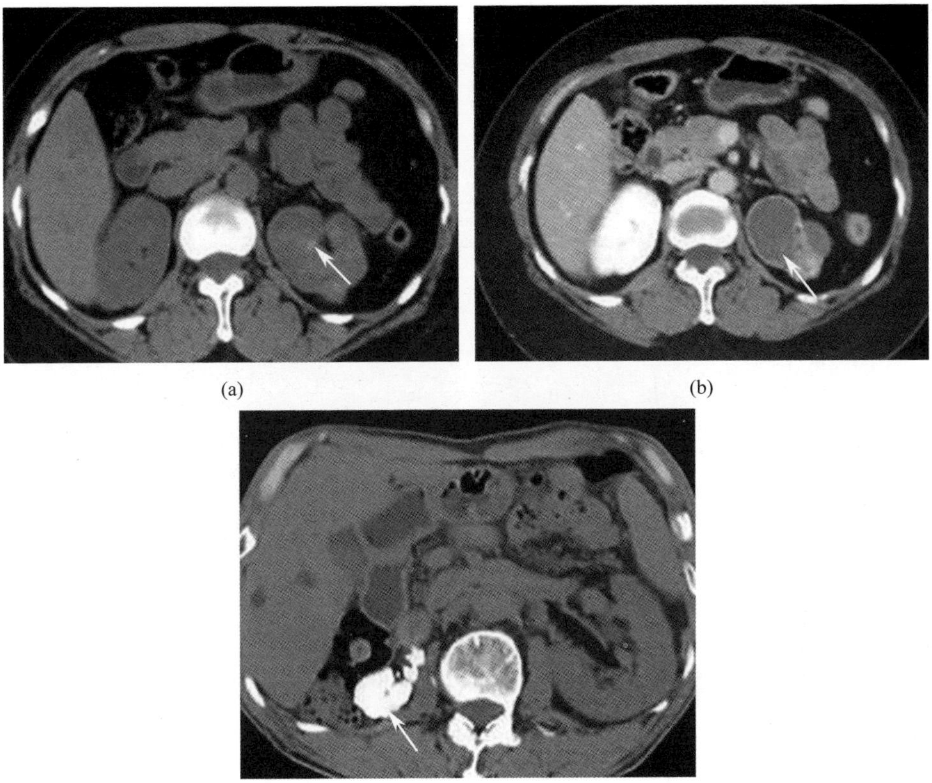

(a) (b) (c)

平扫示左肾体积稍增大，形态不规则，左肾内见多发类圆形低密度影，另见斑片状钙化影［图（a）］；增强扫描可见左肾内多个脓腔［图（b）］。右肾体积减小并钙化，为肾自截［图（c）］

然而肾盂、肾盏的早期破坏难以显示；随着病变进展，发生肾盏、肾盂狭窄，可见部分肾盏乃至全部肾盏、肾盂扩张，呈多个囊状低密度影，CT 值略高于水，肾盂壁可显示增厚。肾结核钙化时，呈多发点状或不规则高密度影，甚至全肾钙化［图（c）］。

【影像鉴别】

肾结核的诊断主要依赖于尿中查出结核分枝杆菌和相应的临床及影像学表现，后者多以尿路造影和 CT 检查为主，可显示病变范围、程度和病期，特别是尿路造影能显示早期肾盏改变，CT 则能显示肾盂壁增厚和敏感地发现病灶钙化，均有助于正确诊断。

【特别提示】

肾结核绝大多数由血源性感染引起，首先在皮质和（或）髓质内形成结核性脓肿，进而破入肾盏，产生空洞，并造成肾盏、肾盂的黏膜破坏和溃疡形成，导致肾盏、肾盂狭窄和壁增厚。肾盂狭窄可致感染蔓延至肾盏，进一步侵犯相邻肾实质，造成肾实质的广泛破坏，形成多发空洞，成为结核性脓肾，致肾功能丧失。

肾结核时若机体抵抗力增强，则病变趋向好转，出现钙盐沉积，发生局部钙化，甚至全肾钙化（肾自截）。

临床上，肾结核早期多无明显症状，当感染波及肾盂或输尿管、膀胱后，出现尿频、尿痛、脓尿和血尿。此外，还可伴有全身症状，如消瘦、乏力、低热等，以及贫血、血沉加快、肾功能受损等的相关实验室检查指标的改变。

（二）泌尿系统非特异性炎症

1. 肾脓肿

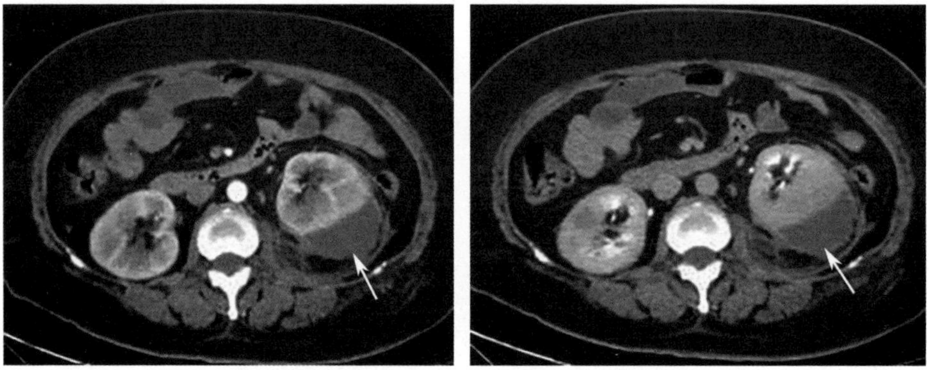

左肾体积增大，增强扫描见环形强化脓肿影，肾脏边缘毛糙，周围脂肪间隙密度增高

【影像表现】

早期炎症期，脓肿尚未局限化，表现为肾实质内略低密度肿块，增强检查可有轻度不规则强化；脓肿成熟期，显示为类圆形均一低密度病变，增强扫描病变周边呈环状明显强化，代表脓肿壁，而中心低密度无强化区为脓腔，部分脓腔内还可见低密度气体影。

感染蔓延至肾周间隙时，显示肾周脂肪密度增高；合并脓肿时，表现为肾周和肾旁脂肪间隙消失，代之以混杂密度肿块，内可有小气泡影，增强检查表现为规则或不规则的单发或多发环状强化。

【影像鉴别】

肾脓肿影像学检查应以CT作为首选方法，能准确反映脓肿的特征，根据典型表现，结合临床和实验室资料，诊断多无困难。较为困难的是在脓肿早期，缺乏特异性表现，仅显示为低密度肿块并不规则强化，难与肾肿瘤性病变鉴别，参考临床资料和随访检查均有助于鉴别。

【特别提示】

肾脓肿多由血源性感染所致，也可由尿路逆行性感染引起。肾脓肿时，感染可局限于肾内，也常蔓延至肾周间隙，甚至形成肾周脓肿。临床上常突然起病，表现为发热、肾区叩痛和局部肌紧张，尿中白细胞增多，尿培养可有致病菌生长。

2. 肾盂肾炎

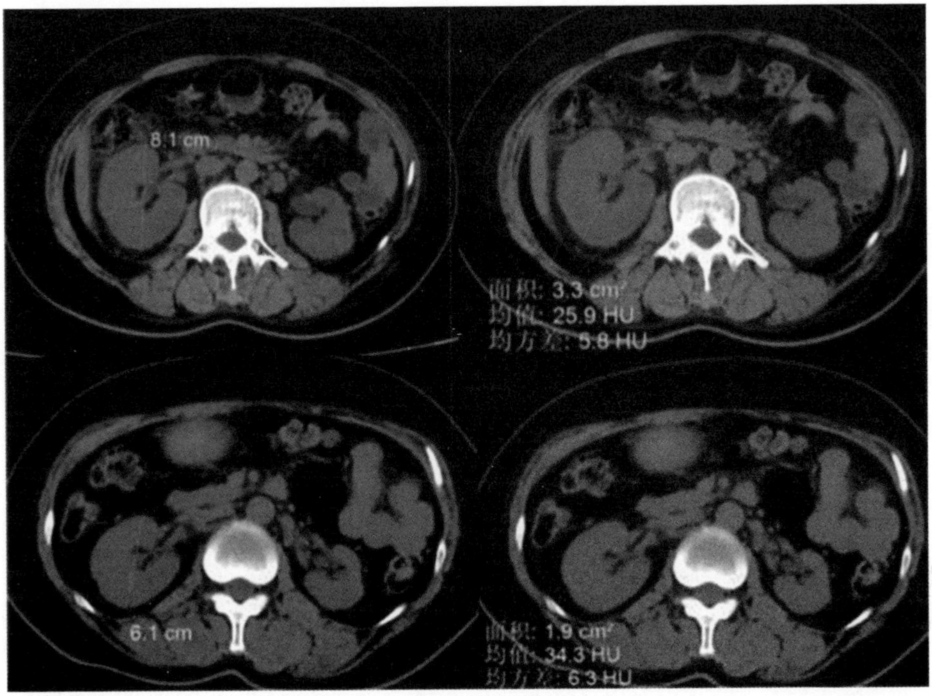

上图为治疗前，右肾体积增大，密度不均匀；下图为 20 天后复查，右肾形态、密度趋于正常

【影像表现】

CT 平扫大多数急性肾盂肾炎表现正常，少数可见肾脏增大；增强 CT 早期由于肾血管分支痉挛，造成肾实质节段性缺血，表现为多个楔形低密度区，从肾乳头向皮质表面辐射，与邻近表现正常的肾实质的界限清楚，随着时间延迟而分界不明显。慢性肾盂肾炎可见肾体积变小，肾实质变薄，肾表面有多发深浅不等的切迹；由于碘对比剂对肾有毒副作用，一般不宜进行增强检查。

【影像鉴别】

急性肾盂肾炎的临床诊断多明确，一般不做影像学检查。典型慢性肾盂肾炎的影像学表现具有特征性，即肾脏缩小、实质变薄、肾表面有多个切迹，结合临床病史和实验室检查，易于明确诊断。需鉴别的病变是胎儿性分叶肾、先天性肾发育不良还是缺血性肾萎缩。胎儿性分叶肾，肾实质无变薄且增强 CT 示凹陷处恰与强化的肾柱相连；先天性肾发育不良时，肾外缘光滑，且肾实质与肾盏、肾盂大小成比例；缺血性肾萎缩在血管成像时显示肾动脉狭窄。

【特别提示】

肾盂肾炎主要见于女性，为下尿路感染逆行累及肾脏所致，依病程和病理变化不同而分为急性和慢性肾盂肾炎。急性肾盂肾炎起病急，表现为寒战、高热、尿频、尿急、尿痛、尿中有大量白细胞和白细胞管型；主要病理改变为间质水肿、炎性细胞浸润及微小脓肿形成。慢性肾盂肾炎为尿路长期反复感染所致，临床表现复杂，从隐匿性、间断发热和尿急、尿频、血尿，直至严重感染表现；尿中有白细胞管型，早晨中段尿培养每毫升尿液中菌落计数在 10 万以上，肾功能检查显示受损；病理特点为肾脏体积变小并有不规则瘢痕形成，表面出现多发深浅不同的凹陷，严重者双侧肾脏萎缩。

3. 黄色肉芽肿性肾盂肾炎

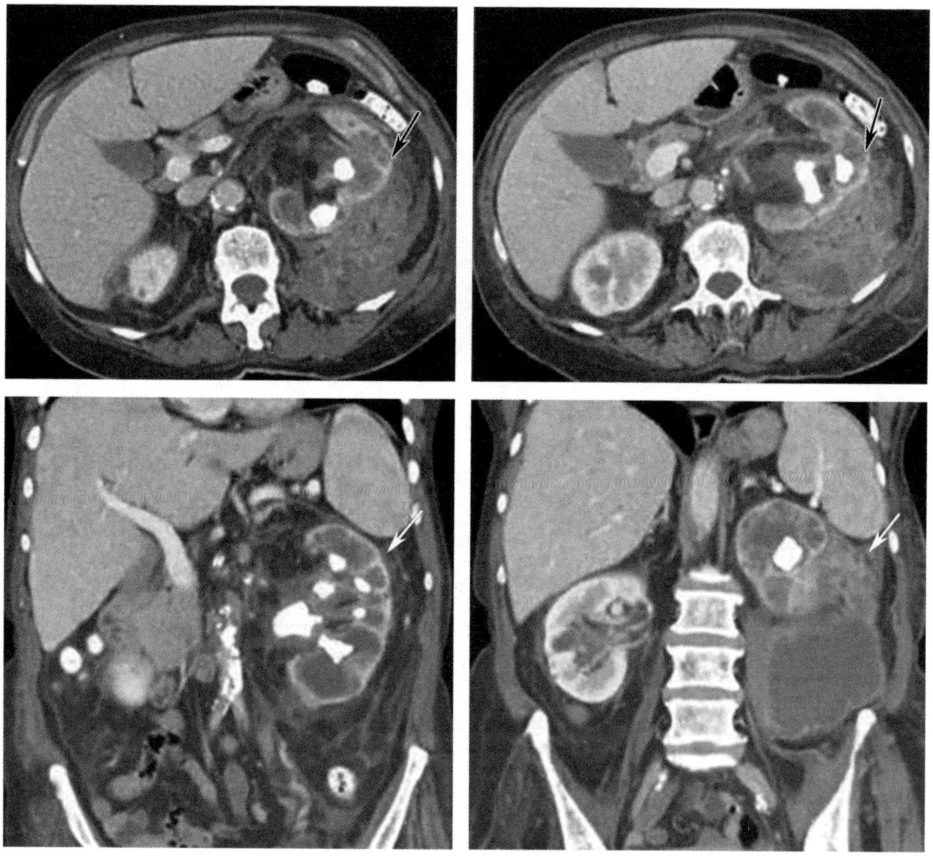

左肾体积增大，肾实质呈多囊样改变，增强扫描边缘呈轻度强化，肾周、肾旁间隙渗出

【影像表现】

肾脏常增大，肾盂难分辨，肾窦脂肪减少、消失，肾实质内可见单囊或多囊性低密度灶，依其内脓液与脂类、肉芽肿成分比例，密度可近于水至近于软组织密度；常有肾结石（79%）；增强检查，囊性病灶周边发生强化，坏死区无强化。肾筋膜因炎症浸润而增厚粘连，炎症可向肾周组织广泛延伸，与腰大肌粘连或形

成脓肿，也可累及肝、脾、结肠、十二指肠等，并可有皮肤瘘管形成。

【影像鉴别】

黄色肉芽肿性肾盂肾炎检查应以 CT 为主。根据前述表现和临床病史等，有可能做出定性诊断，特别是范围较广、累及肾周等腹膜后间隙的病变，具有一定特征，不难诊断。局限于肾内的病变应与肾结核、肾脓肿及肾肿瘤鉴别，除影像学表现有所不同外，临床表现及实验室检查均有助于鉴别。

【特别提示】

黄色肉芽肿性肾盂肾炎少见，病因不明，可能与尿路梗阻、感染和代谢异常有关。病理上，本病以肾组织进行性破坏、脓肿和肉芽组织形成、含有大量富有脂质的黄色瘤细胞为主要特征。病变始于肾盂而后侵及肾实质，进而累及肾周间隙及其他腹膜后间隙，后期发生纤维化。本病常合并肾结石和尿路梗阻。临床以女性多见，有尿路反复感染的病史。

四、肾肿瘤

（一）肾细胞癌

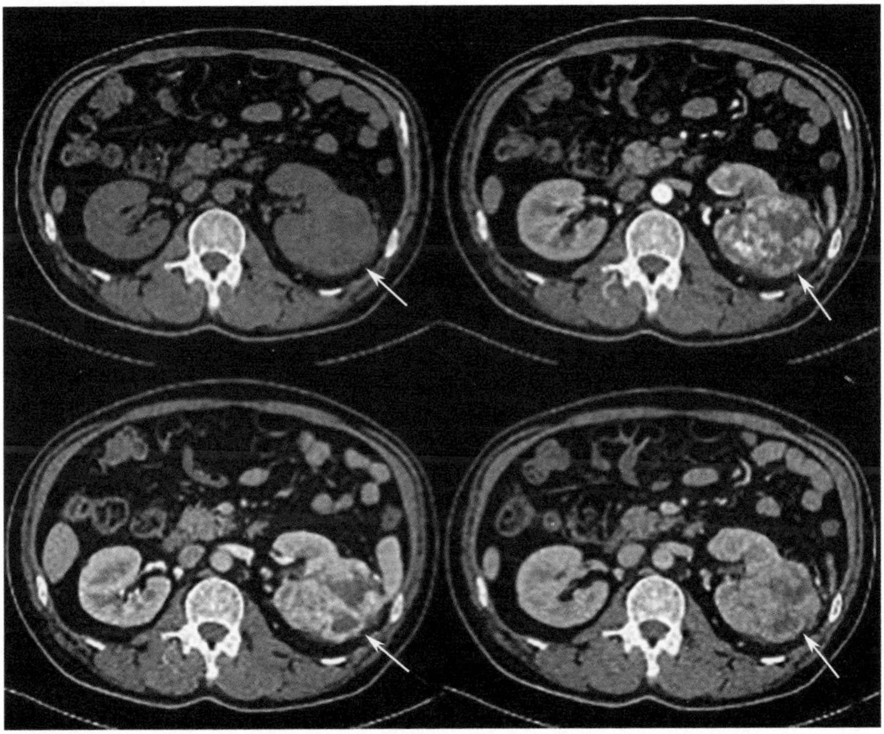

肾透明细胞癌，平扫显示左肾实质内见团块状软组织密度影并凸出于肾轮廓以外，与肾实质分界不清；增强 CT 显示皮髓质期病灶呈不均匀明显强化，强化程度高于邻近肾实质，排泄期强化程度减低，病灶内见斑片状无强化低密度影

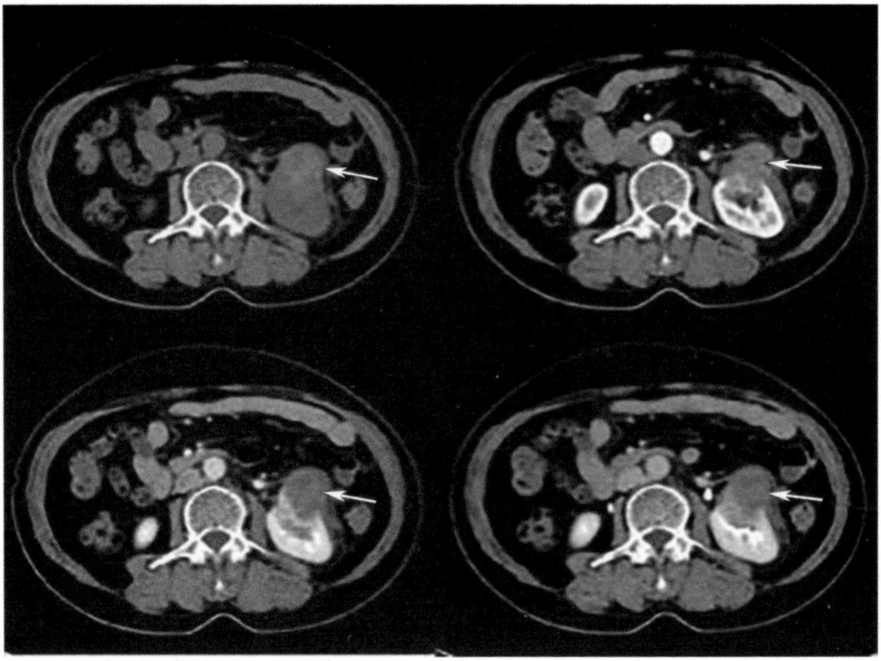

肾乳头状细胞癌，左肾实质内见混杂密度影，病灶内见片状稍高密度，局部凸出肾脏轮廓，增强后呈轻度不均匀强化，高密度区强化不著，周围可见包膜显影

【影像表现】

（1）平扫肾癌表现为肾实质内单发肿块，少数为多发，呈类圆形或分叶状，常突出于肾轮廓以外。

（2）透明细胞型和乳头状型肿瘤较大者，密度常不均匀，内有代表陈旧性出血和坏死的不规则低密度区，偶可呈囊性表现；嫌色细胞癌或其他亚型较小肿瘤，密度常均匀，等或略高于邻近肾实质。

（3）10% ～ 20% 肿块内可见点状或弧线状钙化。

（4）CT 增强检查，透明细胞癌于皮质期，肿块的实性部分明显强化，程度类似肾皮质，实质期强化程度迅速减低，呈所谓“快进快出”型。

（5）乳头状和嫌色细胞癌，在皮质期肿块的实性部分强化程度较低，明显低于肾皮质，且其后各期强化程度有增高趋势，呈“缓慢升高”型，嫌色细胞癌大多强化均匀。

（6）肿瘤向肾外侵犯，致肾周脂肪密度增高、消失和肾周筋膜增厚；侵犯肾静脉发生瘤栓时，管径增粗，增强检查其内有低密度充盈缺损；淋巴结转移表现为肾血管和（或）腹主动脉周围单个或多个类圆形软组织密度结节。

【影像鉴别】

（1）肾血管平滑肌脂肪瘤　其内常含有确切的脂肪成分。

（2）肾盂癌　病变主要位于肾窦区，一般不造成肾轮廓的改变，且强化程度不及大多数肾细胞癌。

（3）复杂性肾囊肿　其壁和分隔薄而均匀，无确切强化的壁结节或明显的实性部分。

（4）黄色肉芽肿性肾盂肾炎　常合并肾结石，病变呈浸润性生长，内有不规则环状强化的脓肿壁及低密度脓腔，临床和实验室检查表现也不同。

【特别提示】

（1）肾细胞癌简称肾癌，是最常见的肾恶性肿瘤。

（2）发病年龄多在 40 岁以上，男性较女性多见。

（3）易发生于肾上极或肾下极，血供丰富（主要指透明细胞癌），较大者易发生出血和坏死，并可有钙化。

（4）进展期肿瘤常侵犯肾周组织器官、肾静脉和下腔静脉，并发生局部淋巴结转移和（或）远处部位转移。

（二）肾盂癌

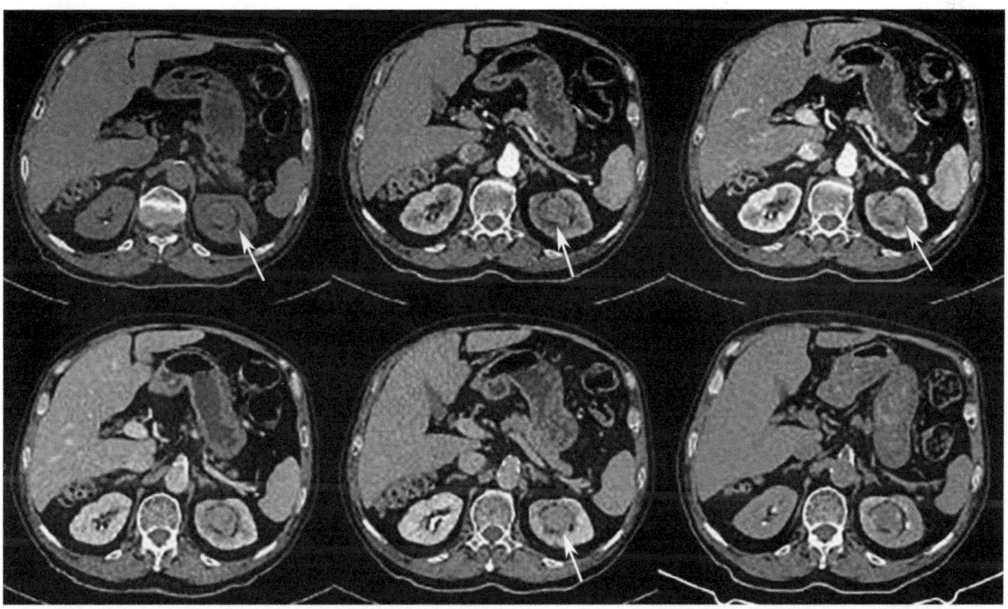

左肾盂区可见软组织肿块影，平扫肿块密度稍低于肾实质，肿块周围肾窦脂肪受压、消失；增强扫描可见轻中度不均匀强化，各期 CT 值约 32HU、41HU、80HU、68HU，边界清，左肾盂及左侧输尿管上段轻度扩张

【影像表现】

（1）表现为肾窦区肿块，平扫密度高于尿液而低于肾实质。

（2）肿块周围肾窦脂肪受压，大者可致其完全消失，并侵入邻近肾实质。

（3）肾盂或肾盏梗阻时，出现肾积水表现；CT 扫描可显示局部淋巴结及其他部位转移。

（4）增强检查，患肾强化可延迟，肾窦肿块轻中度强化；延时扫描，能清楚显示肿瘤造成的充盈缺损；CTU 则能整体观察肾盂肾盏内肿块。

（5）冠状位 MIP 重建能更好地显示肿瘤与肾盂的关系。

【影像鉴别】

肾盂癌主要与肾盂内阴性结石及血块鉴别，阴性结石在 CT 上密度较高，结石及血块 CT 增强均无强化。

【特别提示】

（1）肾盂癌占肾恶性肿瘤 8% ～ 12%，好发于 40 岁以上男性。

（2）80% ～ 90% 为移行细胞癌，包括乳头状和非乳头状移行细胞癌，前者呈息肉状改变，后者呈结节状或扁平状，表现为肾盂增厚，浸润性生长，肿瘤可向下种植至输尿管和膀胱。

（三）肾母细胞瘤

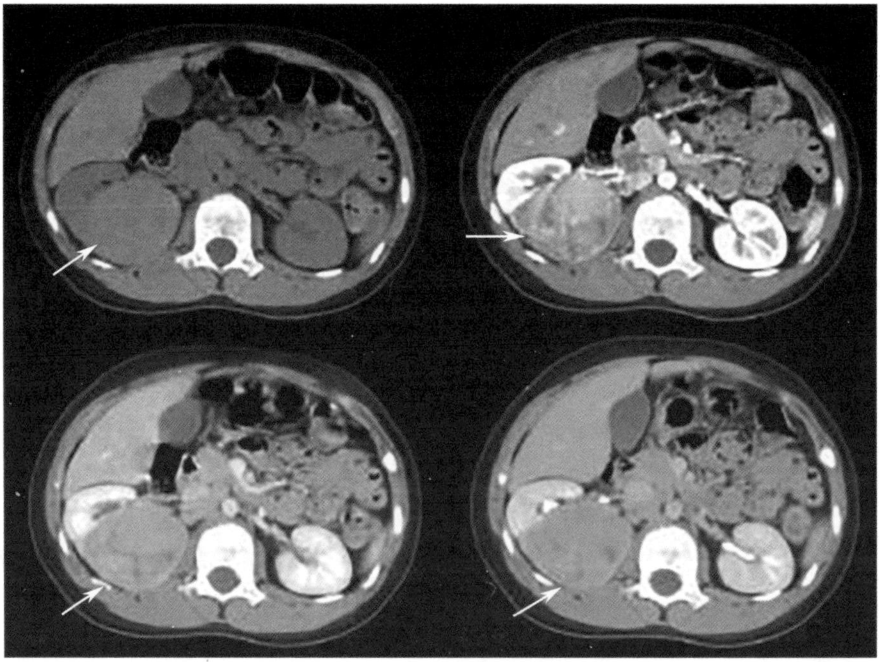

平扫显示右肾实质内见团块状软组织密度，内密度欠均匀，增强 CT 检查动脉期显示病变呈明显不均匀强化，静脉期及延迟期强化程度减低

【影像表现】

（1）平扫示腹膜后较大的软组织密度肿块，呈膨胀性生长，密度低于正常肾

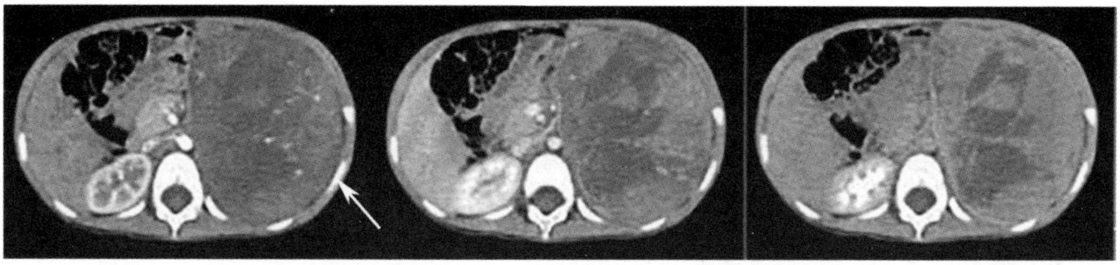

左侧腹部可见巨大占位，其内密度欠均匀，边缘光整，与左肾分界不清，胰腺受压推移显示欠清，增强 CT 显示动脉期 - 静脉期病灶呈明显不均匀强化，动脉期病灶内局部见迂曲血管影，延迟期持续强化，内见片状无强化低密度区

实质且不均匀，其内常见坏死、出血、钙化，少见囊变，边界清晰，可有假包膜或存留完整的肾包膜。

（2）早期位于肾包膜内，在肾脏表面形成局限隆起；肿瘤继续生长可突破肾包膜，肾周脂肪组织受侵犯而模糊不清，残存肾实质被肿瘤推压变形。较大者可跨越中线侵犯至对侧腹膜后间隙。

（3）晚期可出现区域淋巴结（肾门、腹膜后）及远处（肺、肝、骨）转移，也可出现肾静脉、下腔静脉及右心房内瘤栓。

（4）增强扫描呈不均匀轻中度强化，可见内部迂曲走行的供血血管，残余的肾实质受挤压呈新月形强化，两者间界限清晰。

（5）侵犯肾蒂血管可造成全肾或节段性缺血，表现为肾实质肿胀和灌注减低。

【影像鉴别】

（1）神经母细胞瘤　起源于肾上腺髓质和未分化的交感神经节细胞，多发生于 2 岁以下儿童，无包膜，瘤内钙化多见，易转移至骨、肝。CT 常表现为腹膜后较大的实质性肿块，形态呈分叶状或不规则，易跨中线浸润性生长，常包绕腹膜后大血管；密度多不均匀，斑点状或不规则形钙化较具特征性；增强呈不均匀强化。

（2）血管平滑肌脂肪瘤　成人常见的良性肿瘤，边界清楚且无明显包膜。部分肿瘤边界呈“劈裂征”“V 形”或“杯口样”改变，强化模式有快进快退、逐渐强化及延迟强化三种类型，但强化程度均低于肾皮质。

【特别提示】

（1）肾母细胞瘤又称肾胚胎瘤、Wilms 瘤，是 15 岁以下儿童最常见的肾脏肿瘤。大多数为单发，仅有 7% 为单侧多发，5% 为双侧。1% ～ 2% 有家族史。瘤体内可见出血及囊变、坏死，钙化少见。

（2）最常见的临床表现为无痛性腹部包块。少数患儿存在腹痛、血尿，部分有发热、高血压、食欲缺乏、恶心呕吐、体重下降等非特异性症状，也可因为转移至肺引起肺部症状而就诊。

（四）肾血管平滑肌脂肪瘤

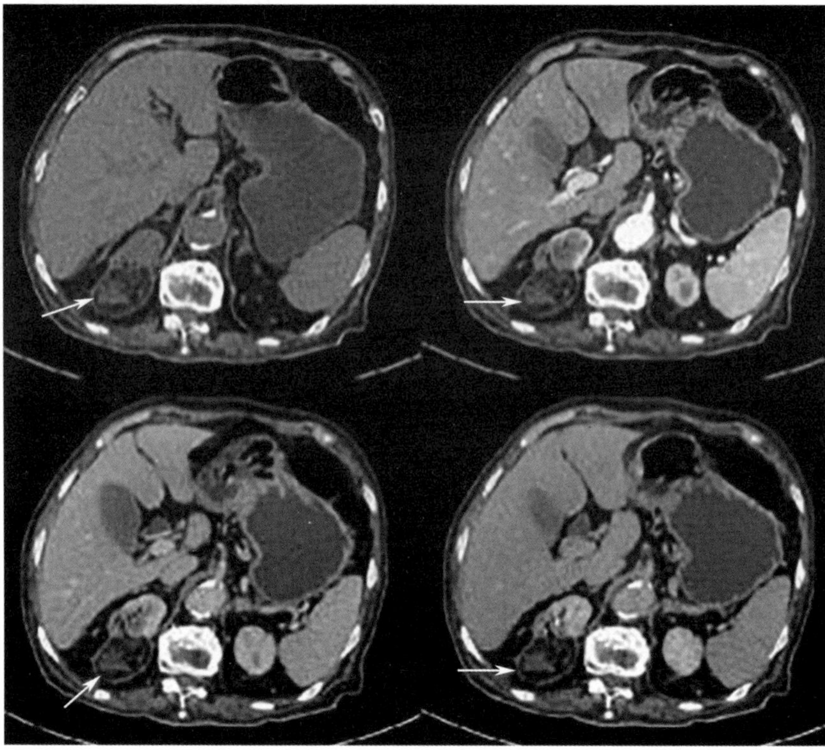

右肾上极见类椭圆形混杂密度影并凸出肾外生长，内见极低密度脂肪影，边界清晰，局部见条形略高密度影，增强 CT 显示病灶未见确切强化

【影像表现】

（1）平扫典型表现为肾实质内或突向肾外的边界清楚的混杂密度肿块，内有脂肪性低密度灶、血管、平滑肌。

（2）增强检查，肿块的脂肪性低密度区无强化，而血管性结构具有较明显强化。

（3）并发急性出血时，肿块内和（或）周边甚至肾外可见高密度出血灶。

【影像鉴别】

（1）肾癌　平扫呈等密度或低密度肿块，增强扫描大多呈明显强化，呈“快进快出”表现，有假包膜；脂肪含量较少的平滑肌脂肪瘤难以鉴别。

（2）肾上腺髓脂瘤　发生在肾上极的血管平滑肌脂肪瘤应与其鉴别，两者均含有脂肪成分，易于混淆，CT 增强检查有助于鉴别。

【特别提示】

（1）肾血管平滑肌脂肪瘤是肾脏较为常见的良性肿瘤，一般为孤立性，常见于 40 ～ 60 岁女性；约有 20% 肿瘤见于结节性硬化患者，常为双侧多发，并可发生在任何年龄。

（2）病理上由不同比例的血管、平滑肌和脂肪组织构成。肿瘤大小不等，可自数毫米至 20cm 以上。

五、输尿管肿瘤

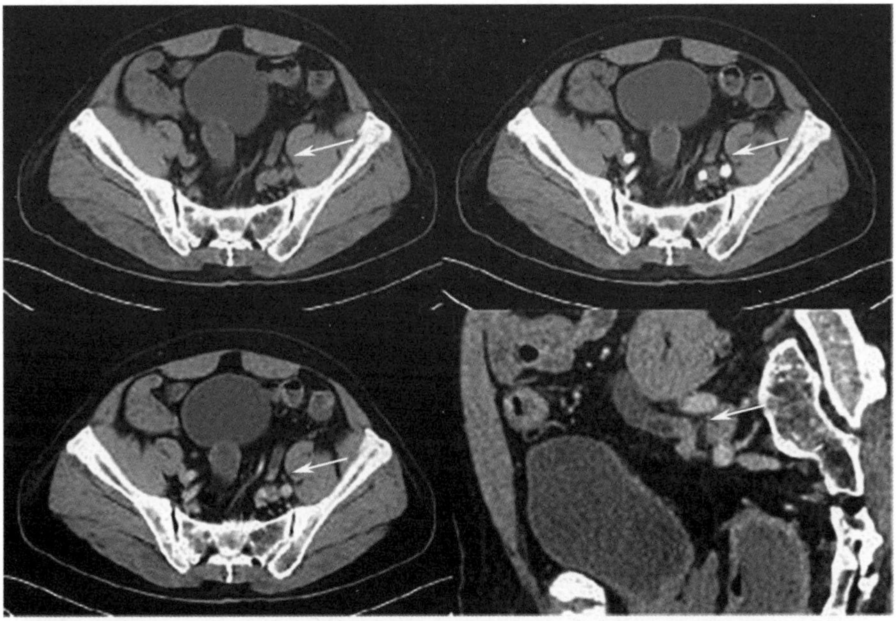

左侧输尿管腔内可见软组织密度影，增强 CT 显示轻度强化，其上段输尿管轻度扩张

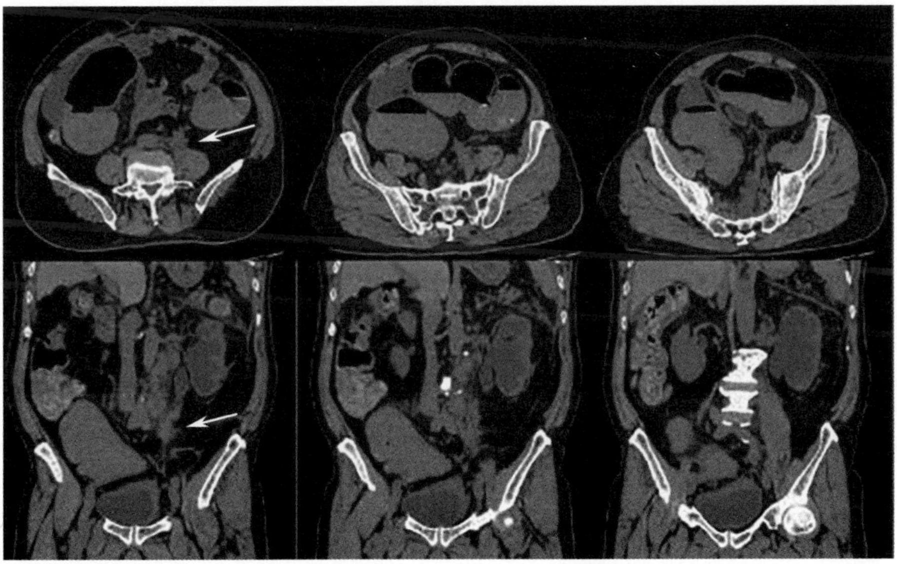

左侧输尿管中上段见管壁增厚，管腔变窄，周围见片状高密度影，局部与左侧腰大肌分界不清，向下延伸至骶骨前方，与直肠分界不清，直肠壁增厚，管腔变窄；膀胱上壁增厚、毛糙

【影像表现】

（1）平扫　显示病变上方的输尿管、肾盂、肾盏常有不同程度扩张、积水。梗阻端可见类似肌肉密度的软组织肿块，较小者呈圆形，边缘光滑或有棘状突起，较大者形态常不规则，并可累及周围组织致其密度发生改变。

（2）增强检查　肿块轻中度强化，病变区输尿管狭窄或闭塞、管壁不规则增厚或腔内充盈缺损。

（3）CT 检查还可清楚显示肿瘤有无邻近组织结构的侵犯及淋巴结转移。

【影像鉴别】

输尿管结石即使是阴性结石，密度也显著高于肿瘤；输尿管内血块的密度和形态于短期内复查可发生改变，且增强检查不发生强化。

【特别提示】

输尿管肿瘤较少见，80% 左右为恶性肿瘤，多来自输尿管上皮组织，包括移行细胞癌、鳞状细胞癌和腺癌，其中以移行细胞癌最为常见，其中 80% 左右肿瘤呈乳头状生长，突入腔内；其余肿瘤呈浸润性生长，造成输尿管管壁增厚。多见于男性，平均发病年龄为 60 岁。

六、膀胱肿瘤

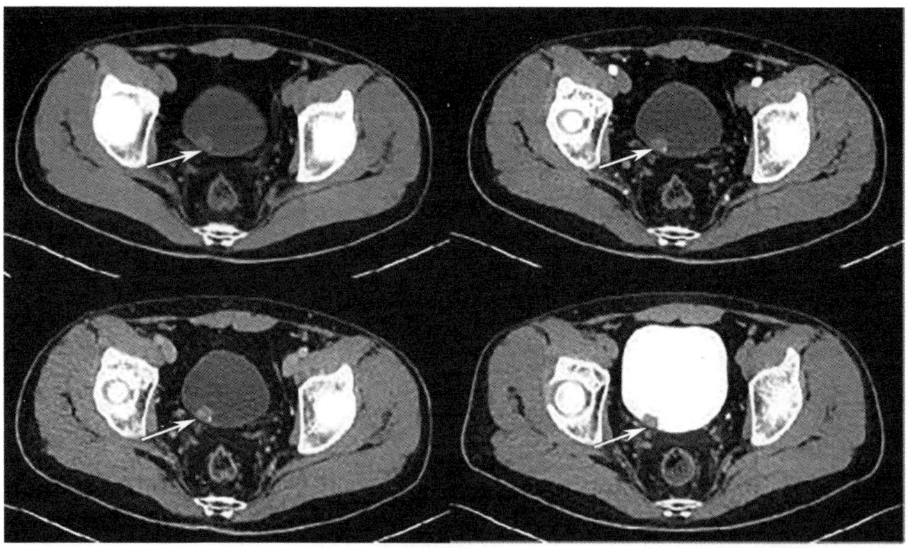

膀胱充盈较好，右后壁见结节状软组织密度影突入腔内，边界清晰，增强 CT 显示动脉期及静脉期呈轻度均匀强化，排泄期显示右后壁局部结节状充盈缺损

【影像表现】

（1）平扫　多表现为自膀胱壁突入腔内的软组织密度肿块，大小不等，形态不规则，多以宽基底与壁相连；密度常均匀，少数肿块表面可有点状或不规则钙

化；部分仅表现为膀胱壁不规则增厚、表面凹凸不平。

（2）增强　可见大部分肿块均匀强化，偶见坏死无强化区；延时扫描，腔内充盈对比剂，肿瘤显示更为清楚。

（3）影像学检查还能发现膀胱癌对周围组织和邻近器官的侵犯，以及盆腔淋巴结转移。

【影像鉴别】

（1）阴性结石和血块也可造成膀胱内充盈缺损，但变换体位检查两者多有位置变化。

（2）早期膀胱癌与膀胱其他类型肿瘤，如平滑肌瘤、淋巴瘤可有相似的影像学表现，鉴别较困难，此时膀胱镜活检可明确诊断。

（3）膀胱癌晚期已有局部侵犯和（或）转移时，一般不难与其他类型膀胱肿瘤鉴别。

【特别提示】

（1）膀胱癌是最常见的膀胱肿瘤，常见于40岁以上男性，临床症状多为无痛性血尿，晚期出现尿频、尿痛、尿急和排尿困难。

（2）膀胱癌的好发部位为膀胱侧壁和三角区。

（3）肿瘤晚期形成较大肿块，内有坏死，侵犯膀胱全层，进而累及周围组织和结构，主要通过淋巴道转移至局部淋巴结，晚期可发生血行转移。

七、肾囊性疾病

（一）肾囊肿

【影像表现】

（1）CT表现为肾内边缘锐利的圆形水样低密度灶，常突向肾外。

（2）可以单发或多发，累及单侧或双侧肾脏，病灶大小不等，其内无分隔。

（3）增强扫描无强化，显示病变更清楚。

（4）肾脏大小及形态基本正常。

（5）单纯性囊肿偶可发生感染、钙化和出血而成为复杂性囊肿，表现为囊壁增厚、钙化和（或）囊内密度增高。

【影像鉴别】

肾囊肿应与肾细胞癌、肾血管平滑肌脂肪瘤相鉴别。

【特别提示】

（1）肾单纯性囊肿极为常见，大多起于皮质，常突出于肾外，囊内偶有分隔，偶可发生钙化。单纯性囊肿临床上多无症状，常意外发现。较大的囊肿可有季肋部不适或可触及肿块。

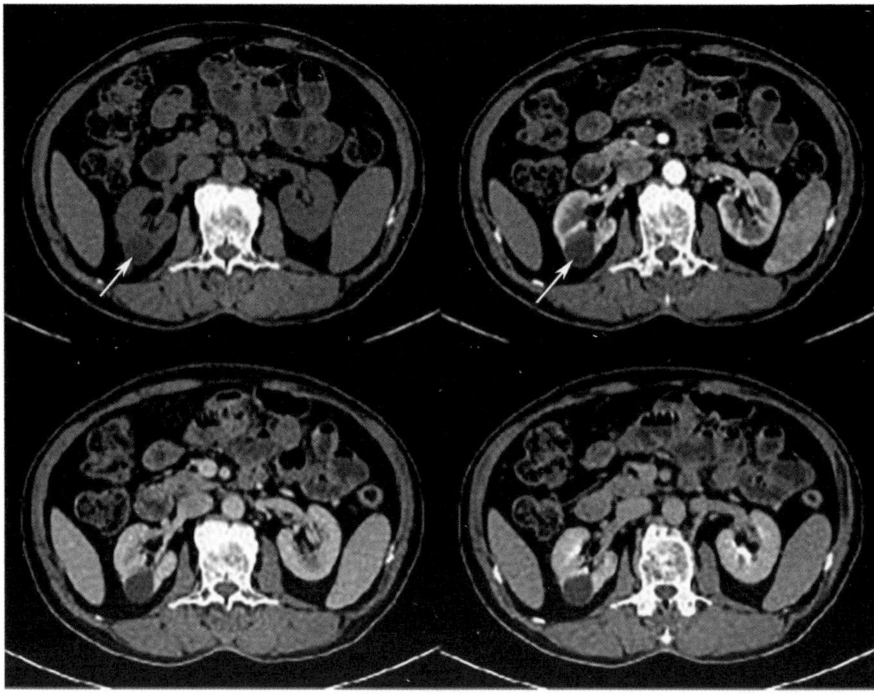

右肾实质内见类圆形低密度影，边界清，增强 CT 显示病灶无明显强化

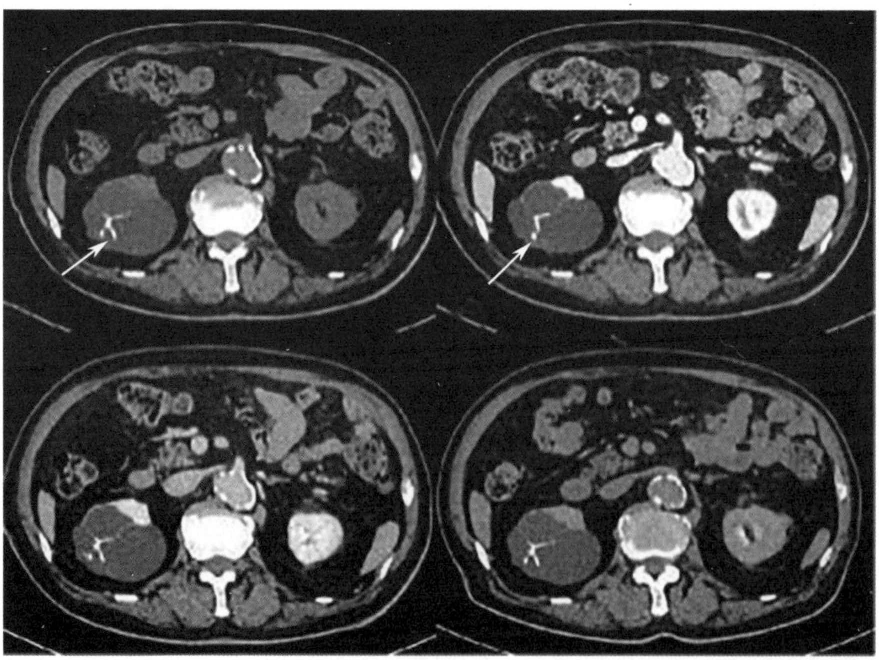

右肾形态欠佳，上极见不规则分叶状低密度影，边界清晰，局部凸出于肾外，内见条形分隔并伴钙化，增强 CT 显示病灶未见确切强化，Bosniak Ⅱ F 级囊性病变

（2）Bosniak 关于肾囊性病变的分级常有助于其诊断、鉴别诊断，认为Ⅰ级和Ⅱ级病变为“明显良性”，ⅡF 级为“很可能良性，需要随访”，Ⅲ级病变则为“性质不确定”，良恶性大致均等，Ⅳ级病变为“明显恶性”。借此来指导肾脏囊性病变的临床处理。

（二）多囊肾

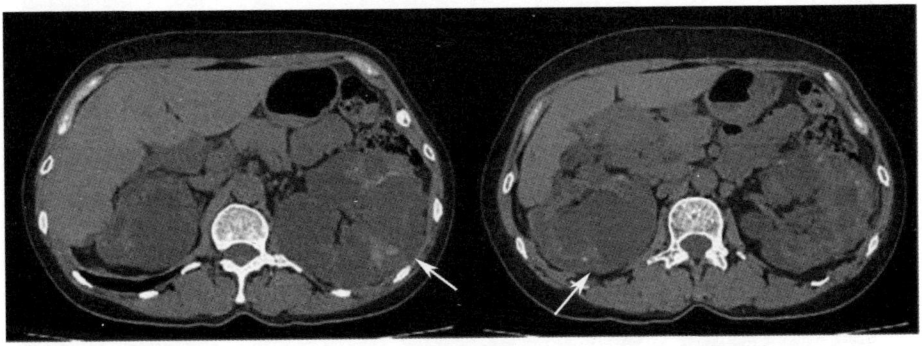

双肾形态失常，双肾内见多发类圆形水样密度，边界清晰

【影像表现】

（1）CT 示双肾布满多发大小不等圆形或卵圆形水样低密度病变，增强检查病变无强化。

（2）肾的外形和大小早期大致正常，随病变进展，囊肿增大且数目增多，肾的体积增大，边缘呈分叶状。

（3）CTU 尿路造影检查显示双侧肾盂肾盏普遍受压拉长、变形和分离，呈“蜘蛛足”状改变。

【影像鉴别】

需与双侧多发肾单纯性囊肿鉴别，后者肾脏增大不明显，囊肿数目相对较少，且无阳性家族史。

【特别提示】

（1）多囊肾即多囊性肾病变，系遗传性病变，分成人型和婴儿型，其中成人型常合并多囊肝。

（2）临床上常在 30 ～ 50 岁出现症状，表现为腹部肿块、高血压和血尿等，晚期多死于肾衰竭。

八、肾外伤

【影像表现】

（1）肾被膜下血肿　平扫显示，早期表现为与肾实质边缘紧密相连的新月形或双凸状高密度区，常致邻近肾实质受压和变形；增强检查，病变无强化。随诊

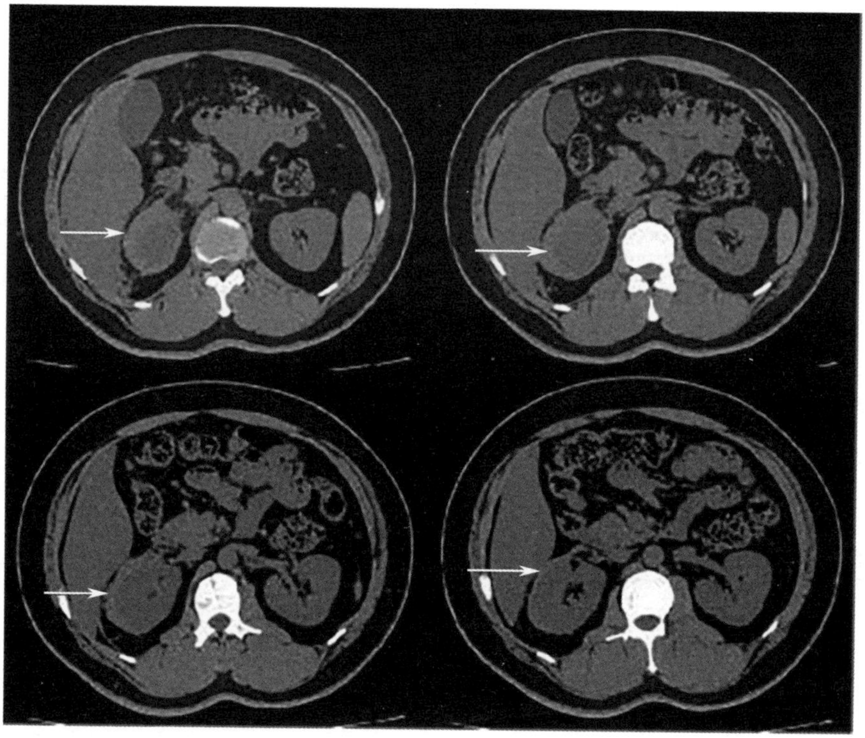

右肾包膜下见片状高密度影，邻近肾实质受压，右肾周围见少许片絮状密度增高影

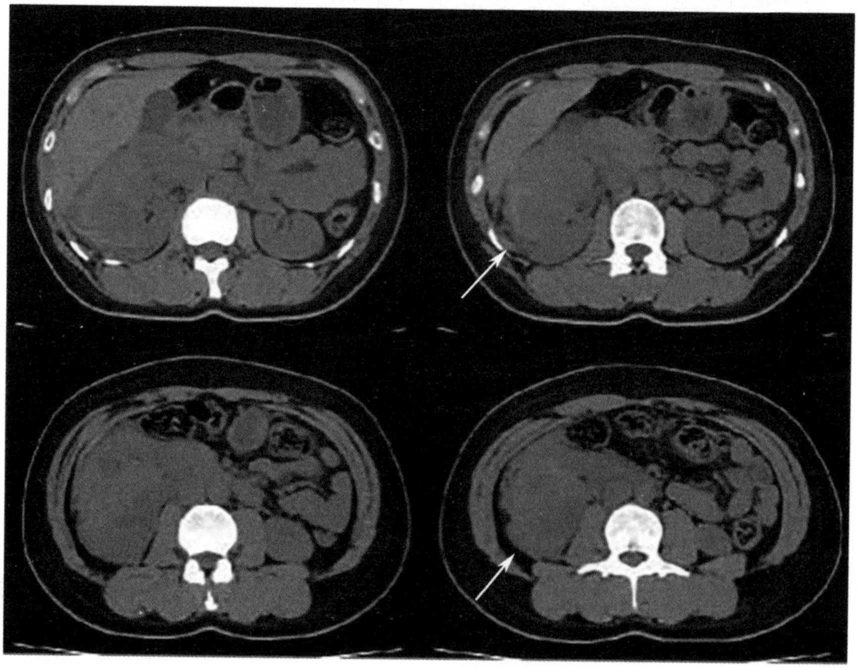

右肾形态不规整，右肾实质内见高低混杂密度影，右肾周及腹膜后见多发片状高密度影

检查，由于血肿液化和吸收，密度逐渐减低并缩小。

（2）肾周血肿 早期表现为肾脏周围的新月状高密度病变，范围较广，但限于肾筋膜囊内，常合并肾被膜下血肿。复查CT，血肿密度减低。

（3）肾挫伤 可为肾实质内高密度、混杂密度或低密度灶。增强检查病灶多无强化。偶见对比剂血管外溢或由于肾集合系统损伤导致含对比剂的尿液进入病灶内。

（4）肾撕裂伤 肾实质连续性中断，其间隔为血液和（或）外溢的尿液，呈不规则带状高密度或低密度影。增强检查，撕裂的肾组织可发生强化，但如撕裂的肾组织完全离断则不再强化。通常合并肾周血肿。

【影像鉴别】

肾外伤首选检查方法为CT，同时密切结合临床。

【特别提示】

（1）肾脏是泌尿系统中最易发生损伤的脏器。肾外伤分为不同类型，常见者包括肾被膜下血肿、肾周血肿、肾挫伤及肾撕裂伤。

（2）临床上，肾外伤表现视损伤程度而异，主要为疼痛、血尿、伤侧腹壁紧张和腰部肿胀，严重者可发生休克。

九、移植肾

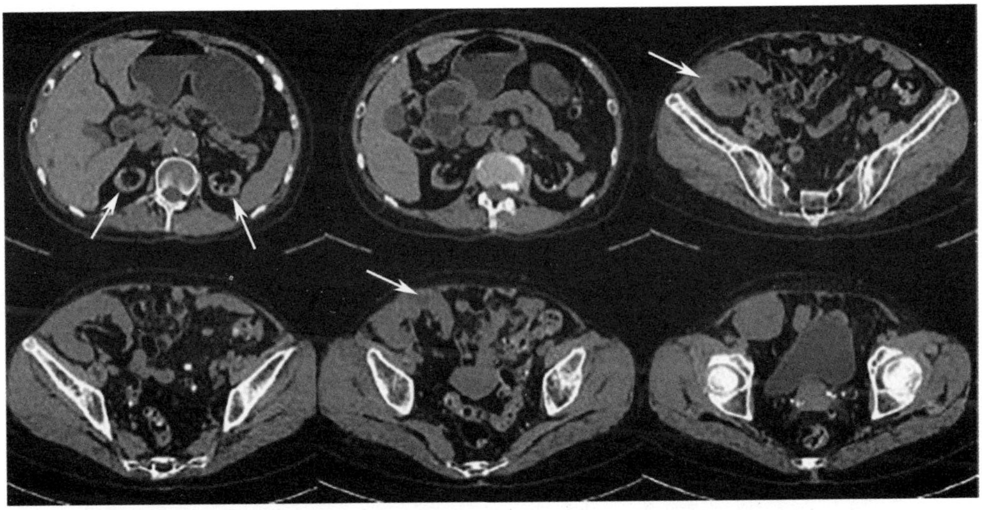

双侧肾脏萎缩，右侧髂窝见移植肾，大小形态可，移植肾内见低密度影

（一）正常移植肾

【影像表现】

（1）CT增强检查显示移植肾动脉主干通畅，肾动脉循环时间正常，肾实质显影良好，对比剂廓清速度正常。

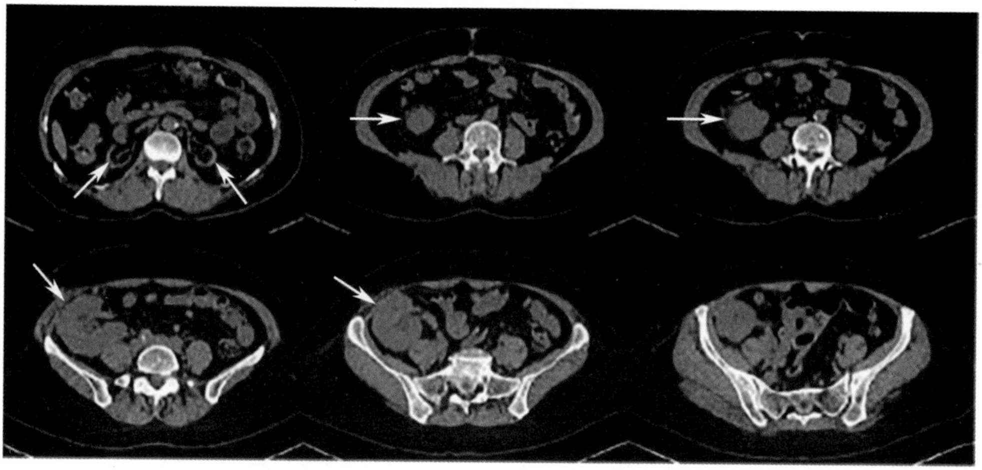

双侧肾脏萎缩，右侧髂窝见移植肾，体积增大，周围少许渗出

（2）密度与正常肾相似。

【特别提示】

（1）正常移植肾位于右侧或左侧髂窝内，通常仅上2/3部分覆盖腹膜。

（2）一般移植肾动脉与受体髂内动脉端端吻合或与髂外动脉端侧吻合，移植肾静脉与受体髂总静脉或髂外静脉端侧吻合。

（二）移植肾排斥反应

【影像表现】

（1）急性排斥反应时表现为肾体积突然增大、肾实质增厚、密度不均匀减低和皮质髓质交界处模糊。慢性排斥反应时移植肾缩小。

（2）增强检查表现为急性排斥反应，最常见的表现包括肾脏体积增大、肾影增大、动脉管腔不规则狭窄和闭塞、皮质髓质连接处界面不清、肾实质显示不良或不显影和肾盂肾盏内无对比剂等。

【影像鉴别】

需与急性肾小管坏死鉴别：病因是肾移植前或肾移植时肾脏缺血时间过长，治疗上仅需要支持疗法，肾功能可恢复正常；肾动脉造影显示肾影无增大、动脉管腔通畅、循环时间稍延迟和肾皮质显影均匀。

【特别提示】

（1）移植肾排斥反应根据发生机制、发生时间及临床进展情况不同可分为超急性排斥、加速排斥、急性排斥和慢性排斥反应四类，其中急性排斥反应最常见。

（2）肾移植后当患者出现发热、少尿或无尿及移植肾区痛等症状时，首先应考虑移植肾排斥反应的可能。

（三）移植肾术后并发症

【影像表现】

（1）移植肾周围液体积聚　比较常见，包括血肿、脓肿、尿液囊肿和淋巴囊肿。CT 检查可发现移植肾周围液体，并可根据形态和密度值及增强表现鉴别其性质。

（2）尿外渗和尿路梗阻　CT 可根据集合系统改变进行判断。

（3）肾移植后肾血管狭窄　CTA 可无创性评估移植肾的血管并发症。

第二节　男性生殖系统疾病

一、良性前列腺增生

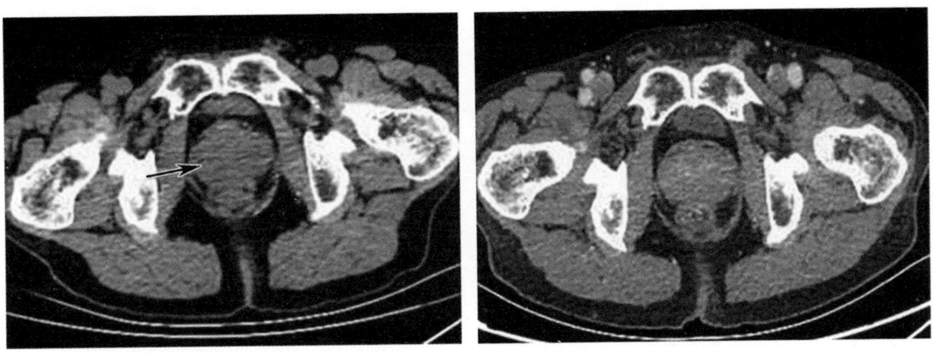

前列腺对称性增大，密度均匀，边缘光滑锐利，增强扫描强化欠均匀

【影像表现】

（1）前列腺弥漫一致性增大，在耻骨联合上方 2cm 或更高层面仍可见前列腺，和（或）前列腺横径超过 5cm。

（2）前列腺边缘光滑锐利，上缘可呈分叶状突向膀胱。

（3）前列腺密度可均匀或不均匀，内可见高密度钙化灶。

（4）增强扫描，增生的中央腺体呈明显强化的高密度，外周带呈相对低密度，良性前列腺增生的强化曲线多呈持续上升型。

【影像鉴别】

良性前列腺增生主要应与前列腺癌相鉴别，前者多发生在前列腺中央区和移行区，很少发生在边缘区，而后者则相反；此外，增强扫描时，前者强化较明显，以晚期强化为主；而后者轻度强化，且以早期强化为主。

【特别提示】

良性前列腺增生是老年男性的常见病，60 岁以上发病率高达 75%。增生主要发生在移行区和中央区，增生的组织形成多发球状结节，正常前列腺组织受挤压被推向外围而形成假性包膜，大的增生结节可突入膀胱。

二、前列腺癌

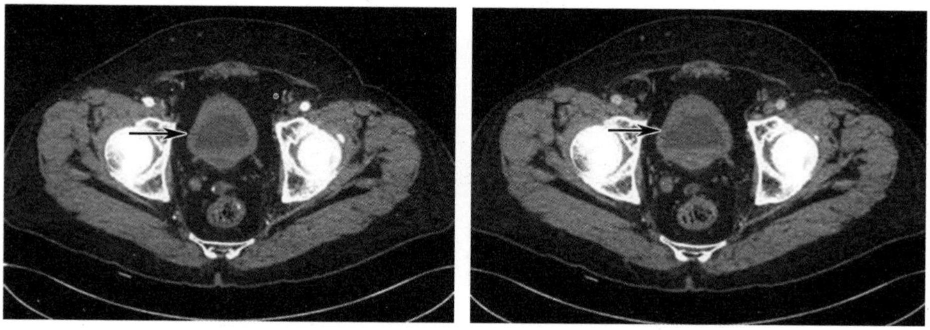

前列腺形态饱满，内密度不均。增强扫描呈不均匀强化

【影像表现】

（1）未超出前列腺范围的前列腺癌仅显示前列腺增大，且密度无异常改变，增强扫描上表现为早期富血供结节。

（2）进展期前列腺癌，肿瘤侵犯被膜外，正常前列腺形态消失，肿块局部膨隆，边界不清，增强扫描以早期强化为主，多数表现为快进快出强化特征。

（3）肿瘤侵犯精囊，精囊不对称增大、精囊角消失；膀胱受累时，膀胱底壁增厚，出现突向膀胱腔内的分叶状肿块。

【影像鉴别】

应与前列腺良性增生及前列腺炎相鉴别。前列腺炎多为弥漫性；另外，急性炎症密度低且不均、强化高于癌，慢性炎症密度稍不均，强化比癌略高。

【特别提示】

前列腺癌多发生于老年男性，欧美各国发病率较高，我国发病率近年来逐渐增高。前列腺癌主要发生在前列腺的周围带，其生长可侵犯相邻区，并可突破前列腺被膜，进而侵犯周围脂肪、精囊和邻近结构，还可发生淋巴转移和血行转移，后者以骨转移多见且常为成骨性转移。前列腺癌95%为腺癌。前列腺癌常合并前列腺增生。实验室检查中，前列腺特异抗原（PSA）显著增高。

三、睾丸肿瘤

【影像表现】

（1）多为睾丸内局限性肿块，睾丸局部隆起、形态不规则，体积可明显增大。

（2）平扫多为等密度或稍低密度；增强扫描呈不均匀强化，可伴有坏死、囊变区。

（3）侵犯包膜及周围组织时，睾丸包膜不完整、精索增粗，可伴有腹股沟淋巴结肿大。

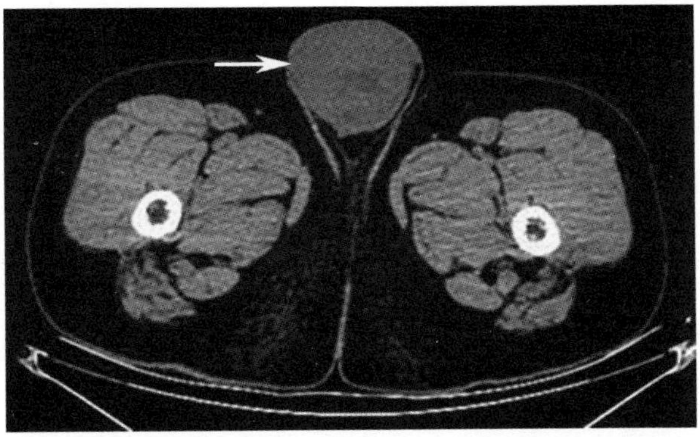

右侧睾丸体积明显增大，密度欠均匀，内见片状低密度影

【影像鉴别】

与睾丸炎相鉴别，肿瘤为局限肿块，致睾丸形态不规则，强化弱；睾丸囊肿呈水样密度、边界清、无强化；睾丸鞘膜积液在鞘膜腔，睾丸形态不变，呈水样低密度无强化。肿瘤易伴淋巴结肿大，而炎症多为阴囊壁改变。

【特别提示】

睾丸肿瘤多发生在青壮年，可分为原发性和继发性，绝大多数为原发性，而继发性罕见。原发性睾丸肿瘤多为恶性，以生殖细胞肿瘤最常见。肿瘤也可来源于隐睾。

第三节　女性生殖系统疾病

一、盆腔炎症

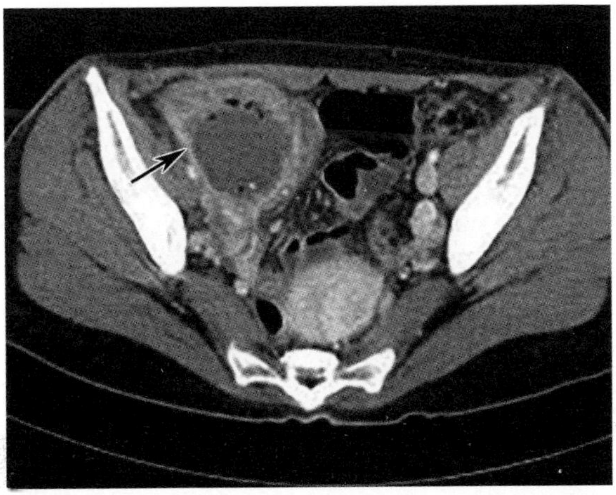

盆腔右侧见团块状异常强化灶，边界欠清，边缘强化较明显，其内见液体密度影及气体影，诊断为盆腔脓肿

【影像表现】

盆腔炎早期多无异常表现。发生盆腔脓肿时，盆腔内单发或多发类圆形或椭圆形病变，呈水样低密度影，部分脓肿内见气体密度影；增强扫描边缘呈环形明显强化，提示为脓肿壁。

【影像鉴别】

盆腔炎症形成脓肿时，超声、CT或MRI检查均有确切表现，结合临床资料诊断不难。未形成脓肿的炎性肿块，有时不易与盆腔肿块鉴别，可根据临床表现短期复查。

二、子宫平滑肌瘤

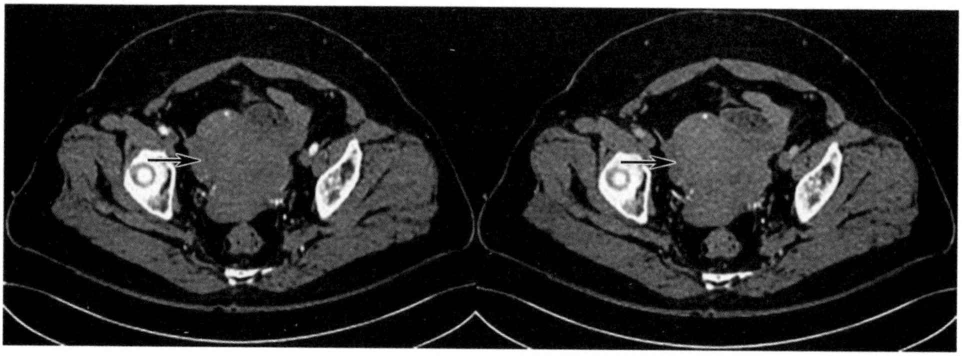

子宫增大，呈分叶状，见局部外凸实性团块，密度欠均匀，内见斑片状钙化及低密度影，边界清楚，增强扫描不均匀强化

【影像表现】

（1）子宫增大可呈分叶状，主要见于较大的肌层内肌瘤和浆膜下肌瘤。

（2）多数肌瘤平扫呈等密度，继发玻璃样变、囊变、坏死等变性时可呈低密度，约10%的肌瘤合并钙化。

（3）增强扫描可有不同程度强化，其内可有坏死、钙化。

【影像鉴别】

（1）肌层内肌瘤需与子宫腺肌病鉴别　浆膜下肌瘤常需与卵巢实性肿瘤鉴别；黏膜下肌瘤需与子宫内膜病变鉴别。

（2）肌瘤伴玻璃样变、出血及坏死时，可类似宫体癌的CT表现。

【特别提示】

子宫平滑肌瘤又称子宫肌瘤，是女性生殖系统中最常见的良性肿瘤。好发于30～50岁，发病部位部位以子宫体最多见（90%）。

根据肌瘤和子宫肌层的关系可分为黏膜下、肌壁间和浆膜下肌瘤三类，以肌壁间肌瘤最常见（60%～70%）。

三、子宫内膜癌

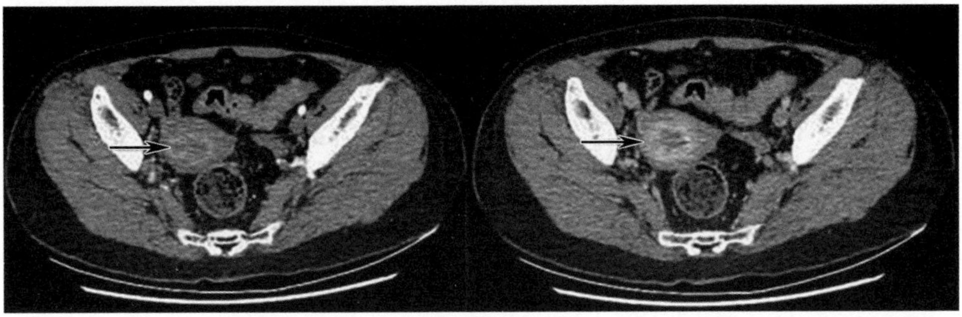

子宫不对称增大，宫腔显示不清，见软组织肿块影，密度不均。增强扫描后病灶呈不均匀明显强化

【影像表现】

（1）早期癌肿较难发现，病变局限于内膜时，CT 及 MRI 可显示正常。

（2）当病灶侵及宫颈时，可表现为宫颈不对称增大；当宫外侵犯时，表现为宫旁软组织密度影，边界不清。

（3）瘤体较大时，平扫肿瘤呈稍低密度或等密度，增强扫描呈轻中度强化。

（4）当发生广泛转移时，可见盆腔脂肪间隙消失；有时可见肿大淋巴结。

【影像鉴别】

应与变性的子宫肌瘤、多发肌瘤、平滑肌肉瘤相鉴别。

【特别提示】

（1）子宫内膜癌是女性生殖系统的常见恶性肿瘤，发病率仅次于宫颈癌，发病峰值年龄为 55 ～ 65 岁。

（2）肿瘤最初位于子宫内膜，其后向外侵犯子宫肌层，并可向下延伸侵犯宫颈，淋巴转移是常见的转移方式。

（3）子宫内膜癌分期

Ⅰ期：肿瘤局限于子宫体。

Ⅱ期：肿瘤侵犯宫颈间质，但无宫体外蔓延。

Ⅲ期：肿瘤侵犯至宫外，但范围限于真骨盆腔。

Ⅳ期：肿瘤侵及膀胱和（或）直肠黏膜，和（或）远处转移。

四、子宫颈癌

【影像表现】

（1）T1 期宫颈不规则增大或偏心性增大，宫颈边缘光滑，周围结构清楚，增强扫描呈不均匀强化。

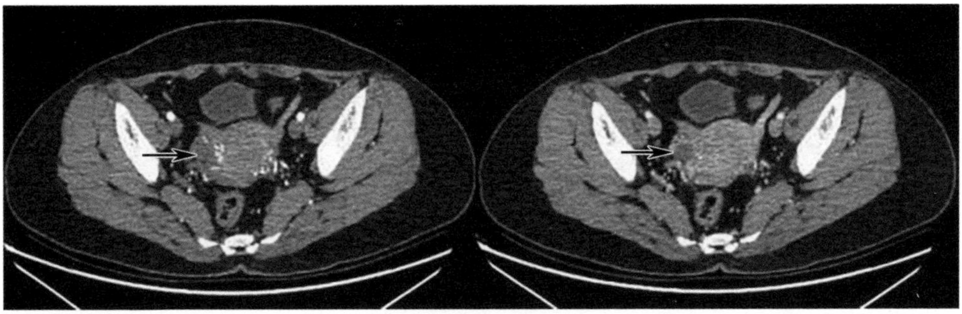

子宫颈增大，环形增厚，宫颈外侧缘不规则，密度不均匀，内见低密度区。增强扫描，病灶呈不均匀较明显强化。周围脂肪间隙略模糊

（2）T2 期肿瘤宫旁浸润，宫旁间隙模糊，子宫旁软组织肿块。

（3）T3 期肿瘤侵犯盆壁，可见不规则条索状影或肿块直接蔓延至闭孔肌或梨状肌，累及输尿管可导致肾盂、输尿管积水。

（4）T4 期肿瘤侵犯直肠、膀胱，表现为直肠壁、膀胱壁不对称增厚。

（5）子宫颈癌淋巴结转移，首先转移到髂外和髂内组淋巴结。

【影像鉴别】

（1）影像学上宫颈癌需与侵及宫颈、宫旁、膀胱和直肠的晚期阴道癌鉴别。

（2）宫颈癌阻塞子宫颈管开口时可导致子宫腔扩大，而当子宫内膜癌累及子宫颈管时，与宫颈癌难鉴别。

【特别提示】

（1）子宫颈癌也称宫颈癌，是我国女性生殖系统最常见的恶性肿瘤，好发于 45 ～ 55 岁女性。

（2）早期常无自觉症状，肿瘤晚期可侵犯邻近组织、器官并发生盆腔淋巴结转移。

（3）临床分期

Ⅰ期：肿瘤局限于宫颈。

Ⅱ期：肿瘤超越子宫，但未达骨盆壁，也未累及阴道下 1/3。

Ⅲ期：肿瘤局部蔓延至盆壁，或累及阴道下 1/3，或引发肾积水或肾无功能。

Ⅳ期：肿瘤扩散至盆壁以外，累及膀胱或直肠黏膜，或出现远处转移。

五、卵巢囊肿

【影像表现】

（1）附件区或直肠子宫陷凹处的均匀水样低密度肿块，呈圆形或椭圆形，边缘光滑，壁薄，无分隔。

（2）增强扫描，囊壁轻度强化，囊内无强化。

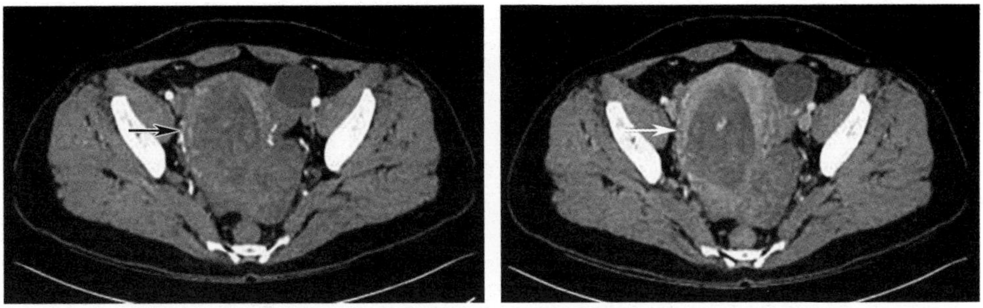

子宫右侧附件区见囊状低密度影，形态不规则，壁厚薄不均，边界欠清，囊内呈低密度。增强扫描，囊壁强化，内容物未见强化

【影像鉴别】

卵巢囊肿需要与单发浆液性囊腺瘤鉴别；卵巢囊肿出血时，需要与子宫内膜异位囊肿鉴别。

【特别提示】

卵巢囊肿是常见的卵巢囊性病变之一，卵巢囊性病变包括肿瘤性、非肿瘤性。

六、卵巢肿瘤

（一）卵巢上皮性肿瘤

1. 浆液性囊腺瘤和黏液性囊腺瘤

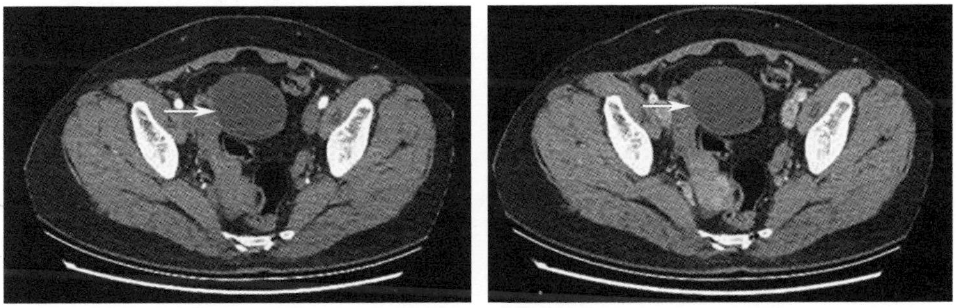

右侧附件区可见卵圆形的均匀水样密度，囊壁薄而均匀一致，边缘清晰、锐利，内可见分隔，增强扫描分隔及壁可见强化

【影像表现】

（1）盆腔肿块直径多大于 10cm，巨大者可占据大部分盆腹腔。

（2）浆液性囊腺瘤呈水样低密度，壁薄且均匀一致，体积较小，囊壁上可见乳头状软组织突起。

（3）黏液性囊腺瘤密度较高，囊壁较厚，体积大，囊壁上少有乳头状突起，多为单侧发生；病变多房时，各房密度可有差异。

（4）增强扫描可见壁和内隔或乳头状突起轻度均匀强化。

【影像鉴别】

良性卵巢浆液性和黏液性囊腺瘤需要与交界性肿瘤、子宫内膜异位囊肿、滤泡囊肿鉴别。

【特别提示】

（1）卵巢囊腺瘤是卵巢最常见的良性肿瘤，约占45%，有浆液性囊腺瘤和黏液性囊腺瘤之分，发病年龄以20～50岁居多。

（2）浆液性囊腺瘤的囊壁由单层纤毛上皮细胞构成，囊液为稀薄浆液，恶变率为1%～5%。

（3）黏液性囊腺瘤一般为单侧多房，比较大，囊壁由单层高柱状细胞构成，囊内为稠厚的黏液，其恶变率为5%～10%。

2. 浆液性囊腺癌和黏液性囊腺癌

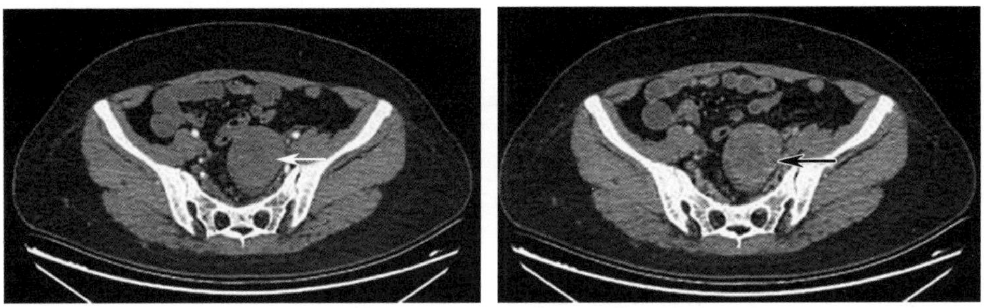

盆腔左侧见不规则囊实性肿块，囊壁厚薄不均，内见不均匀分隔及条片状软组织密度，增强扫描呈不均匀强化，周围见少量液体密度影

【影像表现】

（1）病变呈圆形、分叶或不规则形肿块，2/3病例为双侧卵巢发病。

（2）肿块密度可为单一囊性、实性或囊实性。囊性和囊实性的囊壁厚薄不均。少数瘤体内可见钙化灶。

（3）瘤体大小不一，大者可占据盆腔、下腹部。轮廓大多不规则，边缘较模糊。

（4）增强扫描肿瘤实性部分呈轻到中度强化，囊变或坏死区不强化。

（5）转移征象　腹水，瘤体与周围结构分界不清，大网膜转移，腹腔转移，“腹膜假性黏液瘤”，钙化性转移，腹腔淋巴结肿大。

【影像鉴别】

卵巢癌需要与颗粒细胞瘤、纤维卵泡膜细胞瘤、卵巢转移瘤等鉴别。

【特别提示】

（1）卵巢癌是卵巢最常见恶性肿瘤，来源于卵巢上皮组织，占卵巢恶性肿瘤的90%，多发生于40岁以上妇女。

（2）其中浆液性囊腺癌最为常见，约占所有卵巢恶性肿瘤的 50%，双侧者约为 50%，主要来源于浆液性囊腺瘤的恶变，黏液性囊腺癌和子宫内膜样癌次之。

（3）卵巢癌的瘤体可为单纯囊性或实性，也可为囊实性，其内常有出血、坏死。

（4）转移方式主要是直接侵犯包膜，破坏包膜后侵犯邻近组织、器官，并向全腹腔扩散、种植；也可经淋巴转移；血行转移较少见。

（5）临床分期

Ⅰ期：肿瘤限于卵巢或输卵管。

Ⅱ期：肿瘤突破卵巢或输卵管，出现盆腔内扩散，或原发性腹膜癌。

Ⅲ期：肿瘤发生腹膜腔转移，包括网膜和（或）腹膜后、腹股沟淋巴结转移。

Ⅳ期：发生远处转移，包括胸部、肝脏转移。

（二）卵巢生殖细胞肿瘤——畸胎瘤

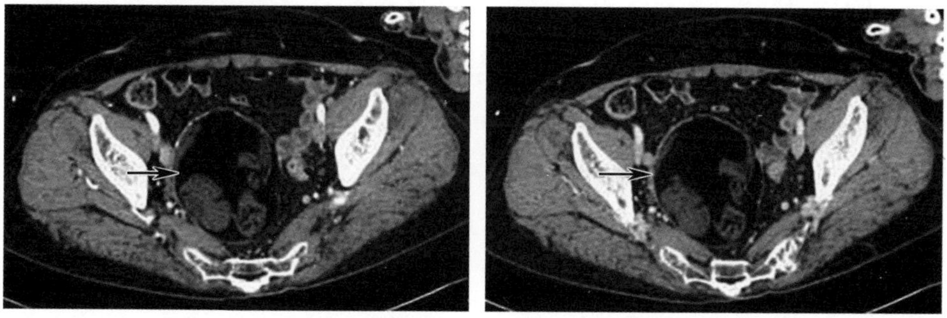

右侧附件区囊实性团块，内见脂肪样低密度影，边界尚清

【影像表现】

单侧或双侧附件区圆形或椭圆形边界清楚的肿块，肿块内可含有脂肪形成的低密度影，以及由牙齿或发育不全的骨骼形成的结节状、条片状、不规则形状的高密度钙化影和软组织成分，还可见到皮脂样物质漂浮在由碎屑、头发、脂肪和液体所组成的脂肪液体平面，改变体位，其内容物可随重力而改变位置。

【影像鉴别】

卵巢囊性畸胎瘤需与卵巢囊腺瘤和卵巢子宫内膜样囊肿相鉴别。

【特别提示】

（1）卵巢畸胎瘤是卵巢最常见的囊实性肿瘤，有成熟畸胎瘤和不成熟畸胎瘤两种。

（2）其中成熟畸胎瘤占 95% 以上，多为良性肿瘤，好发于生育期女性，而未成熟畸胎瘤占 20 岁以下女性所有恶性肿瘤的 20%。

（3）成熟畸胎瘤外观呈圆形或椭圆形，囊性，表面光滑，直径一般 5 ～ 10cm，常为单房，主要内容物为外胚层组织，包括皮肤、皮脂腺、毛发，部分有牙齿和神经组织，也可有脂肪、软骨等中胚层组织。

（三）卵巢性索间质肿瘤——纤维卵泡膜瘤

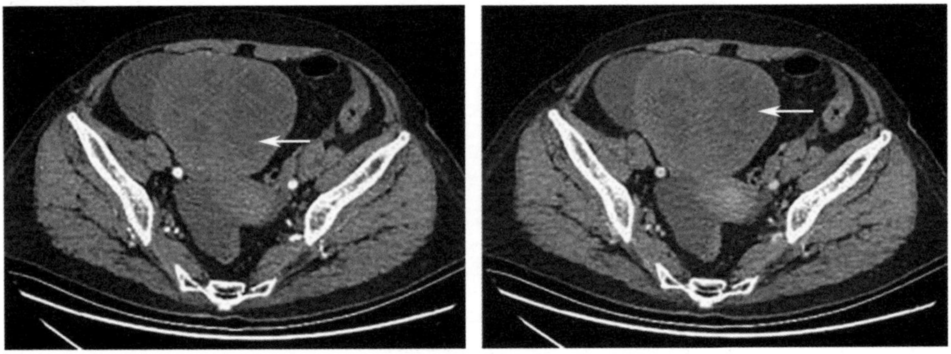

子宫前方盆腔内见软组织占位，形态欠规整，边缘清楚，密度不均匀，内见条片状低密度。增强扫描呈轻度强化

【影像表现】

多表现为单侧圆形或椭圆形肿块，边界清晰。肿瘤密度欠均匀，呈软组织密度，较大时内部可见低密度坏死区。增强扫描时，肿瘤强化程度较低，多呈轻度强化，且强化均匀或不均匀，若伴有卵泡膜细胞瘤成分，强化可能稍明显。

【影像鉴别】

主要与浆膜下子宫肌瘤、卵巢纤维瘤、卵巢恶性实质性肿瘤鉴别。

【特别提示】

卵巢纤维卵泡膜瘤起源于卵巢性索间质组织，少见，多为良性，有内分泌功能；好发于围绝经期妇女；常伴有雌激素升高及腹水。

第四节　肾上腺疾病

一、库欣综合征

（一）肾上腺增生

【影像表现】

双侧肾上腺弥漫性增大，侧支平均厚度大于5mm和（或）横断面积大于150mm^2，增大肾上腺的密度和形态基本正常。

【影像鉴别】

若影像学检查显示双侧肾上腺弥漫性增大，侧支厚度和（或）面积大于正常值，则可确诊为肾上腺皮质增生。

【特别提示】

肾上腺增生属于功能亢进性病变。由于增生的组织结构不同而导致临床表现各异。

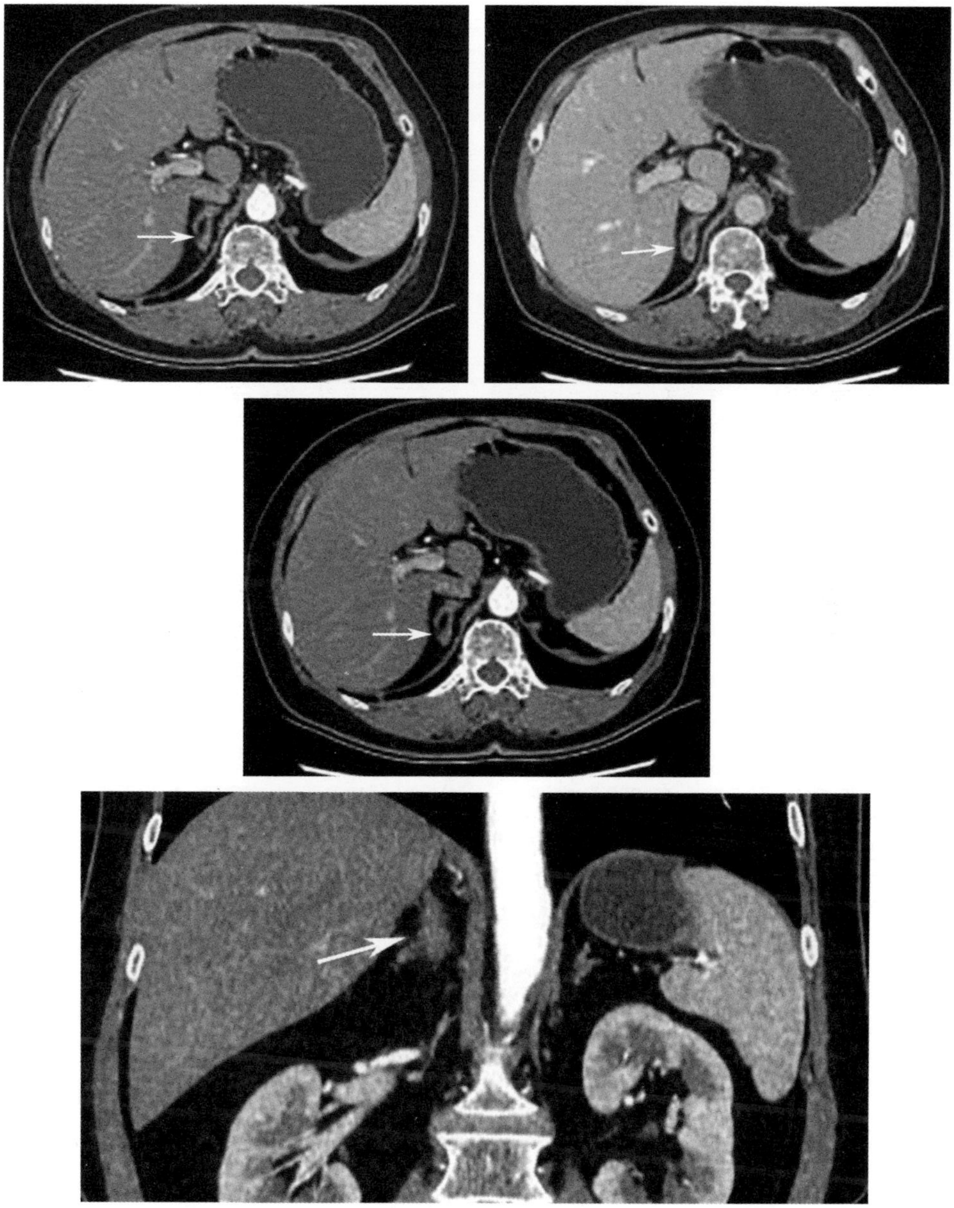

右侧肾上腺弥漫性增大，其内未见异常密度灶及强化灶

（二）Cushing 腺瘤

【影像表现】

（1）密度均一，类似或低于肾脏密度。

（2）类圆形或椭圆形，边界清楚。

（3）大小多为 2 ～ 3cm。

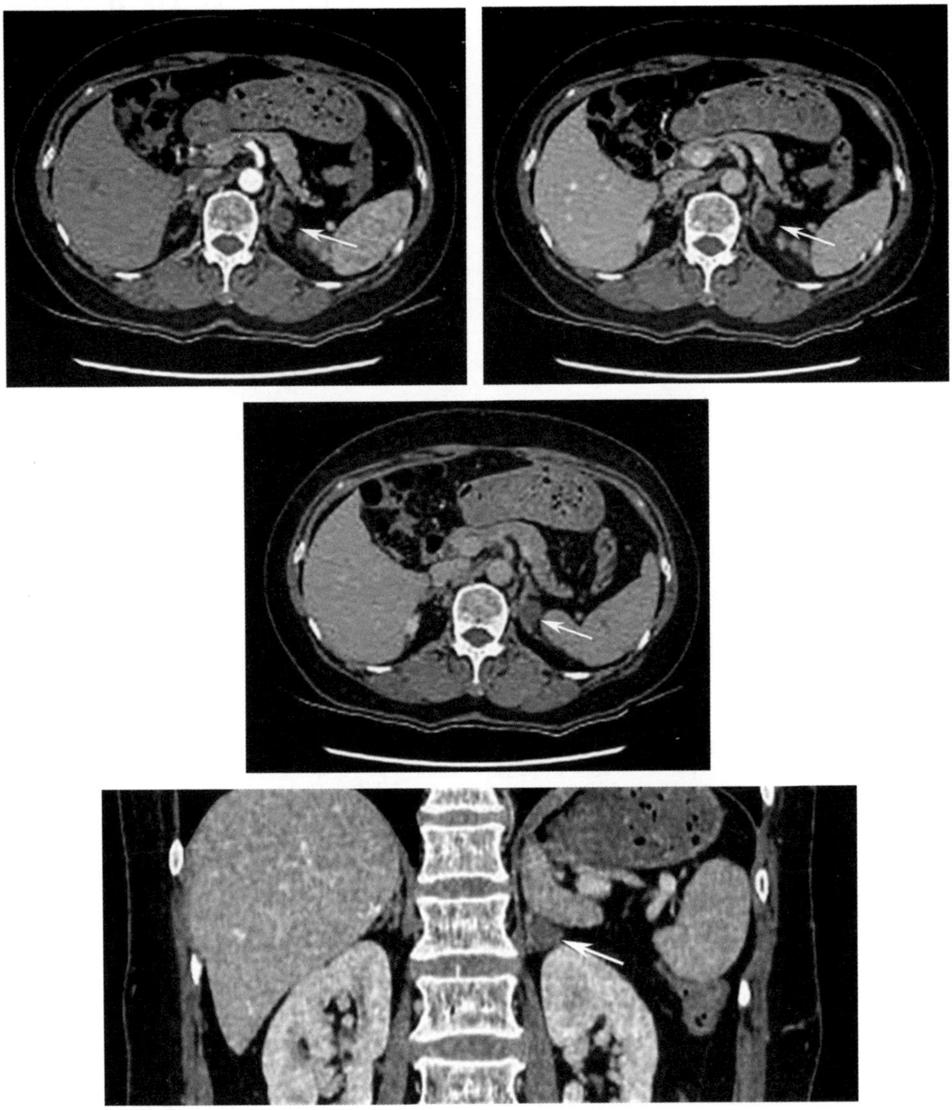

左侧肾上腺类圆形或椭圆形肿块，边缘光滑，增强扫描轻度强化（快速强化、迅速廓清），同侧残部和对侧肾上腺萎缩

（4）增强扫描肿块快速强化和迅速廓清。

（5）非病变处肾上腺萎缩。

【影像鉴别】

影像上常难与肾上腺非功能性腺瘤鉴别，诊断必须结合临床资料。

【特别提示】

库欣综合征为肾上腺皮质束状带增生，分泌过多皮质醇，临床上常见于女性，表现为向心性肥胖、满月脸、皮肤紫纹和血、尿皮质醇增高。

（三）原发性肾上腺皮质癌

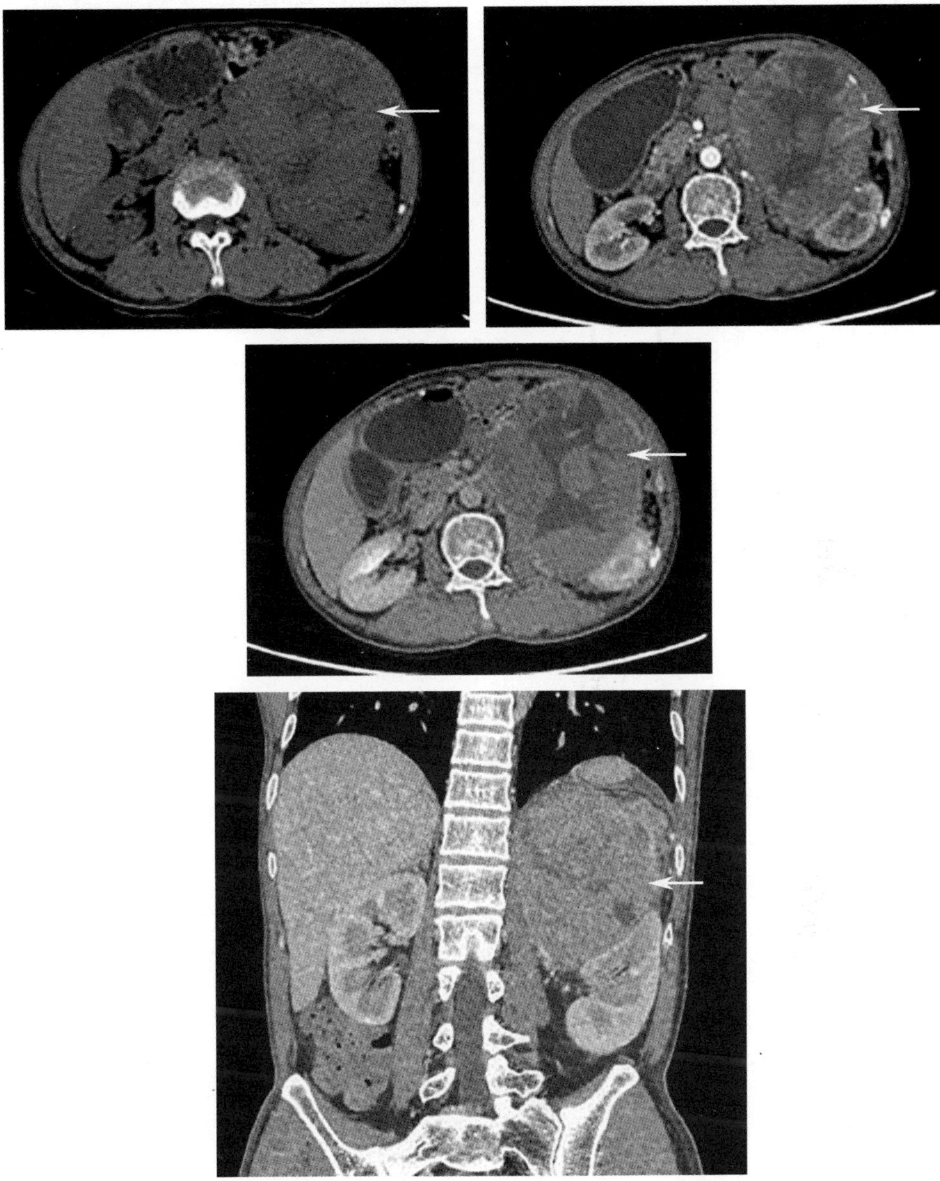

左侧肾上腺区见类圆形肿物，边缘清晰，密度不均匀，中心见低密度坏死区，实体部分强化，坏死区无强化

【影像表现】

（1）较大肿块，直径常超过 6cm。

（2）呈分叶、类圆形或不规则形。

（3）可因坏死、出血而密度不均。

（4）肿块呈不规则强化，中心低密度区无强化。

（5）可有静脉癌栓、淋巴结转移。

【影像鉴别】

典型的影像表现伴有库欣综合征或其他内分泌异常时，可诊断为肾上腺皮质癌；当无内分泌异常，则肿块难与肾上腺其他非功能性肿瘤鉴别，如肾上腺神经节细胞瘤或较大的非功能性腺瘤鉴别。

【特别提示】

（1）发病年龄　第一个高峰<5岁，第二个高峰31～50岁，女性明显多于男性。

（2）肿瘤体积多数较大，90%以上的患者发现肿瘤时直径超过6cm。

（3）内部容易发生坏死、出血，肿瘤极易穿破包膜侵犯周围组织器官，易出现肝、肺、骨及淋巴结转移。

（4）5年生存率20%。

二、原发性醛固酮增多症

（一）Conn腺瘤

【影像表现】

（1）类圆形、椭圆形小肿块，直径在2cm以下。

（2）边界清楚，与肾上腺侧支相连。

（3）呈均一水样密度。

（4）增强扫描轻度强化，动态增强表现为快速强化和迅速廓清。

【影像鉴别】

需要与肾上腺囊肿鉴别。

【特别提示】

Conn综合征为肾上腺皮质球状带增生，分泌过多醛固酮，临床表现为高血压、肌无力、低血钾和血、尿醛固酮增高。

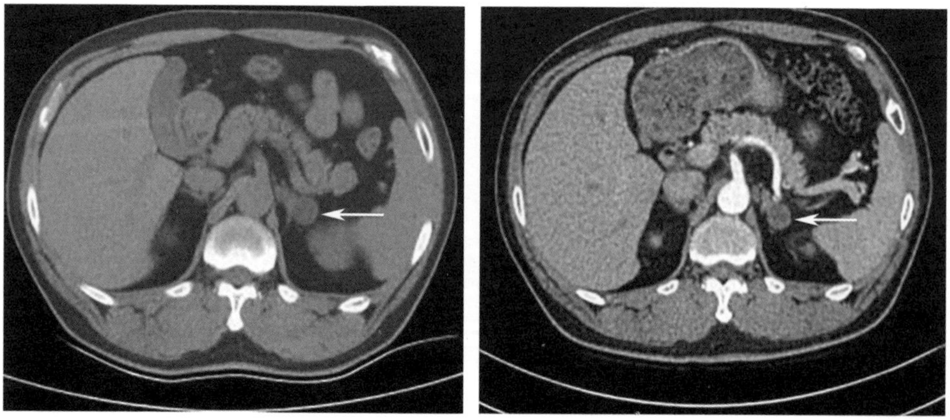

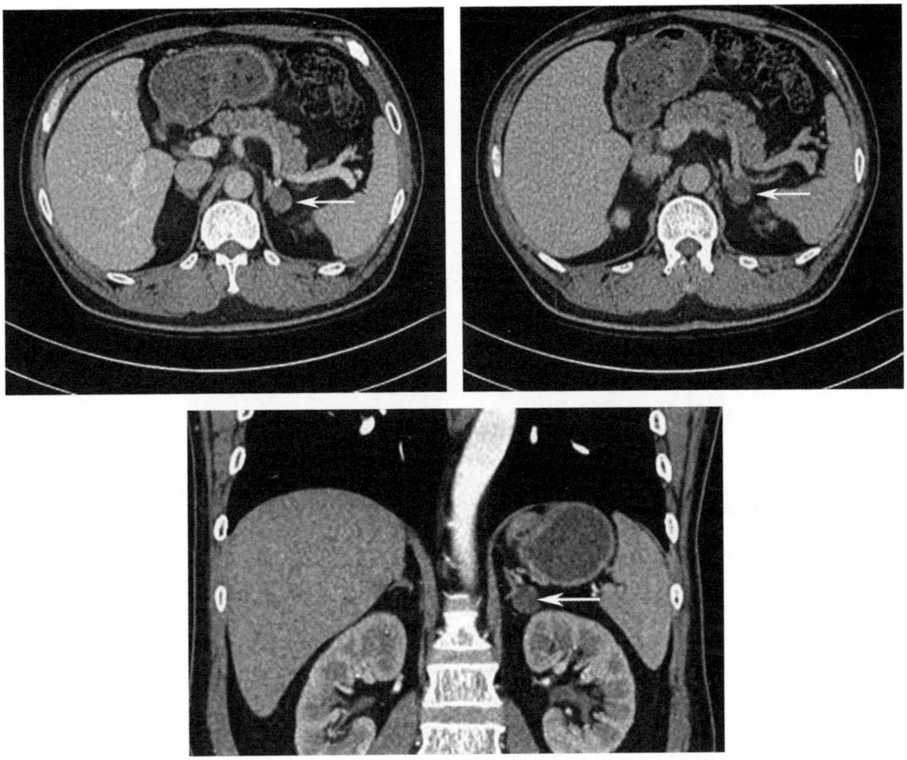

左侧肾上腺类圆形肿块，边缘光滑，平扫呈水样低密度，轻度不均匀强化，同侧残部肾上腺受压、变形，但无萎缩性改变，对侧肾上腺表现正常

（二）肾上腺皮质增生

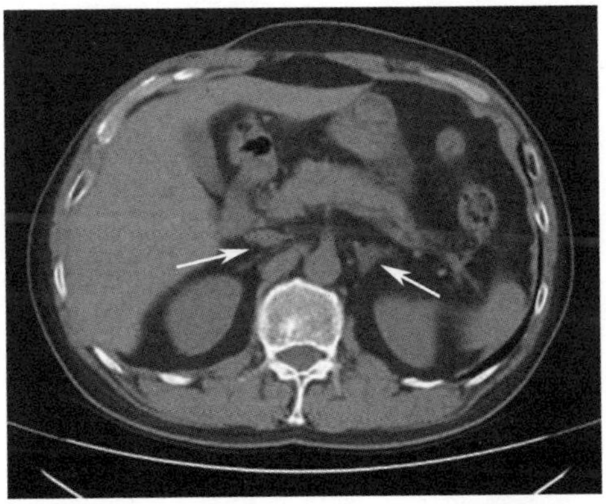

双侧肾上腺弥漫性增大，密度未见异常

【影像表现】

双侧肾上腺常显示正常，少数表现为弥漫性增大，偶尔可见增生，在肾上腺边缘有一个或多个小结节影，直径甚至可达 7 ～ 16mm，密度类似正常肾上腺或稍低。

三、嗜铬细胞瘤

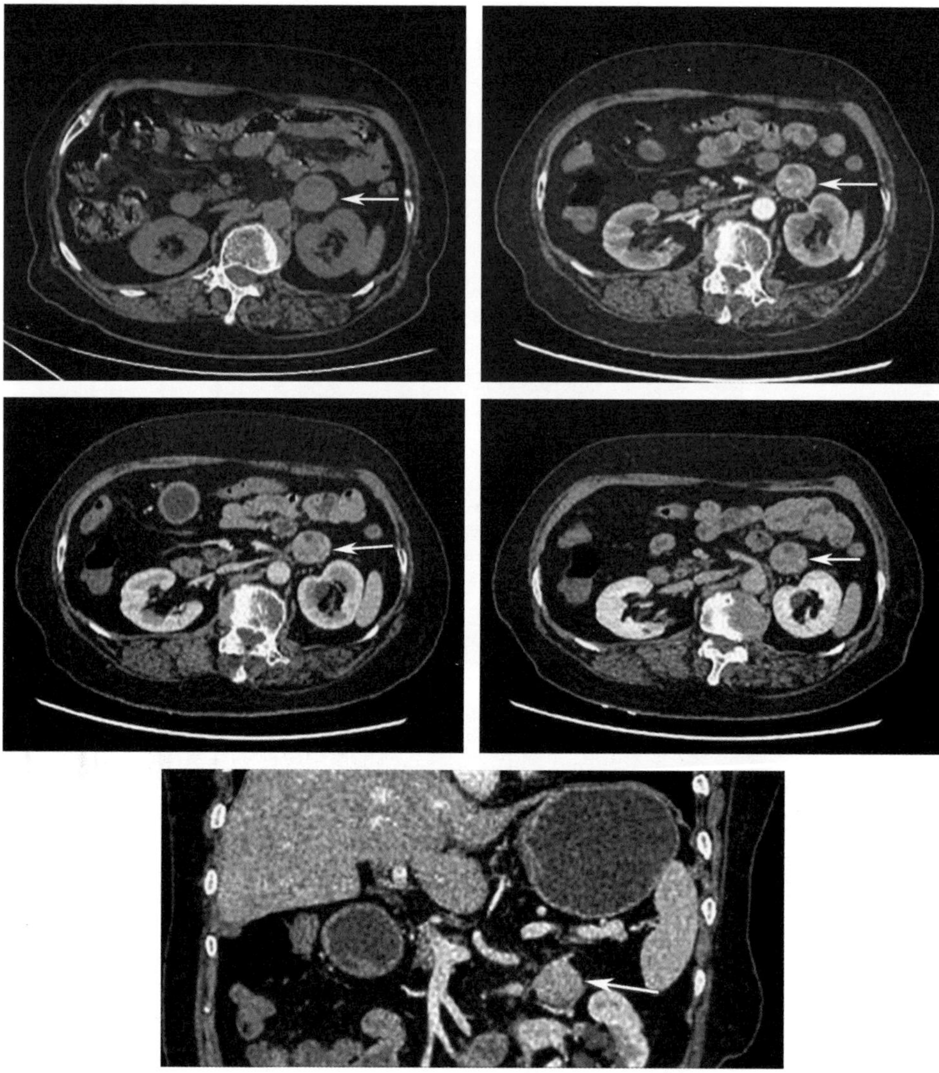

左肾上腺区肿块，实性部分明显强化，其内低密度区无强化

【影像表现】

（1）肾上腺区见圆形、类圆形或分叶状肿块。

（2）大小差异很大，多数为 3 ～ 5cm。直径＜ 3cm 者 84% 为实性，密度（信号）均匀。≥ 3cm 者，70% 出现坏死、出血和囊变，典型者表现为中心囊变区。

（3）位于肾上腺外者和较小者密度均匀，呈实性，少数可钙化。

（4）增强检查肿瘤实体部分延迟性强化，可持续 15 ～ 20 分钟，坏死、囊变区不强化。

（5）CT 增强扫描可诱发高血压危象，慎用。

（6）提示恶性肿瘤的征象：瘤体较大（直径通常大于 7cm），形态不规则，边界不清楚，内部极不均匀，邻近器官受侵犯甚至远处转移，出现转移是恶性嗜铬细胞瘤的可靠征象。

【影像鉴别】

临床拟诊为嗜铬细胞瘤时，CT 检查发现肾上腺较大肿块，并有上述表现，（结合临床症状和实验室检查）可诊断为肾上腺嗜铬细胞瘤，若肾上腺区未发现异常，应考虑行相关部位检查，如腹主动脉旁、后纵隔、颈总动脉旁或膀胱壁，以发现异位嗜铬细胞瘤。

【特别提示】

（1）肾上腺嗜铬细胞瘤是发生于肾上腺髓质的肿瘤，产生和分泌儿茶酚胺。

（2）嗜铬细胞瘤也称为“10% 肿瘤”，即 10% 肿瘤发生于肾上腺之外，10% 为双侧、多发肿瘤，10% 为恶性肿瘤和 10% 为家族性。

（3）可发生于任何年龄，高发年龄为 30 ～ 50 岁。

（4）实验室检查，24 小时尿中儿茶酚胺的代谢产物香草基扁桃酸明显高于正常值。

四、肾上腺非功能性腺瘤

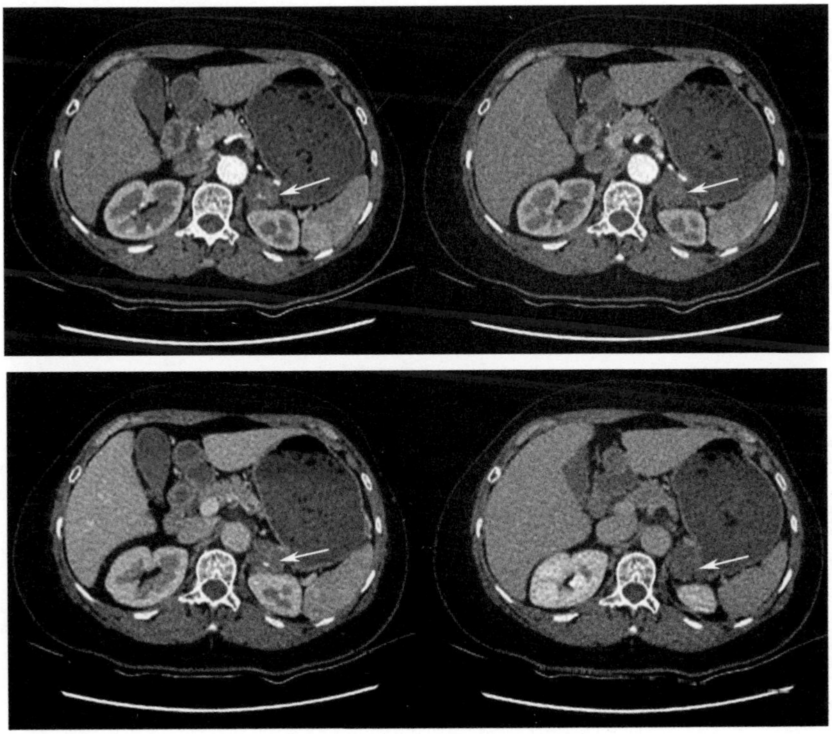

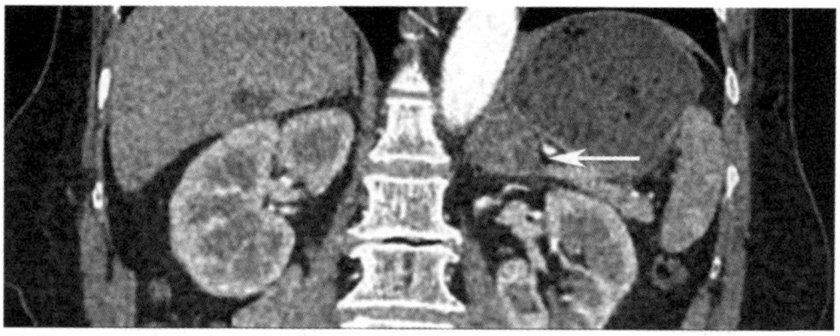

左肾上腺圆形肿块，边缘光滑，水样密度，增强扫描轻度强化，迅速廓清

【影像表现】

（1）双侧圆形、椭圆形和分叶状肿块。

（2）密度可均匀或不均，大小为 2 ～ 5cm。

（3）增强扫描均匀或不均匀强化。

【影像鉴别】

非功能性腺瘤要注意与转移瘤鉴别，CT 动态增强检查，腺瘤具有前述表现特征，据此可明确诊断。

【特别提示】

非功能性腺瘤占腺瘤的 90% 左右，平均发病年龄为 40 岁。有完整的包膜，内富含脂类物质。实验室检查肾上腺功能测定正常。

五、肾上腺转移瘤

【影像表现】

（1）单侧或双侧圆形、椭圆形和分叶状肿块。

（2）密度可均匀或不均，大小为 2 ～ 5cm，也可较大。

（3）增强扫描肿块呈均一或不均一强化。

【影像鉴别】

转移瘤很大程度上依赖于临床资料，有原发瘤时，可诊断转移瘤；无原发瘤

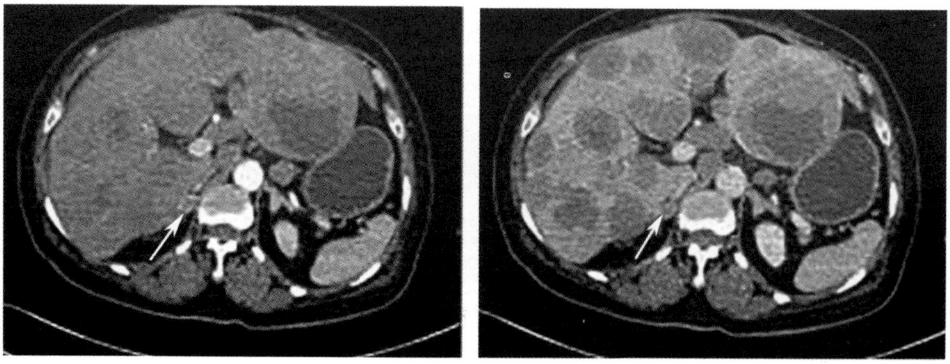

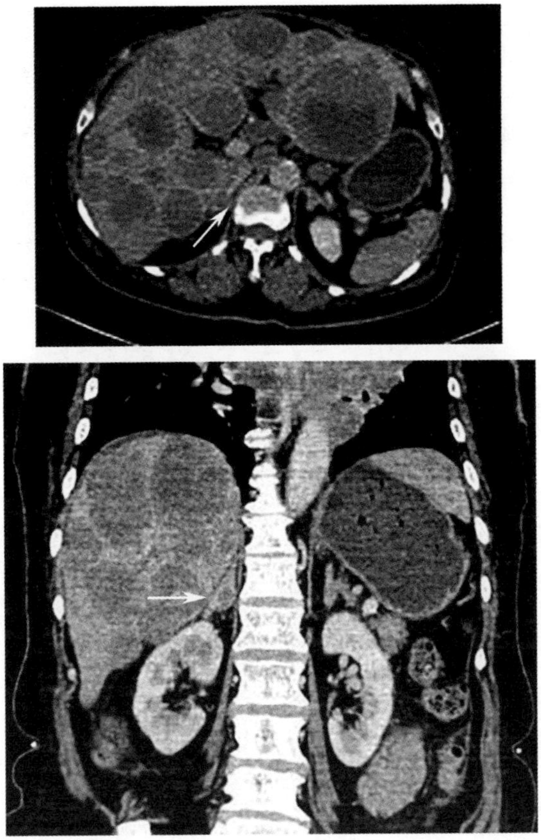

右侧肾上腺区不规则软组织密度影，边缘毛糙，周围脂肪间隙局部模糊，增强扫描明显不均匀强化（肺癌病史）

时，双侧肾上腺转移瘤应与肾上腺结核、嗜铬细胞瘤鉴别；单侧转移瘤，与非功能性皮质癌、神经节细胞瘤鉴别。

【特别提示】

肾上腺转移瘤临床上较为常见，其中肺癌转移居多。转移部位多为肾上腺髓质，较大肿瘤内可有坏死和出血。转移瘤为双侧或单侧，转移瘤极少造成肾上腺功能改变。

（丁孝民　薛良圆　郭晓霖　刘晓飞　耿琦琦　刘　菲）

第七章

骨骼肌肉系统

第一节　骨关节发育畸形

一、先天性髋关节脱位

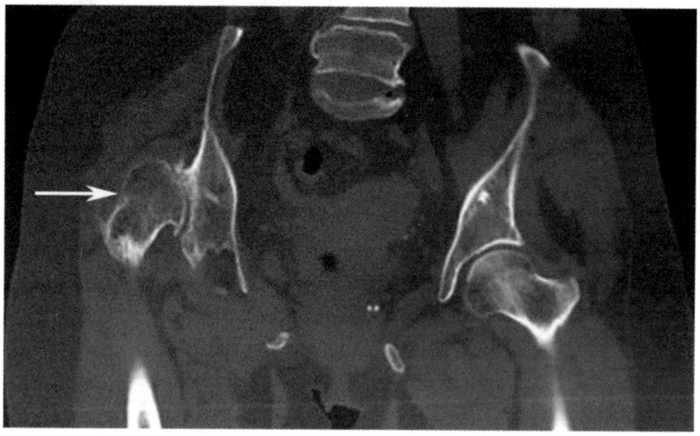

右侧髋臼浅而不规则，右侧股骨头位于 Perkin 方格的外上象限，Shenton 线不连续

【影像表现】

（1）髋臼浅而不规则，股骨头较对侧发育小，常出现骨骺的缺血、坏死。

（2）常用的测量方法

① 内侧关节间隙（泪滴距）：干骺端的内侧与相邻髋臼壁的距离，双侧一般对称。

② 外侧线（Calve 线）：髂翼的外侧面与股骨颈外侧面的弧状连线，连续为正常。

③ Shenton 线：上耻骨支的下缘与股骨颈的内侧缘的弧状连线，连续为正常。

④ Perkin 方格：正常股骨头骨骺位于内下象限。

⑤ C-E 角：5～8 岁正常值为 19°，9～12 岁为 12°～25°，13～30 岁为 26°～30°，C-E 角减小提示髋关节脱位。

【特别提示】

（1）先天性髋关节脱位患者，女孩发病率是男孩的 5 倍，有家族史发病率更高，多为双侧发病。

（2）本病新生儿发病率为1%，一般生后4个月（行走前），表现为大腿内侧皮纹不对称，下肢不等长。患儿行走后，出现会阴部增宽、跛行及“鸭步”，患肢外展受限，双下肢不等长。

二、脊柱畸形

（一）椎体融合

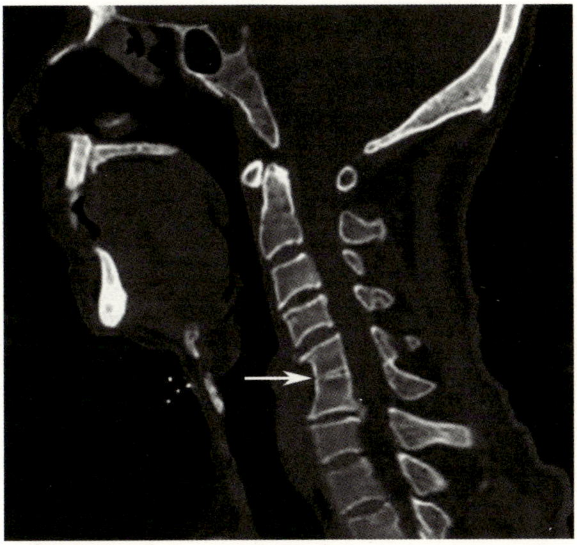

C5 ~ C6 椎体融合，椎间盘大部分消失，相应附件部分融合

【影像表现】

（1）两个或两个以上椎体相互融合，可完全融合或部分融合，前者椎间盘消失，后者残留部分椎间盘痕迹或只残留骨性终板。

（2）可仅椎体受累，也可椎体与附件同时受累。

（3）融合的两椎体加上其间椎间盘的高径与相邻正常椎体加椎间盘的高径相同或稍增加（见于颈椎），椎体前后径稍变小。

【特别提示】

椎体融合又称阻滞椎，是发育过程中脊椎分节不良所致，最常见于腰椎和颈椎。

（二）移行椎

【影像表现】

（1）骶椎腰化 骶椎出现与骶翼分离的横突，甚至骶1、骶2椎体间仅椎间盘相连。

（2）腰椎骶化 一侧或两侧横突宽而过长，与骶骨骨性融合或形成假关节，椎体间亦可融合。

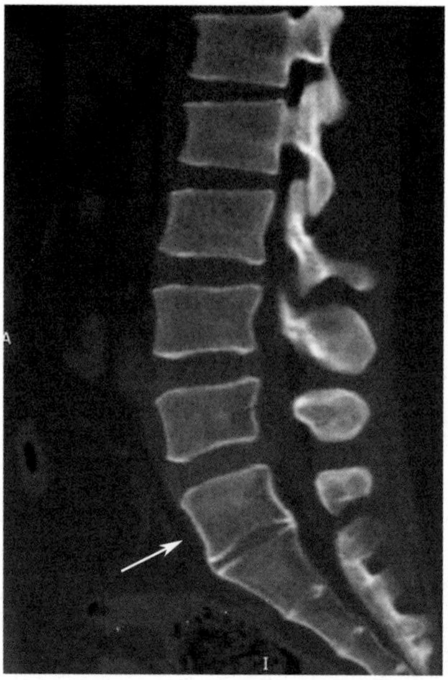

骶椎腰化，骶 1 ～ 2 椎体间仅椎间盘相连

【特别提示】

移行椎由脊柱错误分节所致。整个脊柱的脊椎总数不变，在颈椎、胸椎、腰椎、骶椎和尾椎交界处发生脊椎变异，出现相邻节段脊椎的特点。

（三）椎弓峡部不连及脊椎滑脱

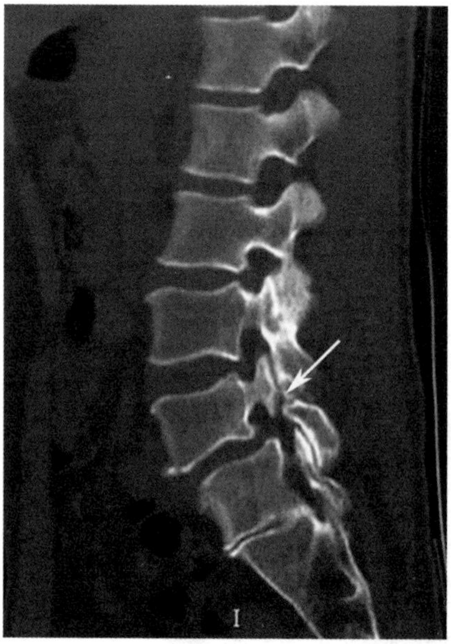

椎弓峡部不连，致该椎体向前移位

【影像表现】

（1）上位椎体向前移位，使椎体后缘与其椎弓的间距增宽，椎管前后径增加，因椎间盘未移位而在椎体后缘形成条带影，易误认为椎间盘膨出，在椎弓峡部层面可显示峡部不连。

（2）采用多角度 MPR 重建可更清晰显示峡部不连。

【特别提示】

椎弓峡部不连是指脊椎的椎弓峡部（关节突间部）骨不连接，也称为椎弓崩裂。相对于脊柱退行性变引起的椎体向前移位（退行性滑脱），本病也称为真性脊椎滑脱。

三、椎缘骨

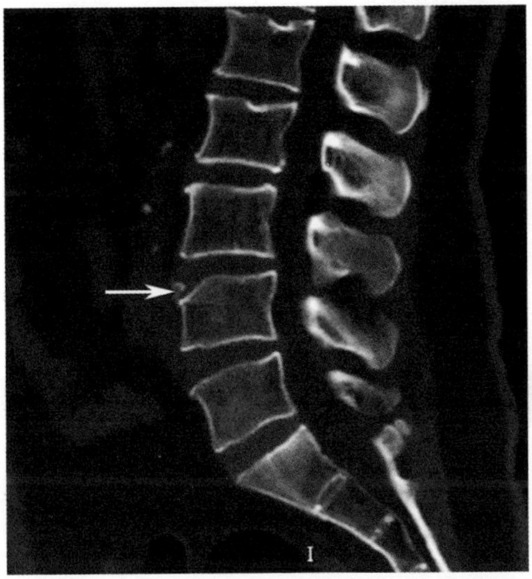

L4 椎体前上缘局限性骨质缺损，游离骨块位于缺损区前方，边缘硬化，周围无软组织改变

【影像表现】

（1）最常见于 L4 及 L5 的前上缘。

（2）CT 示椎体前部局限性骨质缺损，游离骨块位于缺损区前方，边缘硬化，周围无软组织改变，有时缺损区见软组织密度影，为突出的椎间盘。

【影像鉴别】

（1）椎体前缘骨折　常有急性外伤史，椎体边缘骨块与椎体骨质缺损相吻合，无硬化带，CT、MRI 可见周围软组织损伤征象，MRI 还可发现骨髓水肿征象。

（2）骨质破坏　密度常不均匀，边缘不规则，周围无硬化带。

（3）椎体前缘骨质增生　与椎体紧密相连，密度较高，高密度中不含软组织密度影。

（4）板间骨（骨隙骨） 为椎间韧带的钙化影，呈等腰三角形（侧位片），位于椎间隙前缘的正中，底与椎体前缘平齐，尖向内指向椎间盘，两相邻椎角完整。

【特别提示】

（1）椎缘骨，又称为椎体前缘软骨结节、边缘骨、永存骨骺和椎角离断体等。好发于青少年，因青少年时期的软骨板与椎体融合不牢，在受到异常挤压时容易折裂，其破裂的软骨板若引起的症状较轻或未得到及时治疗，则在异位与椎体融合，形成前移的水平骨赘，而破裂区的遗留裂隙被髓核组织充填。

（2）在腰椎影像检查中经常会遇到，多见于椎体前上角，次为前下角，偶见于后上角，罕有发生于椎体侧缘者。发病机制学说不一，包括外伤、永存骨骺及椎间盘突出等学说，以后者最多见，认为是先有发育上的异常，而后在外伤或其他因素影响下致椎间盘疝入椎体表面，直接影响了正在发育的椎体骨骺，将部分骨骺截断分离，于是骨骺孤立发育并与椎体分离，形成一个三角形骨块。

第二节　骨与关节创伤

一、骨折

（一）四肢骨折

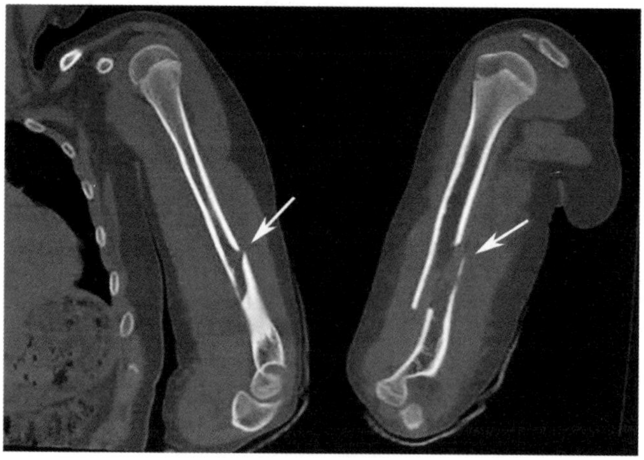

肱骨髁上骨折，断端错位

【影像表现】

肱骨髁上骨质中断，远侧断端略向背侧移位，伴周围软组织肿胀。

【特别提示】

肱骨髁上较薄弱，易骨折，最常见于 3 ～ 10 岁儿童。

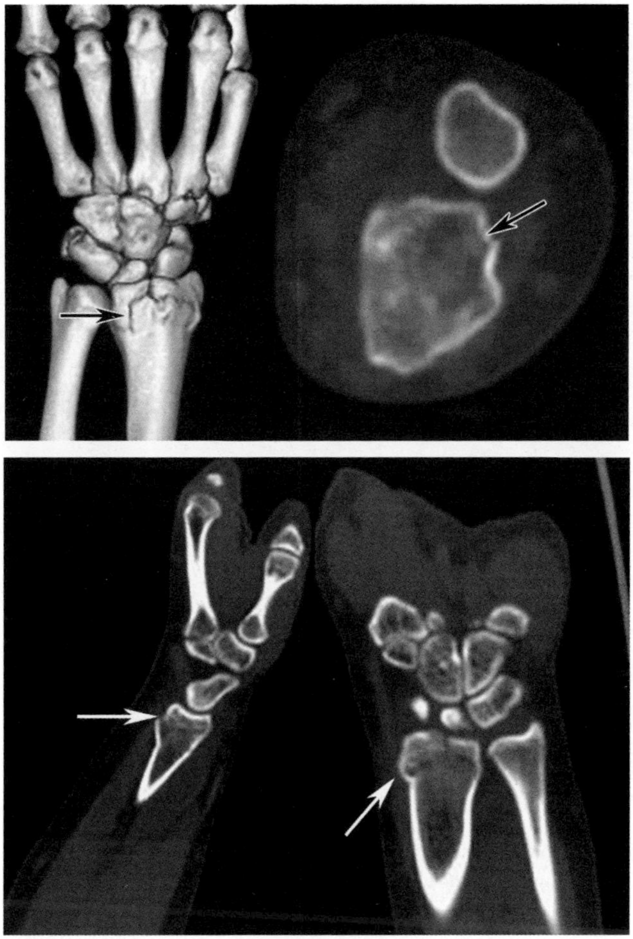

柯莱斯骨折

【影像表现】

柯莱斯（Colles）骨折，为最常见的骨折，是指桡骨远端距离关节面2.5cm以内的骨折，且伴有远侧断端向背侧移位和向掌侧成角，使手呈银叉状畸形。此种骨折常合并尺骨茎突骨折和下尺桡关节分离。

【特别提示】

Colles骨折是临床上较常见的一种骨折，一般有以下征象：尺骨长，桡骨短，远端桡尺关节脱位，桡骨远端骨折，远断端向背侧移位，尺骨茎突有游离骨块。桡骨远端骨折是腕部创伤中发生率最高的骨折之一，多见于中老年人。

（二）脊柱骨折

【影像表现】

（1）椎体骨折　有压缩性骨折和粉碎性骨折。表现为椎体楔形变形、变扁，

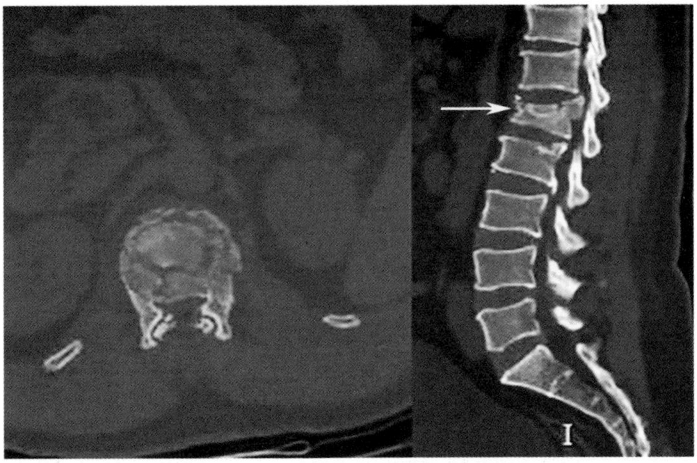

L1 椎体粉碎性骨折，椎体楔形变形、变扁，周围皮质骨断裂、凹陷。椎体内有骨小梁嵌压的致密骨折线，部分骨折片向周围移位或向椎管内移位，导致椎管狭窄

周围皮质骨有断裂，凹陷或凸出成角，或椎体内有骨小梁嵌压的致密骨折线，或椎体上角有骨折块。粉碎性骨折，部分骨折片向周围移位或向椎管内移位。

（2）椎弓骨折　椎弓的骨皮质中断，可见骨折线。

（3）椎板骨折　有纵行或横行骨折线。

（4）横突骨折　为腰肌猛烈收缩牵拉引起的骨折，因此常为多发横突骨折。但要注意平片质量不好或有骨质疏松，则难以确诊或容易遗漏。

（5）棘突骨折　有纵行和横行骨折，多数表现为棘突上部分离。

（6）椎旁血肿　表现为脊柱旁软组织增厚、膨隆或形成梭形肿块。

（7）过屈型脊柱损伤　表现为椎体压缩性骨折，小关节骨折或骨折脱位，后部棘间韧带撕裂、棘突骨折、棘间距离增大。

（8）过伸型脊柱损伤　与之相反，前纵韧带撕裂，椎间关节突前后分离或骨折，棘间韧带和棘上韧带撕裂。

【特别提示】

一般脊柱外伤病人，多需要 CT 及 MRI 进一步检查，CT 有利于观察脊柱骨折的碎骨块移位方向，MRI 有利于观察脊髓是否有损伤。

（三）骨盆骨折

【影像表现】

（1）骨盆损伤有骨盆边缘骨折、骨盆环骨折及脱位，后者发生率高达 80% 以上。

（2）骨盆环骨折以耻骨上支骨折发生率最高，CT 可以显示骨盆环骨折的移位情况以及骨折线累及部位，对于微小骨折的显示优于 X 线。

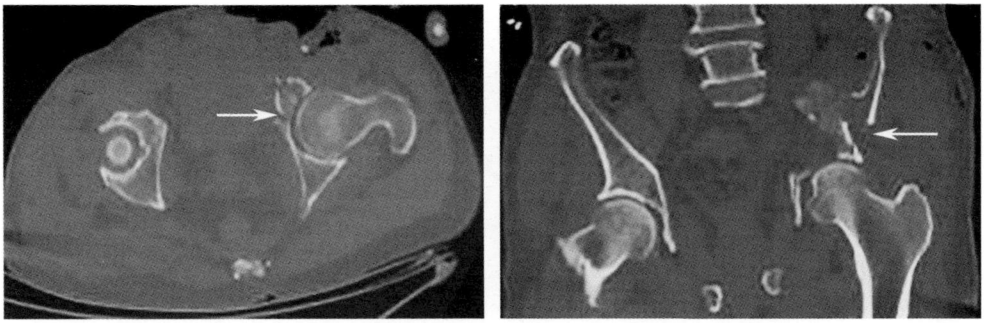

左侧髂骨、髋臼骨折，断端移位，周围见游离小骨块影

【特别提示】

骨盆入口是一个坚硬的骨环。造成骨折，必须是外力非常猛烈，直接暴力如房屋倒塌、重物砸伤、机器挤压、车祸压伤、高处跌下等，均可直接造成耻骨、坐骨、髂骨或骶骨骨折。骨盆容纳很多重要脏器，包括肠管、生殖泌尿系统，并有大血管、神经和淋巴系统通过，骨盆骨折常合并这些组织器官损伤。

二、关节创伤

（一）肩关节创伤

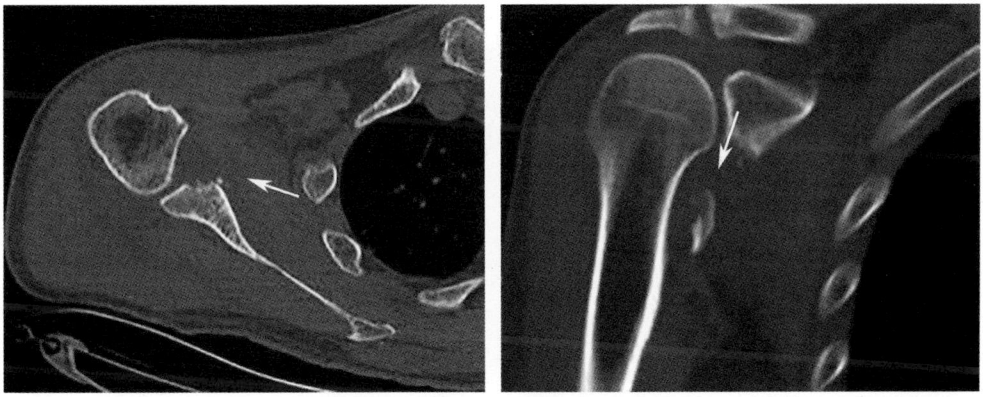

右肩关节盂骨折，碎骨块向下移位

【影像表现】

肩关节骨质中断、移位，可伴关节脱位。

【特别提示】

肩关节是全身活动范围最大、最灵活的关节。但肩胛盂较浅，关节囊、韧带薄弱松弛，易因外伤而脱位。肩关节容易向前方脱位，占 95% 以上。

（二）腕关节创伤

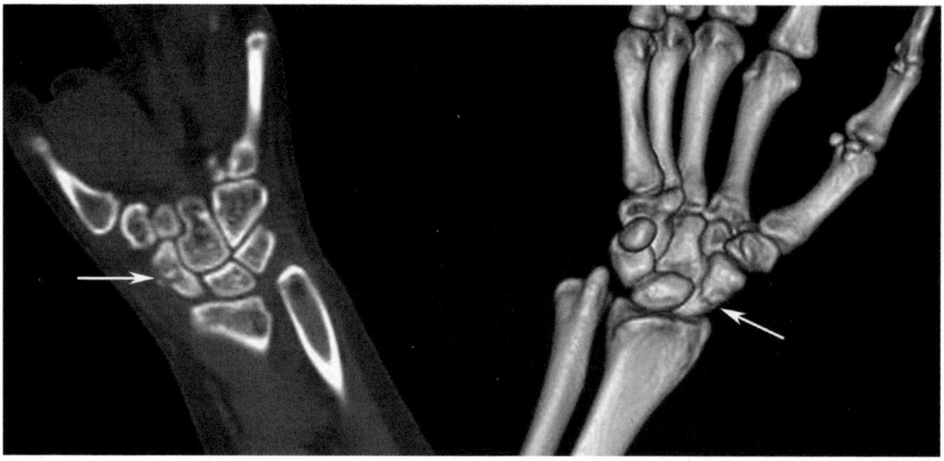

舟骨骨皮质断裂，见低密度骨折线，周围见游离小骨块

【影像表现】

腕关节组成骨见低密度骨折线，断端可移位。

【特别提示】

腕骨骨折以舟骨最多见，脱位以月骨最多见。

（三）髋关节创伤

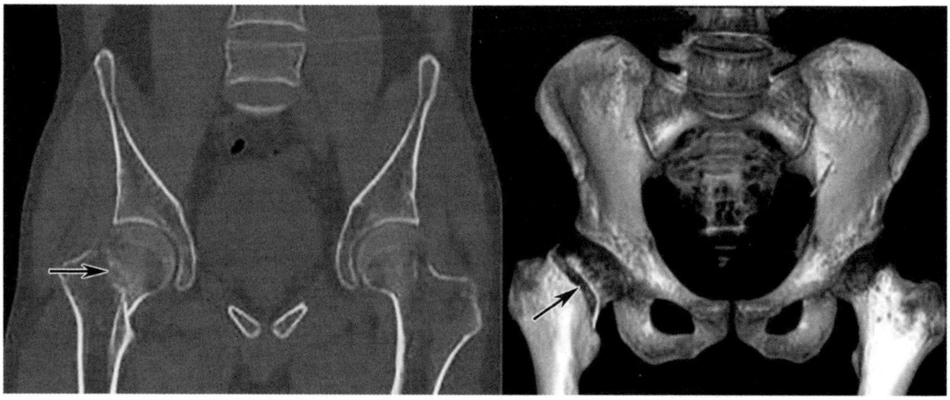

右股骨颈骨质断裂，可见线状骨折线，断端略分离

【影像表现】

髋关节骨质断裂，可见线状骨折线，断端分离。

【特别提示】

股骨颈骨折极易损伤股骨头的供血血管，骨折愈合缓慢，易并发股骨头缺血坏死。

（四）踝关节创伤

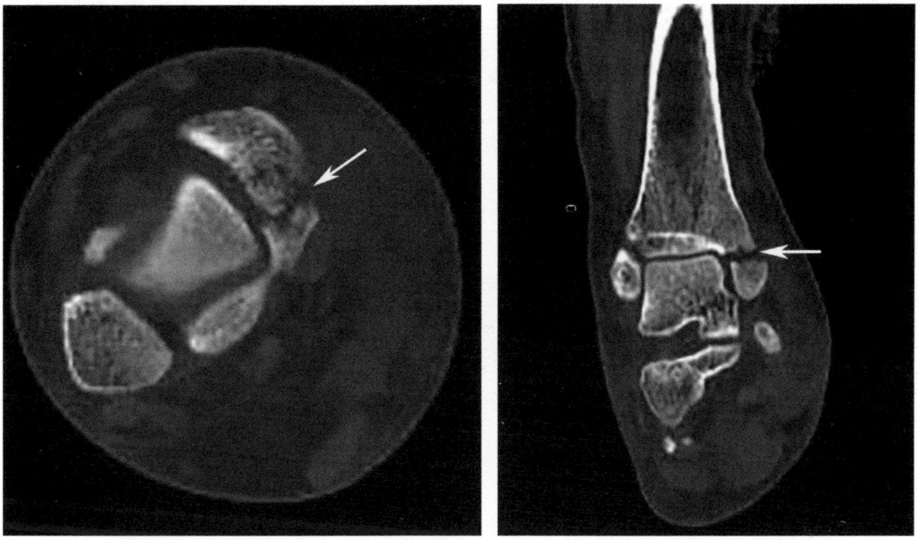

右内踝骨质断裂，可见低密度骨折线，断端略分离，周围软组织肿胀

【影像表现】

踝关节骨质断裂，可见低密度骨折线，断端分离。

【特别提示】

踝关节为胫腓骨远端内外踝和距骨组成的榫眼关节，是全身第三大承重关节。因容易反复扭伤，踝关节创伤较常见，主要包括骨折、软骨损伤、韧带损伤及脱位等。

（五）膝关节创伤

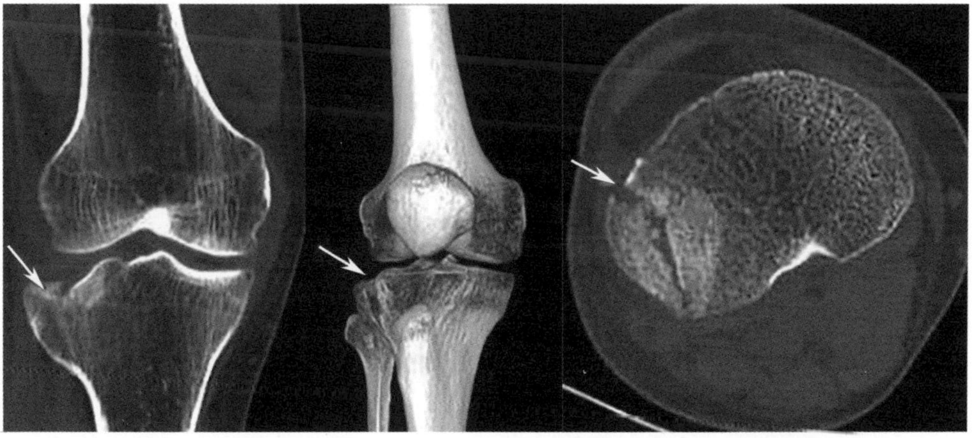

胫骨平台外侧部塌陷，骨质不连续，可见线样低密度骨折线，周围软组织肿胀

【影像表现】

胫骨平台塌陷，骨质不连续，可见线样低密度骨折线，邻近骨质密度增高，周围软组织肿胀。

第三节　骨坏死和骨软骨病

一、股骨头骨骺缺血坏死

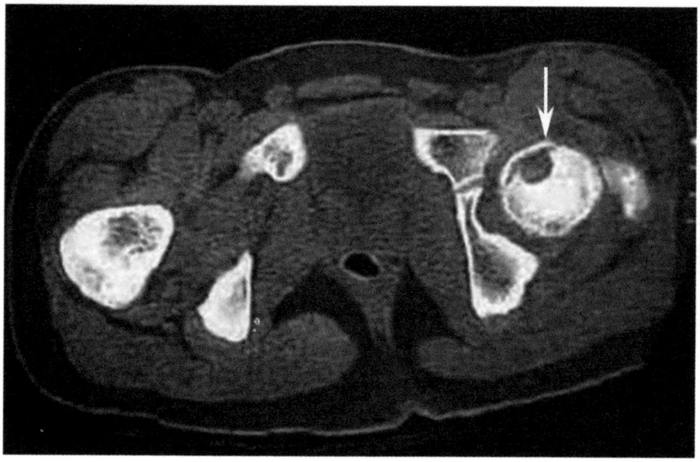

左侧股骨头骨骺体积变小、密度增高，内可见囊状低密度影

【影像表现】

（1）本病好发于 3 ～ 14 岁男孩，多为单侧受累，也可两侧先后发病，进展缓慢。

（2）早期以骨质硬化和骨发育迟缓为主，股骨头骨骺骨化中心变小，密度均匀增高，骨纹理消失。关节间隙增宽，髋关节肿胀，滑膜增厚，股骨头骨骺边缘部新月形透亮区。

（3）进展期坏死以骨骺内肉芽组织增生为主，骨骺更为扁平且不均匀密度增高，骨质坏死为小致密骨块，内可出现大小不等的囊状透亮区，并有新生骨。

【影像鉴别】

本病需与髋关节结核相鉴别，后者骨破坏周围较少有硬化带，邻近关节骨质疏松广泛，早期就有关节间隙狭窄。

【特别提示】

3 ～ 14 岁儿童 X 线出现髋关节间隙内侧增宽和股骨头二次骨化中心外移，应高度怀疑本病。本病治疗及时，股骨头骨骺大小、密度及结构可逐渐恢复正常；若治疗不及时，可出现股骨头帽状畸形，股骨颈变短，大转子升高，颈干角缩小，形成髋内翻及髋关节半脱位。

二、股骨头缺血性坏死

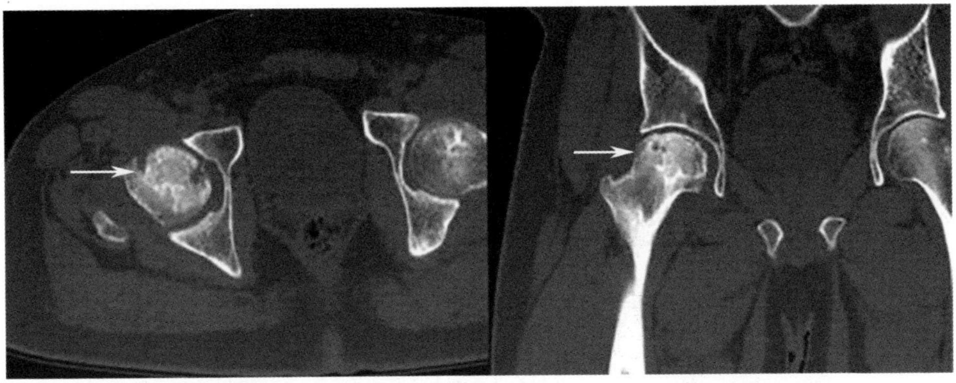

右侧股骨头变扁，局限性增生硬化，其内可见囊状透光区

【影像表现】

（1）早期表现为股骨头内簇状、条带状和斑片状高密度硬化影，边缘较模糊。条带状硬化粗细不均，主要有三种走行：①沿正常股骨头星芒结构，自股骨头中心向周围延伸；②与正常股骨头星芒结构交叉走行；③伴行于股骨头边缘皮质下或表现为皮质增厚。三种走行方式可单独或同时存在。

（2）斑片状高密度硬化区多呈扇形或地图形，其内正常骨小梁结构模糊或消失，可呈磨玻璃样改变，周围多有高密度硬化条带构成的边缘，颇具诊断特征。

（3）随病程进展，股骨头前上部高密度硬化周围和边缘部出现条带状或类圆形低密度区，内为软组织密度。少数类圆形低密度区内可含有气体。

（4）股骨头塌陷可发生于低密度区出现前后或同时，表现为股骨头皮质成角、台阶征、双边征、裂隙征和股骨头碎裂。由于股骨头塌陷多以承重的顶部明显，CT 横轴面有时难以发现平片可显示的轻微塌陷，需冠状面或矢状面各向同性重组。新月征多见于股骨头前侧皮质下。台阶征和双边征亦多发生于前侧皮质。裂隙征多见于股骨头前上部高密度硬化区内，呈条状软组织密度线。

【影像鉴别】

本病应与以下疾病或正常变异鉴别。

（1）退行性假囊肿　局限于承重区骨性关节面下，形态规整，无明显股骨头塌陷。

（2）暂时性骨质疏松　骨质密度减低，短期随访可恢复正常，不出现典型的双线征。

（3）骨岛　多为孤立的圆形硬化区，密度较高，边缘较光整。

【特别提示】

成人股骨头缺血性坏死的发病率远远超过儿童股骨头骨骺缺血坏死，常见的病因有创伤、糖皮质激素治疗和酗酒。股骨头缺血性坏死也是股骨颈骨折最常见的并发症。股骨头主要血供来源于股深动脉发出的旋股内侧动脉和旋股外侧动脉，两者在股骨颈基底部形成动脉环，此部位骨折可能会损伤血管导致股骨头血供减少。

股骨头缺血性坏死好发于30～60岁男性，50%～80%的患者最终双侧受累。主要症状和体征为髋部疼痛、压痛、活动受限、跛行及“4”字试验阳性。股骨头缺血性坏死的病理改变自坏死中心部位到正常活性骨质区域可分为四个带：细胞坏死带、缺血损伤带、充血反应修复带及正常组织。

三、骨梗死

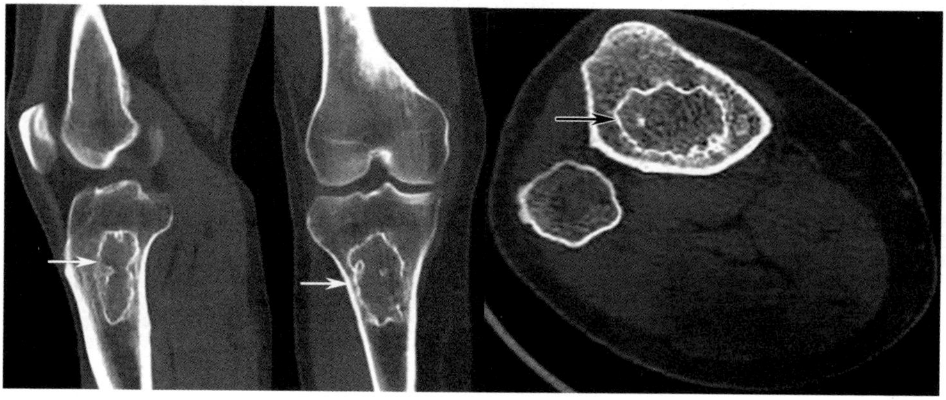

胫骨近段见地图样低密度，边缘硬化

【影像表现】

（1）骨骼改变主要包括囊状及分叶状透光区、硬化斑块影、条带状钙化骨化影、绒毛状骨纹和骨外膜增生。

（2）囊状及分叶状透光区可为单发或多发，长径0.5～3cm，多围以1～3cm厚的硬化边，硬化斑块影呈圆形、椭圆形、星芒状或不规则形，长径0.3～1.6cm，质地均匀，边缘较锐利，散在或密集。

（3）绒毛状骨纹多见于长骨骨端或小儿干骺部；骨外膜增生早期呈层状，晚期与皮质融合，致皮质增厚、骨干增粗。

（4）骨内膜钙化或骨化呈条状致密影，沿皮质内缘平行延伸。骨髓腔内条带状钙化影自干骺端骨松质向骨干延伸，宽1.5～2cm，可覆盖骨干大部分，为终末期表现。

【特别提示】

骨梗死是发生于骨干、干骺端的骨缺血坏死。骨梗死易累及四肢长骨的松质部分，以股骨上部最多见，其次为肱骨上部、胫腓骨骨干及肱骨和桡骨下端。膝关节周围，即股骨中下段、胫骨中上段为好发部位。

四、剥脱性骨软骨炎

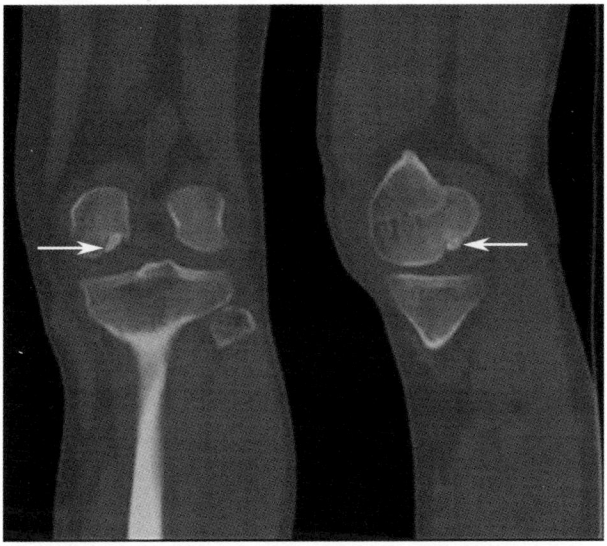

股骨内髁关节面下长碟形低密度区，周围骨质硬化

【影像表现】

（1）常见发病部位为股骨内外侧髁、距骨上关节面、肱骨小头、髌骨后关节面等。

（2）表现为关节软骨下骨的局灶性碎裂，或伴软骨钙化，特征性表现为自关节面剥脱的小骨块，密度较高，边缘锐利，周围环绕透亮线，其下为容纳骨片的骨床，有明显的硬化环形成。

（3）完全剥脱并移位者表现为关节面下透亮缺损区，周边明显硬化，关节腔内可见游离体。

【影像鉴别】

本病依据发病部位和影像学表现易于诊断，但需与关节结核鉴别。后者骨质破坏缺损区以关节面边缘部位为主，常同时有关节间隙变窄和关节囊肿胀，不难鉴别。

【特别提示】

剥脱性骨软骨炎是以关节面碎裂，伴或不伴碎片分离为特征的一种疾病。青少年至中年均有发病，5 ～ 15 岁及骨骺愈合以后是两个发病高峰年龄段。男性居多，单发病变多见。临床表现不一，有些没有任何症状，但多数有受累关节疼痛，活动后加重，可出现关节活动受限、弹响、绞锁及关节肿胀。组织学检查可见关节软骨或关节软骨连同部分关节下骨质碎裂剥脱，剥脱骨软骨片可以与骨床相连，也可以完全游离，甚至形成关节内游离体，局部骨床留有缺损区。

第四节 骨关节化脓性感染

一、急性化脓性骨髓炎

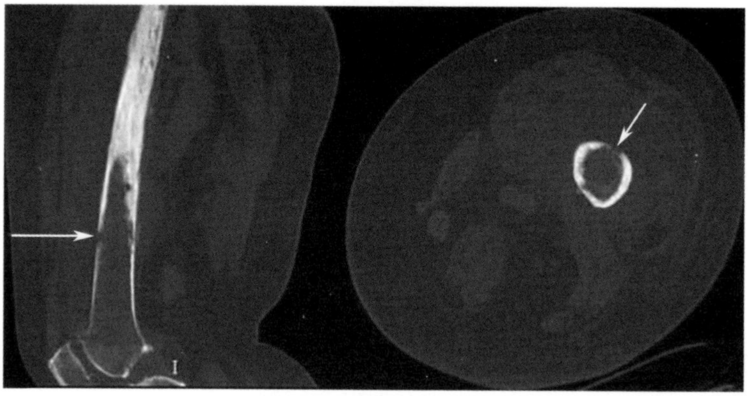

股骨中下段虫蚀状骨破坏区，破坏区边缘模糊、形态不规则，骨破坏区周围见轻度骨质增生、骨膜增生。周围软组织肿胀，肌间隙模糊

【影像表现】

（1）急剧发病及深部剧痛，高热、无力、白细胞计数增高，局部软组织红肿及压痛，多见于长骨，发病率依次为胫骨、股骨、肱骨、桡骨。

（2）软组织肿胀，肌间隙模糊或消失，皮下组织与肌间分界模糊，皮下脂肪内出现网状致密影。

（3）骨质破坏，虫蚀状骨破坏融合成大的破坏区，破坏区边缘模糊、形态不规则，骨破坏同时出现骨质增生，骨破坏很少跨过骺板累及骨骺。

（4）沿骨长轴形成小片或长条状高密度影，死骨形成。

（5）骨膜增生，骨皮质表面形成葱皮状、花边状或放射状致密影，一般同骨内病变范围相符，也可超越病变范围。

【影像鉴别】

本病应与成骨肉瘤、尤文肉瘤相鉴别，需要临床、影像学和病理三者密切结合。

【特别提示】

本病一般起病比较急，突然出现高热、寒战、一侧肢体剧痛、局部软组织肿胀、压痛明显、白细胞计数增高。多见于长骨，发病率依次为胫骨、股骨、肱骨、桡骨，出现不同范围的骨质破坏、新生骨形成、骨膜反应、死骨形成，其中以骨质破坏和周围骨密度增高为主要表现。CT更易发现骨内小的侵蚀破坏和骨周软组织肿胀或脓肿形成。

二、慢性化脓性骨髓炎

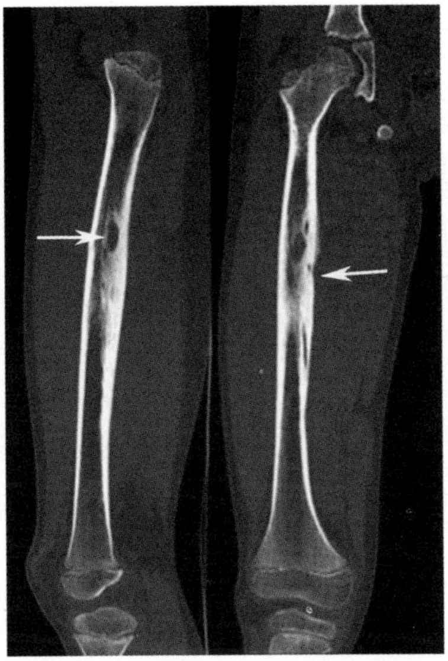

股骨内部出现椭圆形骨质破坏区，边缘整齐，周围绕以骨硬化带，并出现明显广泛的骨质和骨膜增生，骨皮质增厚，髓腔变窄或消失，骨干增粗

【影像表现】

（1）可出现明显广泛的骨质和骨膜增生，骨小梁增多、增粗，骨皮质增厚，髓腔变窄或消失，骨干增粗，边缘不规则。

（2）骨质破坏一般较局限，多呈圆形或椭圆形，边界清。

（3）密度较高的游离骨块，死骨形成，其外部包以脓液。

（4）CT 比 X 线更容易发现死骨和骨内脓肿。

【影像鉴别】

不典型骨髓炎应与骨样骨瘤、硬化型骨肉瘤相鉴别。骨肉瘤可发现软组织肿块并以此作为重要鉴别点，骨样骨瘤与感染性病变需要 MRI 进一步鉴别。

【特别提示】

本病还包括两种特殊类型的化脓性骨髓炎。

（1）慢性骨脓肿（Brodie 脓肿）　好发生于身体抵抗力特别强的病人，以胫骨上下端、桡骨远端常见，表现为圆形、椭圆形或不规则形骨质破坏区，边缘整齐，周围绕以骨硬化带。长轴与骨长径一致。破坏区内少有死骨，多无骨膜增生。

（2）硬化性骨髓炎（Garre 硬化性骨髓炎）　多发生于低毒力感染，致病菌毒力较弱，故引起的骨质破坏范围较小，但周围骨质及内外骨膜因受到长时间刺激而出现明显增生硬化，易累及胫骨、股骨，多见于青少年，可见大范围骨密度增高，皮质增厚，髓腔变窄或闭锁，骨外缘不规则，骨干变粗，无/轻微骨破坏，无死骨存在。

三、化脓性关节炎

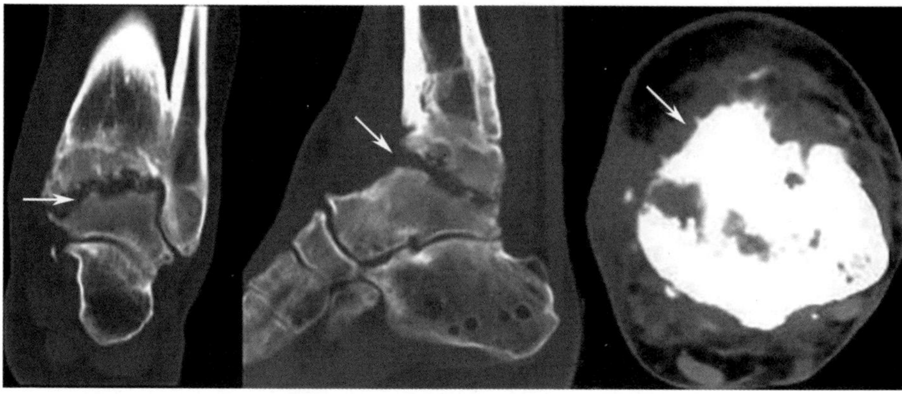

关节囊增厚、肿胀，内可见囊状低密度影，关节面可见骨质破坏，以承重面为重

【影像表现】

（1）早期，关节囊和周围软组织肿胀，关节间隙增宽，局部可出现骨质疏松。

（2）随后，关节间隙狭窄，软骨下骨质破坏，以承重面为重，随破坏灶扩大，可出现大块骨质破坏和死骨。

（3）关节结构严重破坏时可发生病理性关节脱位。

（4）晚期多出现骨性强直，周围软组织内出现钙化。

【影像鉴别】

本病主要依靠临床表现、影像学表现进行诊断。应与关节结核鉴别，后者病程长，无急性症状和体征，关节边缘性侵蚀破坏和骨质疏松为其特征，晚期可出现纤维性强直，很少出现骨性强直。

【特别提示】

CT 对一些复杂关节，如髋关节、肩关节、骶髂关节等，显示骨质破坏和脓肿侵犯的范围常较 X 线平片敏感。MRI 显示化脓性关节炎的滑膜炎和关节渗出液比 X 线平片和 CT 敏感，能明确炎症侵犯周围软组织的范围，还可显示关节囊、韧带、肌腱、软骨等关节结构的破坏情况。

第五节　骨关节结核

一、脊椎结核

【影像表现】

（1）骨质破坏，椎体塌陷变扁或呈楔形。依骨质最先破坏的部位，可分为椎体结核和附件结核，前者又分为中心型、边缘型和韧带下型。约 90% 的脊柱结核

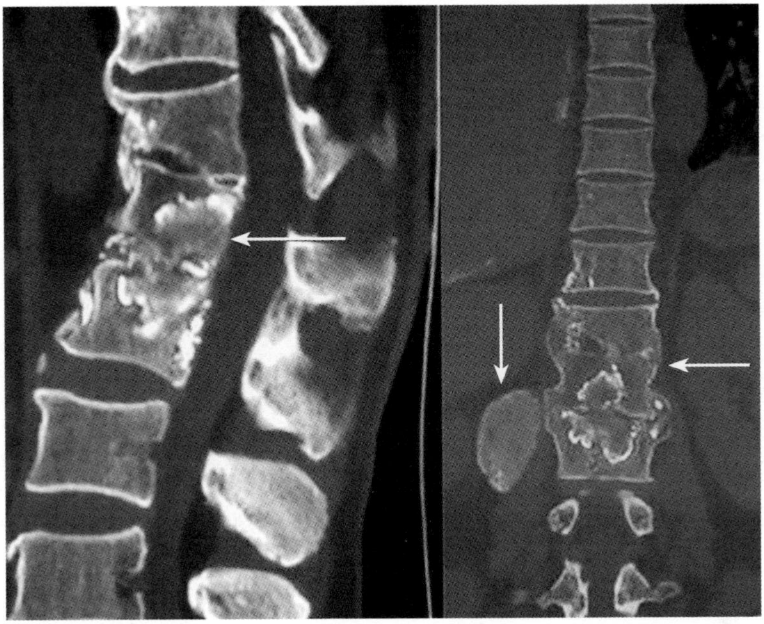

椎体骨质破坏，轻度后突畸形，椎间隙狭窄，周围见冷脓肿

发生在椎体，单纯附件结核少见。

（2）椎间隙变窄或消失，晚期可引起相邻椎体互相嵌入融合而难以分辨。

（3）后突畸形，可伴有侧弯。

（4）冷性脓肿，结核易侵入周围软组织形成冷脓肿，在颈椎易形成椎前脓肿，在胸椎形成椎旁脓肿，在腰椎形成腰大肌脓肿。

（5）死骨多表现为砂砾状死骨。

【影像鉴别】

（1）化脓性脊椎炎　多单节或双节发病，破坏进展快，骨质增生硬化明显，骨赘或骨桥形成。

（2）脊椎转移瘤　在脊椎结核和脊椎转移瘤中，椎弓根破坏常是明显的征象，且多为椎体广泛破坏后所累及，但转移瘤很少累及椎间盘和沿前纵韧带向下蔓延，且不会形成椎旁脓肿。

（3）椎体压缩性骨折　常有明确外伤史，多累及一个椎体，呈楔状变形，无侵蚀性骨质破坏及椎间隙变窄。

【特别提示】

本病发病隐匿，病程缓慢，可出现低热、食欲差和乏力等全身症状，局部脊椎活动受限。CT 更清楚地显示骨质破坏，更易发现死骨及病理性骨折碎片，更明确地显示脓肿位置、大小，及其与周围大血管、组织器官的关系，以及突入椎管内的情况。

二、关节结核

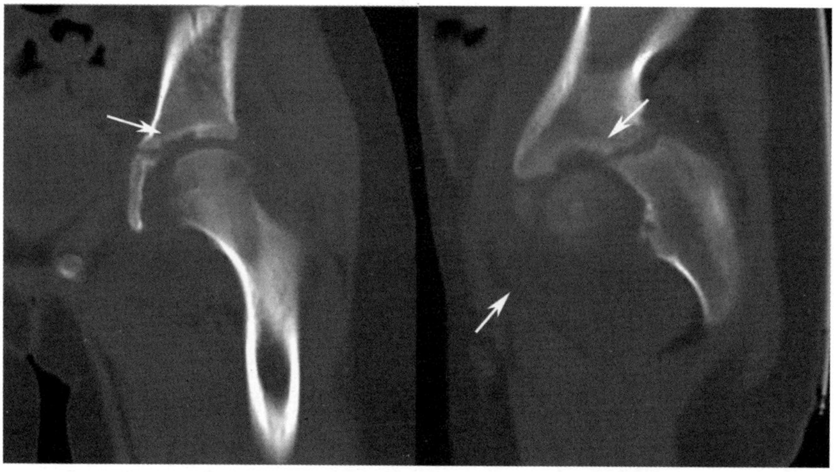

左侧髋臼关节面下骨质破坏，边缘轻度增生硬化，关节周围软组织肿胀

【影像表现】

依据发病部位分为骨型关节结核和滑膜型关节结核。

（1）骨型关节结核　以髋关节、肘关节常见。表现为关节周围软组织肿胀、关节骨质破坏及关节间隙不对称性狭窄。

（2）滑膜型关节结核　多发于膝关节和踝关节。早期表现为关节囊和软组织肿胀，关节间隙正常或稍增宽，邻近关节骨质疏松。病变发展，在关节非承重面出现虫蚀状骨质破坏，且关节上下骨端多对称受累。晚期，肉芽组织增生，病变修复，关节面及破坏边缘变清晰并可出现硬化；严重病例，病变愈合后可出现关节强直，且多为纤维性强直。

【影像鉴别】

（1）化脓性关节炎　起病急，症状、体征明显且较严重，病变进展快，关节软骨较早破坏而较快出现关节间隙狭窄，常为匀称狭窄；骨破坏发生在承重面，骨破坏同时多伴有增生硬化，骨质疏松不明显；最后多形成骨性强直。

（2）类风湿关节炎　骨破坏亦从关节边缘开始，骨质疏松明显且与结核相似，但类风湿常对称性侵及多个关节，关节间隙变窄出现较早，且为均匀性狭窄，然后再侵及骨性关节面。

【特别提示】

本病常见于少年和儿童，多累及一个承重的大关节，以髋关节和膝关节常见。骨型关节结核，先为骨骺、干骺端结核，后蔓延至关节，侵犯滑膜及关节软骨。滑膜型关节结核是结核菌先侵犯滑膜，较晚才破坏关节软骨及骨端。以骨型关节结核多见。

三、四肢长骨结核

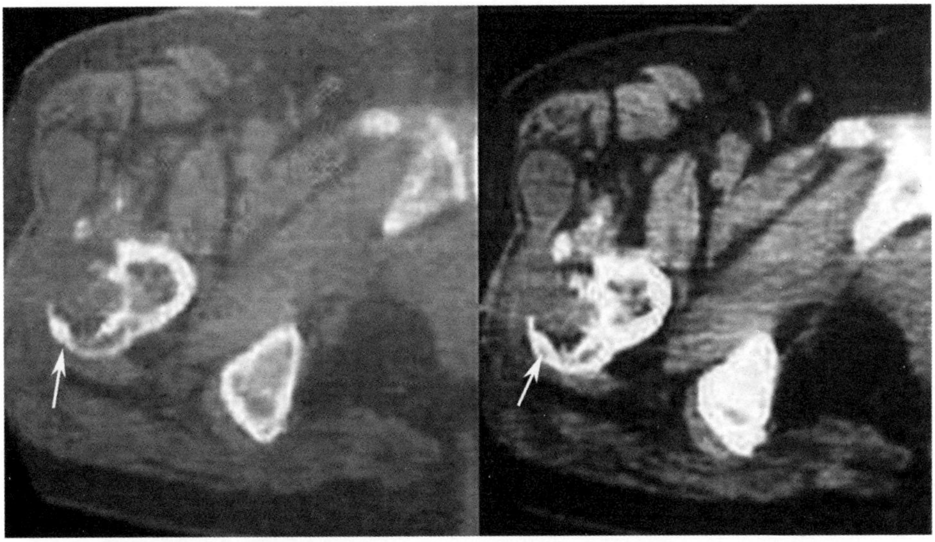

右侧股骨头见不规则骨质破坏，内可见斑片状高密度影，相邻软组织增厚

【影像表现】

本病分为中心型和边缘型。

（1）中心型　病变位于骨骺、干骺端内。早期表现为局限性骨质疏松，随后出现点状骨质破坏，并逐渐扩大相互融合，邻近无明显骨质增生现象，骨膜新生骨轻微，死骨呈砂砾状，这与化脓性骨髓炎不同。后者死骨较大，呈块状。此外，破坏灶常横跨骺线，此系骨骺、干骺端结核的特点。

（2）边缘型　病变多见于骺板愈合后的骺端，特别是长管状骨的骨突处（股骨大转子处）。早期表现为局部骨质水肿，随着病灶进展，可形成不规则的骨质缺损，可伴有薄层硬化边缘，周围软组织肿胀。

【影像鉴别】

本病常需与累及骺板的肿瘤或肿瘤样病变鉴别，如软骨母细胞瘤、骨囊肿等。软骨母细胞瘤发生于骨骺，病灶边缘可见一薄的硬化边，而没有骨质疏松和软组织的冷脓肿。骨囊肿多位于干骺端，为中心性卵圆形透亮区，边缘清晰锐利，其内无死骨，CT 和 MRI 表现为典型的含液囊性病变。

【特别提示】

本病多见于股骨上端、尺骨近端及桡骨远端，发病初期，邻近关节活动酸痛不适，负重、活动后加重，局部肿胀，但热感不明显。以破坏为主，很少有骨膜增生，干骺端结核最易穿过骨骺板侵及骨骺和关节，很少向骨干进展。

第六节　骨肿瘤与肿瘤样病变

一、成骨性肿瘤

（一）骨瘤

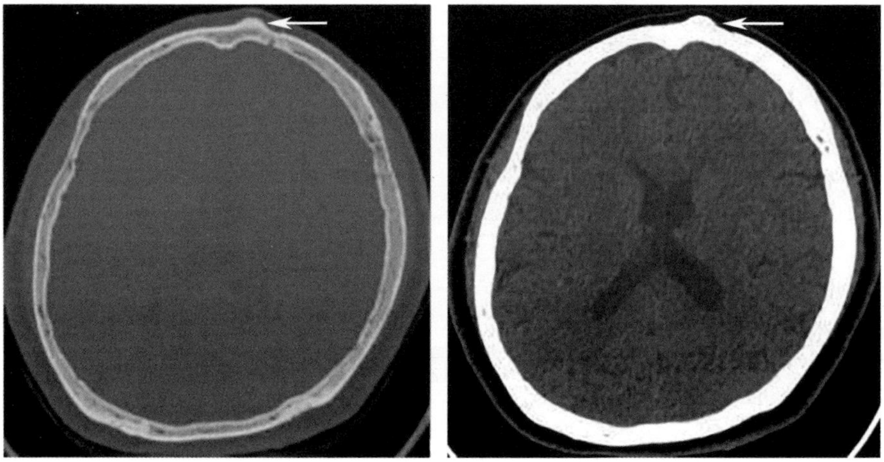

额骨可见类圆形、密度均匀、致密的小骨性突起，宽基底与骨板相连

【影像表现】

（1）颅骨骨瘤　一般为单发，少数为多发，可分为两型。①致密型：大多突出于骨表面，表现为半球状、分叶状边缘光滑的高密度影，内部骨结构均匀，基底与颅外板或骨皮质相连。②松质型：较少见，可长得较大，自颅板呈半球状或扁平状向外突出，边缘光滑，密度似板障或磨玻璃样改变。起于板障者可见内外板分离，外板向外突出较明显，内板多有增厚。骨瘤突起时，其表面的软组织也随之突起，但不受侵蚀，不增厚。

（2）鼻窦骨瘤　多见于额窦及筛窦，常为单发，圆形、类圆形或分叶状，可有蒂，密度均匀，边缘光滑，肿瘤较小时可无症状，长大时可充满窦腔，引起阻塞性鼻窦炎，甚至可使窦壁隆起。

【影像鉴别】

（1）骨岛　是正常松质骨内的局灶性致密骨块，它是软骨内成骨过程中次级骨小梁未被改建吸收的残留部分。表现为位于骨内的致密影，密度类似于骨皮质。边缘清楚但不锐利，常可见骨小梁与周围正常小梁相连。

（2）骨软骨瘤　发生于软骨内成骨的骨骼，多自干骺端或相当于干骺端的部位背离关节面方向向外生长。其基底部由外围骨皮质和中央松质骨构成，二者均与母体骨对应结构相连续。

（3）骨旁骨肉瘤 好发于中年，多见于股骨远端后侧。肿块多无软组织成分，一般较大，密度高，呈象牙质样，也可呈发髻样致密影，肿块外形可不规则，边缘多不光滑。骨性肿块有包绕骨干的倾向，与骨皮质相连或两者间可有一透亮间隙。有的病例骨皮质和髓腔可受侵犯。

【特别提示】

骨瘤起源于膜内成骨，多见于膜内成骨的骨骼，也可见于其他骨骼有膜内成骨的部分。致密型骨瘤主要由成熟的板层骨构成，松质型骨瘤由成熟的板层骨和编织骨构成。髓内骨瘤周围无骨质破坏，由正常骨小梁包绕。骨瘤可发生于各个年龄组，其中以 11 ～ 30 岁最多，男性多于女性。骨瘤可在观察期内长期稳定不增大或缓慢增大，较小的骨瘤可无症状。好发部位依次为颅骨、面骨、下颌骨、眼眶等。鼻窦骨瘤多见于额窦及筛窦，常为单发、圆形、类圆形或分叶状，可有蒂，密度均匀，边缘光滑，肿瘤较小时可无症状，长大可充满窦腔，引起阻塞性鼻窦炎，甚至可使窦壁隆起，形成畸形。

（二）骨样骨瘤

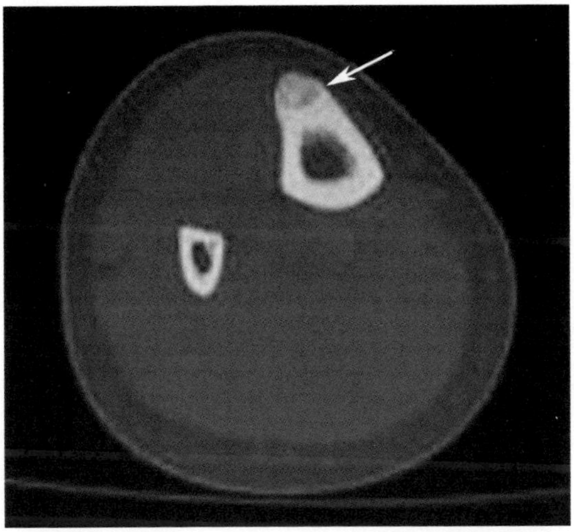

右胫骨骨皮质区见圆形密度减低区，1 ～ 1.5cm，为一明显的透亮区，出现钙化及骨化，周围骨质密度不均匀，可见轻度硬化及密度减低区

【影像表现】

（1）任何骨均可发病，以胫骨和股骨多见，偶见于颅骨。肿瘤多发生于长管状骨骨干，85% 发生于骨皮质，其次为骨松质和骨膜下，少数发生于骨的关节囊内。发生于脊椎者大多位于附件。依据肿瘤部位，可分为皮质型、松质型和骨膜下型。

（2）瘤巢所在的骨破坏区为类圆形低密度灶，其中央可见瘤巢的不规则钙化和骨化影，周边密度较低，为肿瘤未钙化的部分。

（3）骨破坏区周围有不同程度的硬化环、皮质增厚和骨膜反应。

【影像鉴别】

（1）应力性骨折（疲劳骨折） 当骨折处骨质增生或骨膜反应明显时可类似骨样骨瘤，但应力性骨折者多有较长期的劳损史，有特定好发部位。

（2）慢性骨脓肿 多见于干骺端，可有反复发生的炎性症状。骨破坏区可较大，内无钙化或骨化影。

【特别提示】

本病多见于30岁以下。起病较缓，症状以患部疼痛为主，夜间加重。疼痛可局限于病变处，也可向肢体远端或周围扩散。服用水杨酸类药物可缓解疼痛为本病的特点。肿瘤本身引起的骨质破坏区称为瘤巢，由新生骨样组织构成，呈放射网状排列，并伴有不同程度的钙化。新生的骨质不会变为成熟的板层骨。瘤巢常被增生致密的反应性骨质包绕，为成熟骨质。

（三）骨肉瘤

【影像表现】

（1）骨质破坏 多始于干骺端中央或边缘部分，骨松质呈小斑片状骨破坏，皮质边缘显示小而密集的虫蚀样骨质破坏，在皮质内表现为哈弗斯管扩张而呈筛孔状破坏；随病程进展，骨破坏区融合扩大，形成大片的骨缺损。

（2）肿瘤骨 骨破坏区和软组织肿块内的肿瘤骨是骨肉瘤本质的表现，也是影像诊断的重要依据。肿瘤骨的形态主要有：①云絮状，密度较低，边界模糊，是分化较差的瘤骨；②斑块状，密度较高，边界清楚，多见于髓腔内或肿瘤的中心部，为分化较好的瘤骨；③针状瘤骨，为多数细长骨化影，大小不一，边界清楚或模糊，彼此平行或呈辐射状，位于骨外软组织肿块内。其成因是肿瘤向软组织浸润发展时，肿瘤细胞沿供应肿瘤的微血管周围形成肿瘤性骨小梁。

（3）软组织肿块 表示肿瘤已侵犯骨外软组织，肿块多呈圆形或半圆形，边界多不清楚。软组织肿块内可见瘤骨。

（4）骨膜反应和Codman三角 骨肉瘤可引起各种形态的骨膜反应和Codman三角，两者虽是骨肉瘤常见而重要的征象，但并无特异性，也可见于其他骨肿瘤和非肿瘤性病变。

可分为硬化型、溶骨型、混合型三型。

（1）硬化型 有大量的肿瘤新生骨形成。可见骨内大量云絮状、斑块状瘤骨，密度较高，明显时呈大片象牙质样改变。软组织肿块内也有较多的瘤骨，骨破坏一般不显著，骨膜反应较明显。

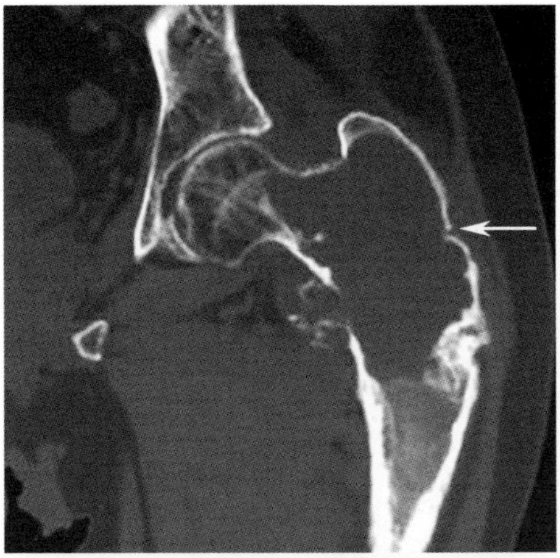

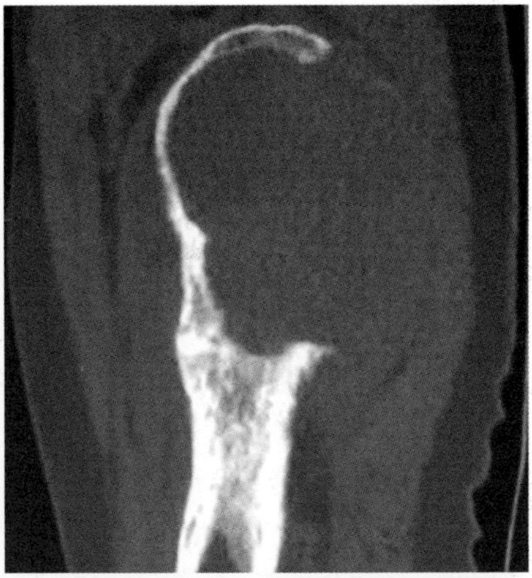

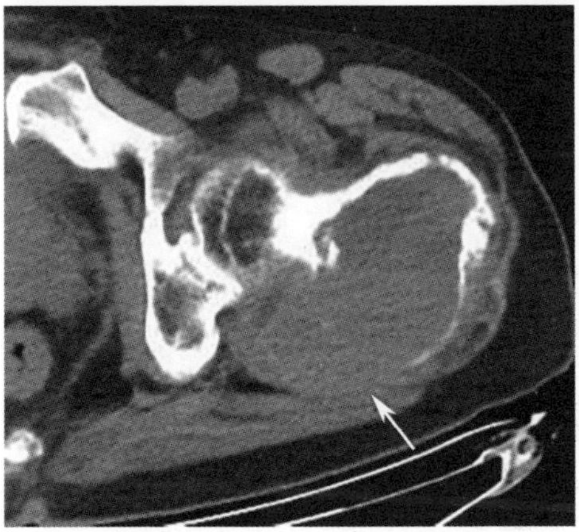

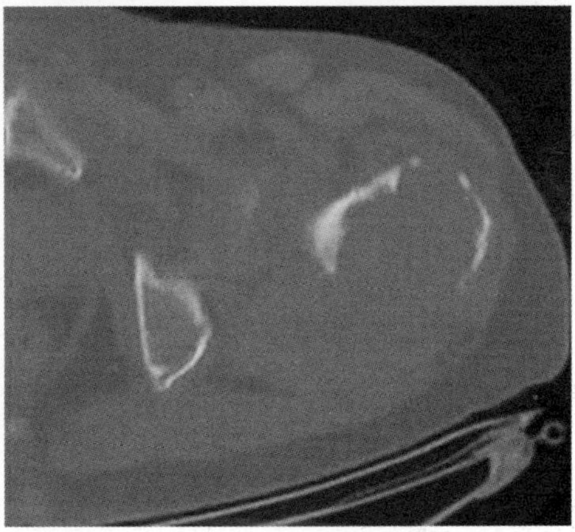

左股骨转子间区可见溶骨性骨质破坏，骨皮质中断，邻近可见软组织肿块形成

（2）溶骨型　以骨质破坏为主。早期常表现为筛孔样骨质破坏，以后进展为虫蚀状、大片状。广泛的溶骨性破坏易引起病理性骨折。一般仍可见少量瘤骨及骨膜反应。

（3）混合型　溶骨性骨质破坏和瘤骨，骨膜增生、破坏，形成骨膜三角，出现骨外软组织肿块，其内可见针样瘤骨。

【影像鉴别】

1. 与成骨性病变鉴别

（1）成骨性转移瘤　发病年龄较大，好发于躯干骨和四肢长骨骨端。表现为骨松质内的多发性骨硬化灶，边界清楚，骨质破坏少见，骨皮质一般不受累。

（2）化脓性骨髓炎　骨肉瘤与化脓性骨髓炎的征象有很多相似之处，如两者均有弥漫性骨质破坏、较明显的新生骨和广泛的骨膜反应。两者的鉴别是必要的，有时也是困难的。

以下几点有助于鉴别：①骨髓炎的骨破坏、新生骨和骨膜反应从早期到晚期的变化是有规律的。早期的骨破坏模糊，新生骨密度低，骨膜反应轻微；晚期的骨破坏清楚，新生骨密度高，骨膜反应光滑完整。骨肉瘤则相反，新生的骨质又可被破坏，骨膜反应不是趋向修复而是继续破坏。②骨髓炎的骨质增生和骨质破坏常同时出现，骨破坏的周围有骨增生，而增生的骨中有破坏。骨肉瘤的骨增生和破坏不一定具有这种联系。③骨髓炎早期有较广泛的软组织肿胀，当骨破坏出现后肿胀反而消退。骨肉瘤在穿破骨皮质后往往形成明显的软组织肿块。④动态观察，骨肉瘤呈稳定进展。骨髓炎在急性期进展迅速，而在慢性期进展缓慢，经治疗后可处于相对稳定状态。

2. 与溶骨性病变鉴别

（1）骨巨细胞瘤　多见于已与骨干愈合后的骨骺部，发病年龄多在 20 ～ 40 岁。起病缓慢，症状较轻。X 线表现为偏心性膨胀性骨破坏，骨破坏区内无新生骨。若进展较快，骨壳可不完整，但发病年龄、部位和破坏区内无新生骨等仍有重要参考价值。

（2）骨纤维肉瘤　发病年龄 25 ～ 45 岁，好发于骨干，呈溶骨性破坏。少见骨质增生，骨膜反应一般较少，破坏区内无肿瘤骨形成。

（3）溶骨性转移瘤　发病年龄较大，好发于躯干骨和四肢长骨骨端，常为多发性，较少出现骨膜反应和软组织肿块。

【特别提示】

骨肉瘤是一种最常见的原发性恶性骨肿瘤。原发性骨肉瘤多见于男性，男女之比约为 1.7∶1，好发年龄为 11 ～ 30 岁。骨肉瘤的恶性程度高，进展快，早期发生肺转移。疼痛、局部肿胀和运动障碍是骨肉瘤三大主要症状。实验室检查多数有碱性磷酸酶明显升高。好发于四肢长骨干骺端，以股骨下端、胫骨上端最多见（占全部病例的 70% ～ 80%）。

二、成软骨性肿瘤

（一）骨软骨瘤

【影像表现】

（1）长骨干骺端是其好发部位，以股骨下端和胫骨上端最常见，约占 50%。

（2）骨性基底表现为从母骨的骨皮质向外延伸突出的骨性赘生物，发生于长管状骨者多背离关节生长，其内可见骨小梁，且与母骨小梁相连续。

（3）肿瘤顶端略为膨大，呈菜花状或丘状隆起。肿瘤顶部表面有软骨覆盖。软骨帽边缘多光整，其内可见点状或环状钙化。增强扫描病灶无明显强化。

【影像鉴别】

（1）骨旁骨瘤　肿瘤来自骨皮质表面，不与母体骨的髓腔相通。

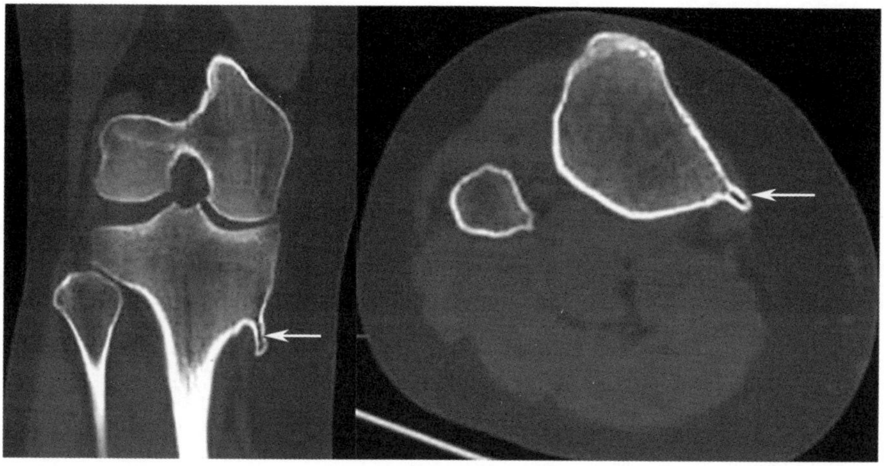

右胫骨近端见带蒂的骨性突起，以宽基底与母骨相连，背离关节生长，骨干皮质延续至肿瘤

（2）表面骨肉瘤　不具有骨皮质和骨松质结构基底，基底部与母体骨的骨皮质和骨小梁不连续。

【特别提示】

本病好发于 10 ～ 30 岁，男性多于女性。好发部位在长骨骨端肌腱附着处。以股骨下端、胫骨上端最常见，腓骨上端、下端亦较常见，桡骨下端、肱骨上端及胫骨下端次之。肿瘤早期一般无症状，仅局部可扪及硬结。肿瘤增大时可有轻度压痛和局部变形，近关节者可引起活动障碍，或压迫邻近的神经而引起相应的症状。若肿瘤突然增大或生长迅速，应考虑有恶变的可能。

（二）内生软骨瘤

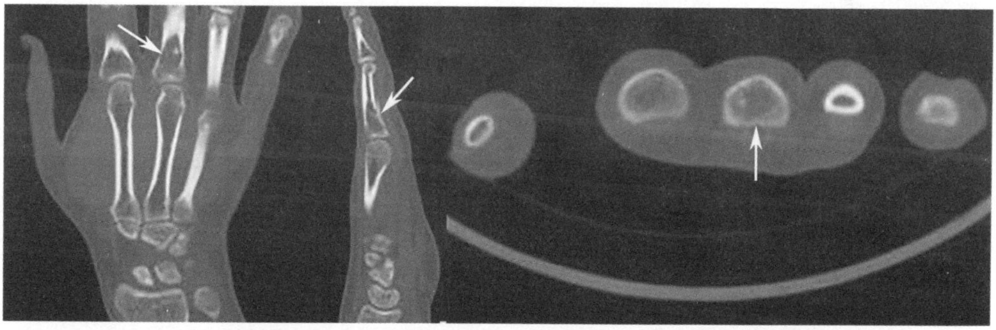

第 3 近节指骨髓腔内见软组织密度灶，其内见点状钙化，相邻骨皮质变薄

【影像表现】

（1）病变常开始于干骺端，随着骨生长而渐移向骨干。病变位于骨干者多为中心性生长，而位于干骺端者则以偏心性生长为主。

（2）位于髓腔内者，表现为边界清楚的类圆形骨质破坏区，多有硬化缘与正常骨质相隔。病变邻近的骨皮质变薄或偏心性膨出，其内缘因骨嵴而凹凸不平或呈多弧状。

（3）显示髓腔内异常软组织影，密度略低于肌肉，其内可见小环形、点状或不规则钙化影。

（4）邻近骨皮质膨胀变薄，边缘光整、锐利，一般无中断，其内缘凹凸不平。

（5）增强扫描可见肿瘤轻度强化。

【影像鉴别】

（1）骨囊肿　极少见于短管状骨，也少见偏心性生长。骨破坏区内无钙化影。

（2）骨巨细胞瘤　手足骨少见，多见于干骺愈合后的长骨骨端。膨胀一般较显著，骨破坏区内无钙化影。

（3）血管球瘤　多发生于末节指骨，有明显的疼痛和触痛；早期仅有局限性骨质疏松，晚期可见边缘锐利的小圆形骨破坏区（<1cm），但无钙化。

【特别提示】

内生性软骨瘤多发生于11～30岁，其次是31～50岁。男性多见，男女比约为1.6:1，常发生在手足短管状骨。主要症状是轻微疼痛和压痛，位于表浅者可见局部肿块。肿块表面光滑、质硬，局部皮肤正常。患部可有轻度活动受限，偶可合并病理性骨折。多发者有单侧发病的倾向，但也可同时累及双侧而以一侧为主，常合并各种畸形。多发性内生软骨瘤的恶变率高于单发性者，前者的恶变率为5%～50%。若肿瘤生长迅速，疼痛加剧，常提示恶变。

（三）软骨母细胞瘤

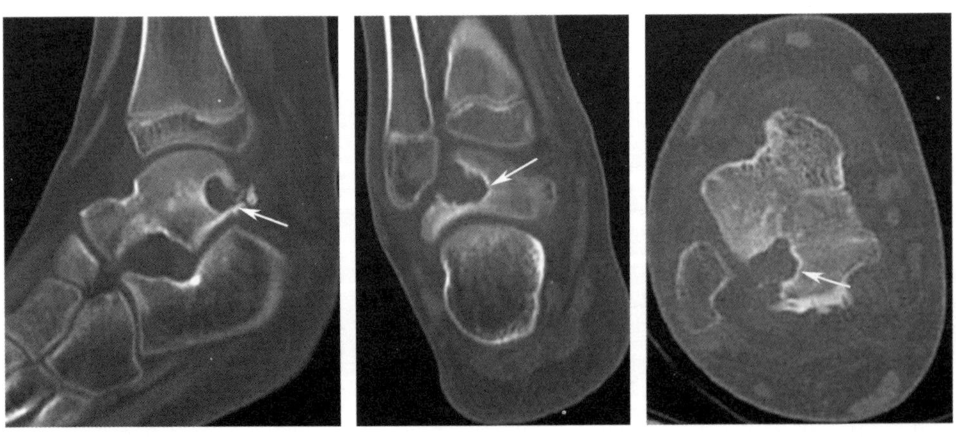

距骨内病灶轻度膨胀，骨皮质变薄呈壳状，局部隆起，骨皮质处可见少许骨膜反应

【影像表现】

（1）骨骺端是良性软骨母细胞瘤的好发部位。多为偏心性、分叶状、圆形或

类圆形的骨质透亮区，大小为 1 ～ 6cm，常有硬化边。

（2）病灶轻度膨胀，骨皮质变薄呈壳状。局部隆起，骨皮质处可见少许骨膜反应增生。较大的肿瘤可穿破骨皮质，延伸至软组织。破坏关节时引起滑膜炎。

（3）肿瘤内可见斑点状、絮状钙化灶。

【影像鉴别】

（1）骨巨细胞瘤　一般发生于干骺端愈合的骨端，膨胀较明显，周围无硬化带，无钙化。

（2）内生软骨瘤　多发生于短管状骨，其内一般有钙化。

（3）干骺端结核　多发生于骨骺，病变较小、无膨胀，一般无硬化边，可有砂砾状死骨，周围多有骨质疏松。

【特别提示】

软骨母细胞瘤是一种比较少见的良性骨肿瘤，主要成分为软骨母细胞，又称为钙化性巨细胞瘤、含软骨巨细胞瘤、骨骺软骨性巨细胞瘤等。男女发病无明显差别，好发于青少年，10 ～ 20 岁多发，多见于有骺软骨的骨骼，如四肢长骨骨骺，并向干骺端延伸。股骨下端、胫骨上端多见，占 50% 以上。肱骨近端结节、胫骨上端亦较常见，起病缓慢，症状轻微。骨骺端是良性软骨母细胞瘤的重要好发部位，多为偏心性、分叶状、圆形或类圆形的骨质透亮区。

（四）软骨肉瘤

【影像表现】

（1）软骨肉瘤好发于长骨髓腔及不规则骨内，可见片状、囊状及虫蚀状溶骨性破坏，肿瘤局限于髓腔内，瘤软骨钙化较少，若肿瘤突破骨皮质形成软组织肿块，多可见密度不等的钙化，软骨钙化是诊断软骨肉瘤最可靠的征象。

（2）软骨肉瘤的典型钙化是点状、环形或半环形。钙化多、密度高、形态完整者为低度恶性，钙化少而模糊者恶性程度高。肿瘤非钙化部分多表现为不均匀低密度，肿瘤内可见坏死、囊变等更低密度影。

（3）原发软骨肉瘤突破骨皮质可形成软组织肿块，骨软骨瘤恶变后，在软骨帽处亦形成巨大软组织肿块。

【影像鉴别】

（1）骨肉瘤　由于软骨肉瘤除点状和环形钙化外，可有斑片状骨化影；而骨肉瘤由于具有分化为骨样组织和骨质、软骨以及纤维组织的潜能，同样可见到瘤软骨的钙化影，因此在肿瘤同时具有钙化和骨化影时，需要进行鉴别。一般而言，如果肿瘤的主体部分或中心部分表现为瘤软骨钙化而边缘部分可见瘤骨时，以软骨肉瘤可能性大；反之，则骨肉瘤的可能性大。如果镜下见到肿瘤内有膜内成骨的证据，则肯定是骨肉瘤。另一方面，如软骨肉瘤内有大量致密钙化影而类似于

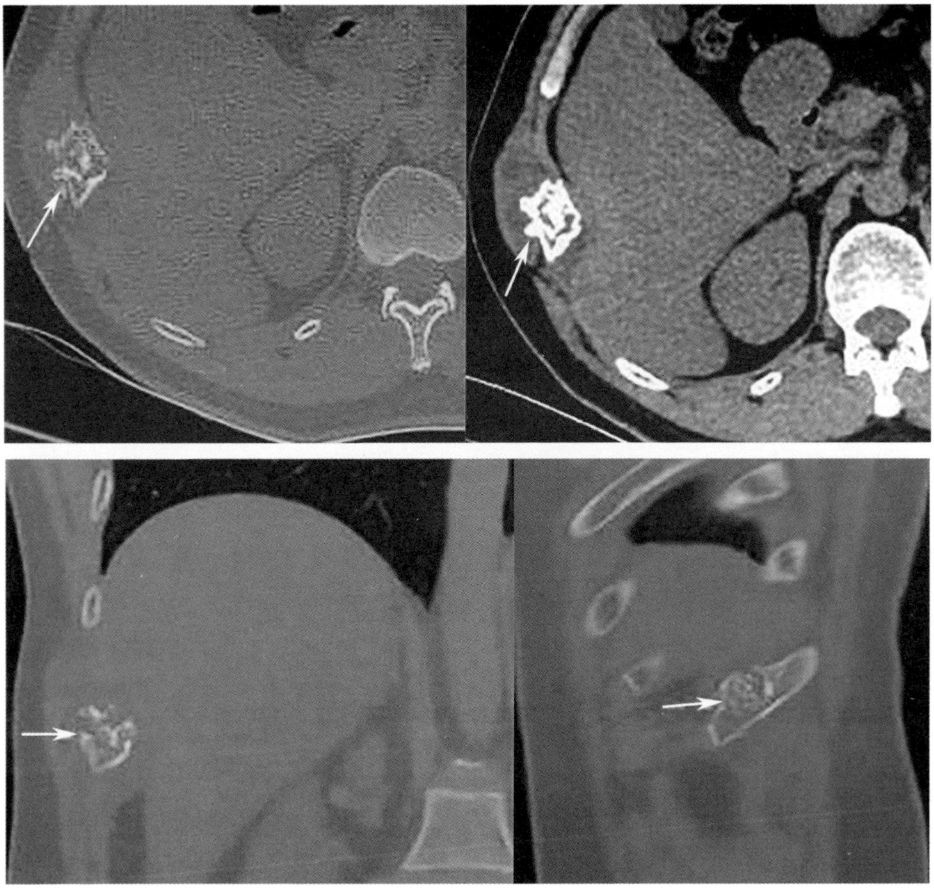

右侧肋骨见片状溶骨性骨质破坏，骨皮质中断，局部形成软组织肿块，内密度不均匀，可见片状坏死区，并可见钙化影

硬化型骨肉瘤时，两者须鉴别。前者大块致密影是由点状或小环形影密集而成，密度较高，边界较清楚，骨膜反应较少；后者瘤骨呈斑片状或大块状，边界较模糊，并多见各种骨膜反应。

（2）软骨瘤　低度恶性软骨肉瘤在组织学上有时难与软骨瘤区别。肿瘤部位有助于良恶性的判断，位于长骨、中轴骨、肩胛骨和骨盆等处的软骨肿瘤，尤其体积较大者，即使影像学表现为良性也应看作是低度恶性；位于手足各骨的肿瘤多为良性，极少为恶性。MRI 动态增强扫描对软骨肉瘤和软骨瘤的鉴别可以提供帮助，软骨肉瘤强化早于软骨瘤。

【特别提示】

软骨肉瘤是起源于软骨或生成软骨组织的一种较常见的骨恶性肿瘤。发病率仅次于骨肉瘤，占骨恶性肿瘤的 16.1%、骨肿瘤的 6.5%。依肿瘤的发生部位可分为中心型和周围型，前者发生于髓腔，呈中心性生长，后者发生于骨的表面。该瘤也可分为原发性和继发性两种。中心型以原发性居多，少数为内生软骨瘤恶变；周围型以继发性多见，常见的是继发于骨软骨瘤，尤其是多发性骨软骨瘤。凡软骨内化骨的骨骼均可发生，发病部位以股骨和胫骨最为多见，其次除骶骨以外的骨盆部也是好发部位之一，指（趾）骨少见。主要症状是疼痛和肿胀，并可形成质地较坚硬的肿块。

三、骨髓源性肿瘤

（一）尤文肉瘤

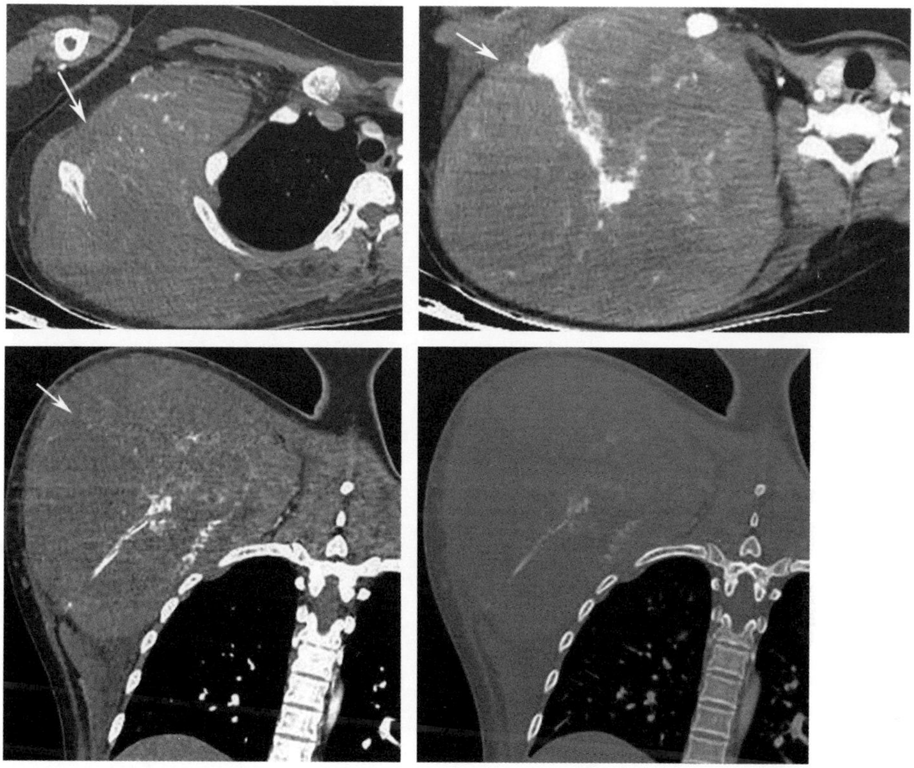

右肩胛骨可见虫蚀状骨质破坏，密度不均，周围可见巨大软组织肿块

【影像表现】

（1）肿瘤无特征性，发生于长骨骨干和干骺端者均可分为中心型和周围型，以骨干中心型多见且典型。

（2）病变区呈弥漫性骨质疏松，斑点状、虫蚀样溶骨性骨质破坏，边界不清，其内常包含斑片状骨质增生硬化。周围骨皮质呈筛孔样或花边样缺损，偶可表现为地图样大片骨质破坏，类似于溶骨型骨肉瘤。

（3）骨膜反应可呈葱皮样，可被破坏形成骨膜三角，骨表面可见细小放射状骨针。病变早期即可穿破皮质形成软组织肿块，内可有针状瘤骨，长短不一，较纤细。增强扫描肿瘤有不同程度强化。

（4）骨干周围型的皮质外缘常呈碟形破坏合并周围巨大软组织肿块。肿瘤多呈卵圆形或分叶状向外扩展，软组织肿块较大，与骨破坏不成比例。干骺中心型位于干骺端中央；干骺周围型位于干骺端边缘，多呈溶骨性破坏并有软组织肿块和骨膜反应，极少数可侵及骨骺。发生于扁骨及不规则骨者，骨膜反应常表现为垂直于骨表面的密集、短小、一致的细针状。

（5）肿瘤常刺激骨内或骨膜的成骨细胞形成反应性骨质增生，有的甚至很明显，致肿瘤区呈象牙样骨质硬化，因此根据骨破坏及增生的比例，尤文肉瘤可分为溶骨型、硬化型和混合型。

【影像鉴别】

（1）急性骨髓炎　早期两者表现相似，但骨髓炎常有弥漫性软组织肿胀，而尤文肉瘤为局限性肿块；前者病史短，以周计，后者病史较长，以月计。前者多有明确急性病史，有死骨，骨破坏与增生此消彼长，在时空上关系密切，后者却无此关系。鉴别困难时，可用诊断性放射治疗来区分。

（2）转移性神经母细胞瘤　多在 2 岁以前发病，尤其是在出生后半年内发病者更有鉴别意义。表现为长骨干骺端多发对称性骨破坏，颅骨多发小圆形或融合成大片状骨破坏。尤文肉瘤在 5 岁以内发病少见，出生后半年内发生者更少见。

（3）骨肉瘤　一般位于干骺端，这一点与尤文肉瘤多位于骨干不同。骨肉瘤的针状瘤骨粗、长、不规则，骨质破坏区和软组织肿块内常见肿瘤骨形成。

【特别提示】

肿瘤起源于髓腔，瘤组织富含小圆形细胞和血管，质地柔软，无包膜，常被纤维组织分隔成不规则结节状。瘤内可出血、坏死及囊变。肿瘤易破坏骨皮质向周围浸润扩散，形成骨膜反应及软组织肿块。本病约占骨恶性肿瘤的 5%，发生部位与年龄、红骨髓的分布有关。好发年龄为 5 ～ 15 岁，5 岁以前和 30 岁以后极少发生。20 岁以前好发于长骨骨干和干骺端，以股骨、胫骨、肱骨和腓骨等多见；20 岁以后好发于扁骨，以髂骨、肋骨和肩胛骨等多见。男多于女或相近。全身症状与骨感染类似，如发热、白细胞增多。局部症状以疼痛为主，局部肿块有时早于骨骼改变出现。早期可发生骨骼、肺和其他脏器转移。肿瘤对放射线极为敏感。5 年生存率约 40%。

（二）骨髓瘤

【影像表现】

（1）广泛性骨质疏松　以脊椎和肋骨明显。

（2）多发性骨质破坏　生长迅速者，骨质破坏区呈穿凿状、鼠咬状改变，边

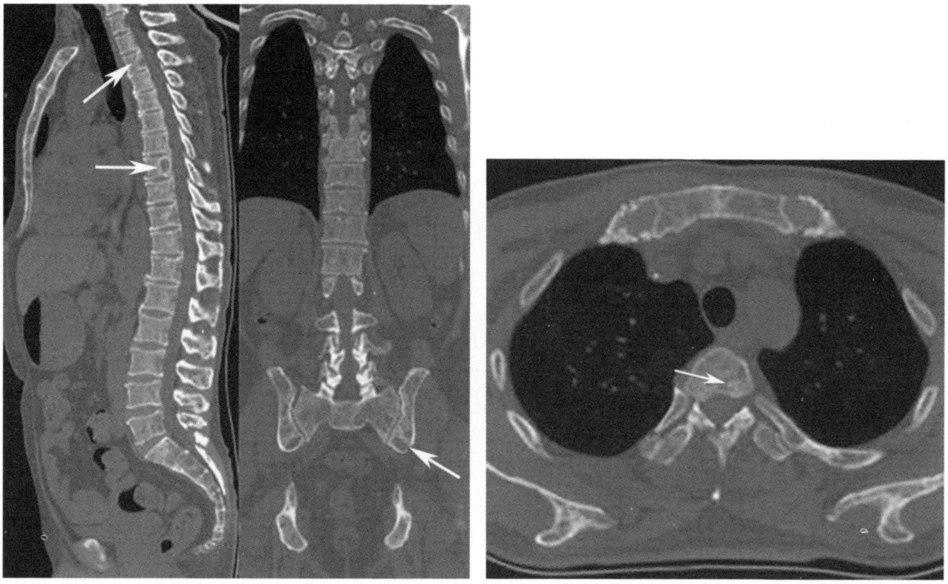

多发椎体、双侧髂骨、骶骨、胸骨，可见穿凿样、鼠咬状溶骨破坏，破坏区周围无硬化边缘，无明显骨膜反应

缘清楚或模糊，无硬化缘和骨膜反应，多见于颅骨、脊椎和骨盆等，以颅骨最多见和典型；生长缓慢者，破坏区呈蜂窝状、皂泡状改变，伴有骨膨胀性改变，多发生于长骨、肋骨、胸骨和肩胛骨。骨质破坏区可相互融合。

（3）骨质硬化　少见，又称为硬化型骨髓瘤，可为单纯硬化或破坏与硬化并存，骨髓瘤治疗后也可出现硬化性改变。

（4）软组织肿块　位于骨破坏区周围，椎旁软组织肿块很少跨越椎间盘水平至邻近椎体旁，肋骨破坏后可形成胸膜下结节或皮下软组织肿块。

（5）病理性骨折　常见于脊柱和肋骨，有时可因骨折就诊而发现本病。椎体后缘骨质中断或破坏，为肿瘤侵犯硬膜外的可靠征象。

（6）CT 较 X 线平片能更早显示骨质细微破坏、骨质疏松和骨外侵犯的程度，特别是脊柱、骨盆病变。

【影像鉴别】

（1）骨质疏松　多见于老年人，尤其是女性，年龄愈大愈明显。骨皮质完整，无骨小梁缺损区，无短期内进行性加重趋势。脊柱表现明显而广泛，颅骨一般无异常改变。血、尿实验室检查结果也与骨髓瘤不同。

（2）骨转移瘤　转移瘤灶大小不一，边缘模糊，多不伴有骨质疏松，病灶间骨质密度正常。骨髓瘤多出现阳性椎弓根征（椎体破坏而椎弓根保留），肋骨和锁骨破坏伴有膨胀现象。转移瘤表现为更粗大的颗粒状或块状均匀异常信号，椎弓根受累多见，椎体可出现塌陷。

（3）甲状旁腺功能亢进　好发于青壮年，骨质疏松常伴有骨膜下骨吸收和牙槽硬板骨吸收，颅骨有颗粒状细小透光区。实验室检查有高血钙和低血磷，尿中无 Bence-Jones 蛋白，肾脏可有多发结石。

【特别提示】

本病起源于骨髓原始网状细胞的恶性肿瘤。本病单发或多发，多发者占绝大多数。单发者（孤立性骨髓瘤）少见，其中约 1/3 可转变为多发性骨髓瘤。40 岁以上多见，男女之比约 2∶1。好发于富含红骨髓的部位，如颅骨、脊椎、肋骨、骨盆、胸骨、股骨和肱骨近端等。临床表现复杂，骨骼系统表现为全身性骨骼疼痛、软组织肿块及病理性骨折；泌尿系统表现为急慢性肾功能衰竭（骨髓瘤肾病）；神经系统表现为多发性神经炎。其他表现包括反复感染、贫血和紫癜。实验室检查：红细胞、白细胞及血小板减少，血沉加快，高蛋白血症，高血钙，Bence-Jones 蛋白尿（约占 50%），骨髓涂片可找到骨髓瘤细胞。

四、骨纤维组织肿瘤

（一）非骨化性纤维瘤

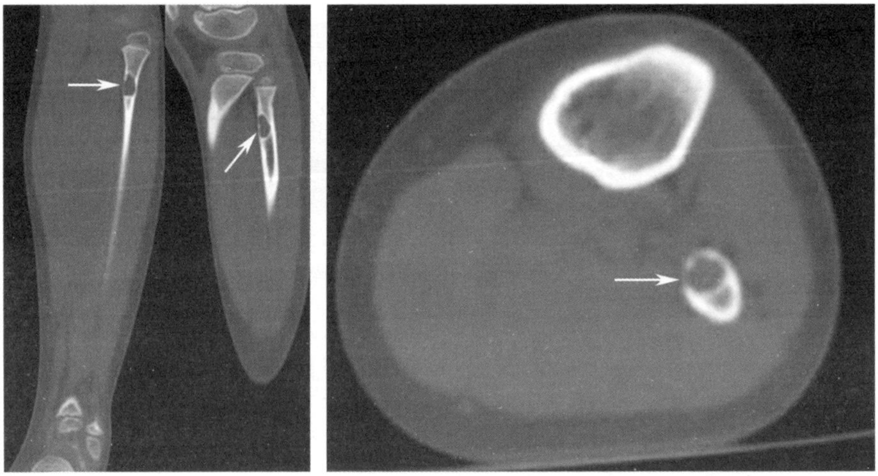

肿瘤位于骨干骨皮质下，偏心生长，呈单囊状骨质破坏区，边界清楚，
肿瘤周围可见骨性硬化边

【影像表现】

可分为皮质型和髓腔型。

（1）皮质型　多位于一侧皮质内或皮质下，呈单房或多房的透光区，长轴多平行于骨干。长径为 4 ～ 7cm。边缘有硬化，以髓腔侧明显。皮质膨胀变薄或中断，无骨膜反应及软组织肿块。

（2）髓腔型　多位于长骨干骺端或骨端，在骨内呈中心性扩张的单发或多囊状透光区，侵犯骨横径的大部或全部。密度均匀，有硬化边。

CT 表现为病灶内密度，低于肌肉组织，增强扫描无强化。

【影像鉴别】

（1）骨样骨瘤　多发生于骨皮质内，瘤巢较小，长径一般 <2cm，瘤巢周围有明显的反应性骨质增生和骨膜反应。局部常有疼痛。

（2）纤维性骨皮质缺损　多见于 6 ～ 15 岁儿童，有家族发病倾向。病变常多发、对称，呈囊状或片状皮质缺损区，无膨胀性骨壳。

（3）骨巨细胞瘤　多位于骨端，有横向膨胀的倾向，多呈分房状、膨胀性骨质破坏，相邻骨质一般无硬化。20 ～ 40 岁多见。

【特别提示】

本病是骨结缔组织源性的良性骨肿瘤，无成骨活动。本病青少年好发，8 ～ 20 岁居多，男性稍多于女性。多位于四肢长骨距骺板 3 ～ 4cm 的干骺端，尤以胫骨、股骨和腓骨多见，随年龄增长逐渐移向骨干。发病缓慢，症状轻微或偶然发现，局部可有酸痛、肿胀。本病与纤维性骨皮质缺损有相同的组织学表现和发病部位。一般将小而无症状并仅限于骨皮质的病变称为纤维性骨皮质缺损。

（二）骨化性纤维瘤

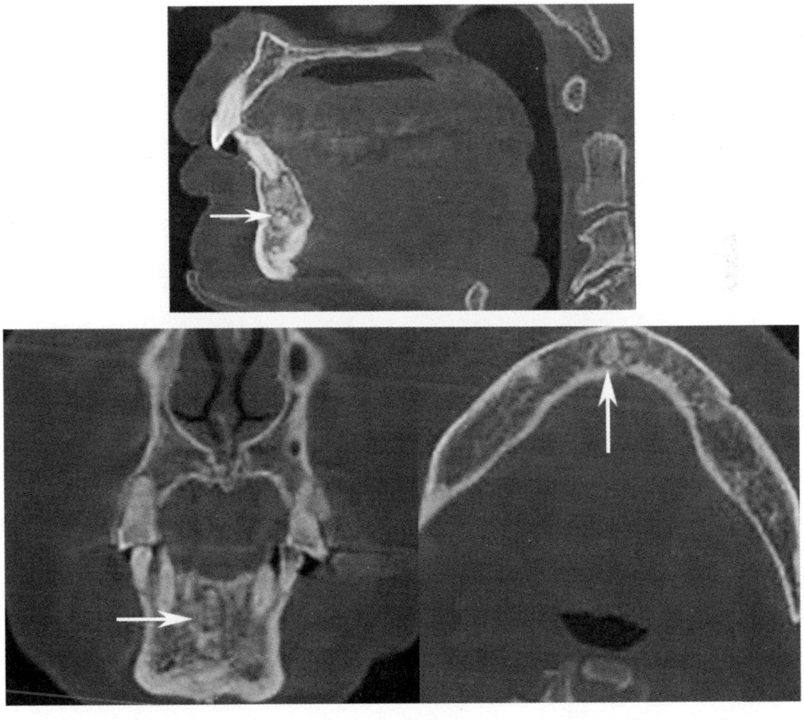

下颌骨内见单房状形态不规则的膨胀性骨质破坏区，周边有硬化，无骨膜反应，内可见钙化影

【影像表现】

病变呈单房或多房，形态不规则的膨胀性骨质破坏区，周边有硬化，无骨膜反应，内可见钙化影。病变若以骨组织为主，则密度较高；若以纤维组织为主，密度较低。

【影像鉴别】

（1）骨纤维异常增殖症　病变范围广，边界不清，常伴有骨骼变形。

（2）非骨化性纤维瘤　好发于四肢长骨，范围较小，内无成骨。

【特别提示】

本病好发于 20 ～ 30 岁，女性常见，多见于颅面骨，少数见于长骨，病变生长缓慢，症状轻微。

五、转移性骨肿瘤

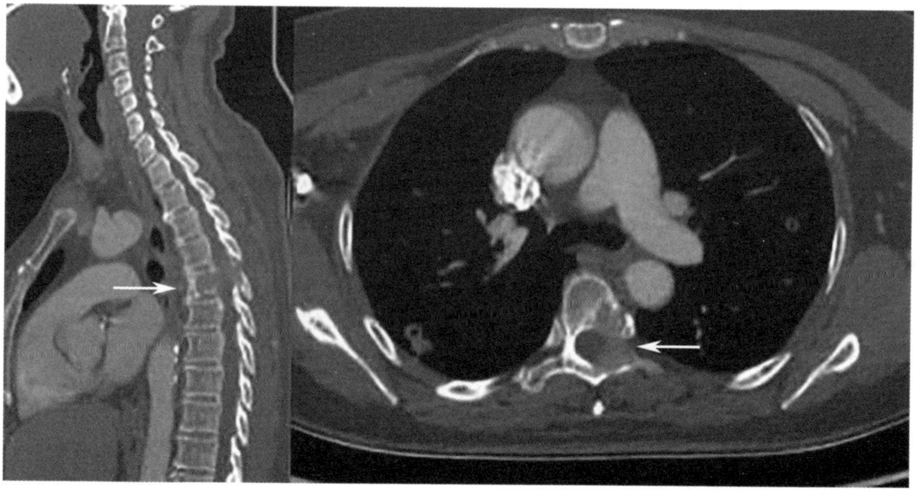

T5 椎体及左侧附件骨溶骨性骨质破坏，可见软组织肿块，病变周围无硬化边

【影像表现】

（1）溶骨型转移瘤　常见于鼻咽癌、乳腺癌和肺癌等。骨质破坏表现为边缘清楚的骨质缺损区，边缘无硬化，常伴有局限性软组织肿块。发生于长骨时，多位于骨干或干骺端，表现为单发或多发斑片状骨质破坏。随病变进展，破坏区可融合扩大成大片状。一般无骨膜反应，常并发病理性骨折。发生于扁骨者，多表现为大小不等的片状骨质破坏区，有融合倾向，或可见局部软组织肿块影。发生于脊椎者，椎体骨质破坏后，常合并病理性压缩性骨折，椎间隙多保持完整。椎弓根受侵蚀、破坏常见，具有一定特征性。

（2）成骨型转移瘤　常见于前列腺癌、肺癌、胃肠道肿瘤等。成骨型转移瘤常多发，表现为松质骨内斑点状、片状、结节状或面团状高密度影，密度较均匀，边界清楚或不清楚，逐渐移行于正常骨结构中。骨皮质完整，骨轮廓多无改变。一般无软组织肿块，少有骨膜反应。发生于椎体时，多无压缩、变扁。

（3）混合型转移瘤　兼有溶骨型和成骨型转移的骨质改变。

【影像鉴别】

骨转移瘤需与多发性骨髓瘤鉴别，骨转移灶大小不一、边缘模糊，常不伴明显的骨质疏松，病灶间的骨质密度正常。发生于脊椎者，椎体多先受累，病变发展常累及椎弓根。多发性骨髓瘤的病灶大小多较一致，呈穿凿样骨质破坏，常伴有明显的骨质疏松。实验室检查也有助于两者鉴别，多发性骨髓瘤患者血清球蛋白增高，骨髓穿刺涂片浆细胞增多，可找到骨髓瘤细胞，尿中可出现 Bence-Jones 蛋白。

【特别提示】

本病多见于中老年人，以男性为多。最常发生于红骨髓相对集中的中轴骨区域，如脊柱、肋骨、骨盆、颅骨等，肘、膝以下骨骼较少见。骨内转移瘤以上皮癌为主，如支气管肺癌、乳腺癌、宫颈癌、卵巢癌、肾癌、甲状腺癌及前列腺癌等。转移瘤最突出的症状为局部疼痛且进行性加重，最后为持续性疼痛且难以忍受。逐渐出现肿块或发生病理性骨折，同时出现消瘦、贫血等。椎骨及肋骨转移瘤可出现脊神经刺激症状。

六、其他骨肿瘤

（一）骨巨细胞瘤

【影像表现】

（1）肿瘤好发于干骺愈合后的骨端，多呈膨胀性、多房性、偏心性骨质破坏。骨壳较薄，其轮廓一般完整，其内可见纤细骨嵴。

（2）有的肿瘤膨胀很明显，甚至将关节对侧的另一骨端包绕起来，这是该瘤的特征之一。肿瘤常直达骨性关节面下，以致骨性关节面就成为肿瘤的部分骨性包壳，此亦为其特征之一。

（3）肿瘤有横向膨胀的倾向，其最大径线常与骨干垂直。骨破坏区与正常骨的交界清楚但并不锐利，无硬化边。骨破坏区内无钙化和骨化影。一般无骨膜反应，或仅在骨壳与正常皮质交界处可见少量骨膜反应，称为花萼样骨膜反应。

【影像鉴别】

（1）骨囊肿　多发生于骺线愈合前，一般病变沿骨干长轴发展。

（2）成软骨细胞瘤　发生于干骺端，骨壳较厚，破坏区内有钙化。

（3）动脉瘤样骨囊肿　好发于干骺端，常有硬化边，可见液 - 液平面。

【特别提示】

男女发病率相近，好发年龄为 20 ～ 40 岁（约占 65%）。骨骺愈合前本病非常

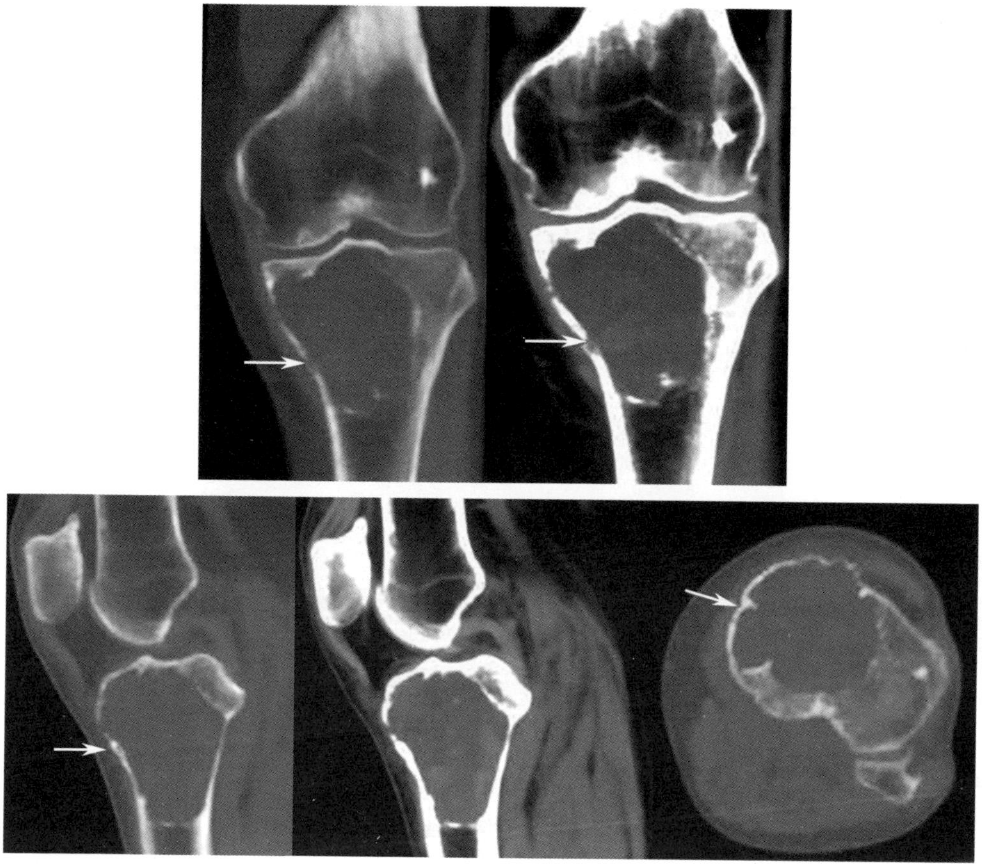

胫骨近端见偏心、膨胀性骨破坏区，有横向膨胀趋势，直达骨皮质下，破坏区内可见数量不等的纤细骨嵴，无骨膜反应

少见，可以说骨骺愈合是一个年龄界限。肿瘤好发于四肢长骨骨端和骨突部，即愈合后的骨骺部，尤其是股骨远端、胫骨近端和桡骨远端好发，三处发病占全部的 60% ～ 70%。主要症状是患部疼痛和压痛。骨质膨胀变薄时，压之可有捏乒乓球感或有牛皮纸音。肿瘤穿破骨皮质形成软组织肿块后，皮肤可呈暗红色，表面静脉充盈曲张。以下几点提示恶性：①有较明显的侵袭性表现，如肿瘤与正常骨交界处模糊，有虫蚀状、筛孔样骨破坏，骨性包壳和骨嵴残缺不全；②骨膜反应较显著，可有 Codman 三角；③软组织肿块较大，超出骨性包壳的轮廓；④患者年龄较大，疼痛持续加重，肿瘤突然生长迅速并有恶病质。

（二）脊索瘤

【影像表现】

（1）骶尾部及颅底部可以出现溶骨性破坏、浸润性骨破坏或膨胀性骨破坏，骨破坏区均位于中线或自中线偏向一侧发展。

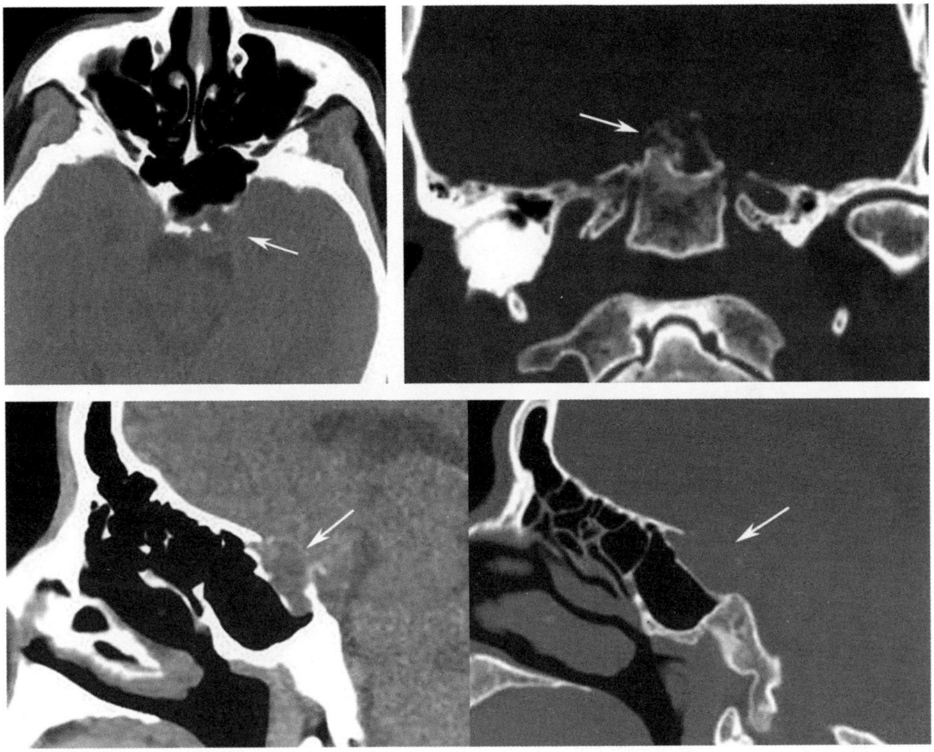

斜坡上部见溶骨性、膨胀性破坏，骨破坏区位于中线，破坏边缘未见增生硬化，可见软组织肿块，软组织肿块内可见不规则斑片状不定形的钙化影

（2）前两种形式的破坏边缘一般无增生硬化，与正常骨质之间分界不清，膨胀性破坏的程度多不一致，向一侧或两侧扩张，有厚薄不一的骨性包壳。

（3）骶孔常受侵蚀，表现为病变区内的骶孔扩大，骶孔边缘骨质破坏，骶孔线断续不连，破坏常突破骨皮质，出现软组织肿块；破坏区或软组织肿块中见不规则斑片状不定形的钙化影，此钙化为骶椎终板所含的钙化的软骨成分，肿瘤对其破坏较慢而相对保留，并包含在肿瘤内随肿瘤的生长而移位，此征象称为横板征。"横板征"为脊索瘤特征性表现，但较少见。

【影像鉴别】

本病应与骶尾部骨巨细胞瘤鉴别。骶尾部骨巨细胞瘤多发于上骶部，无钙化，一般无侵袭性生长。

【特别提示】

本病是一种起源于原始脊索残留组织的恶性骨肿瘤，较为少见，发病率约占骨恶性肿瘤的0.43%，生长缓慢，多见于成人，肿瘤好发于颅底和骶尾部，疼痛或局部肿块是最常见的症状。骶尾部肿瘤做肛门指检多可触及包块，包块质地一般较硬、固定。

（三）动脉瘤样骨囊肿

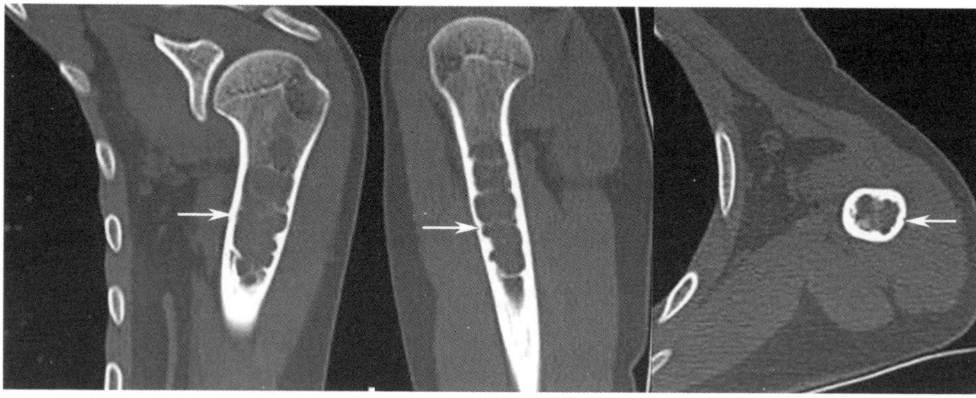

肱骨干骺端可见囊状透亮区，与正常骨界面清楚并见硬化边，病变沿骨的长轴生长

【影像表现】

（1）好发于长骨干骺端，60%～75%见于股骨上端、椎体及附件，也可见于跟骨、趾骨、锁骨和掌骨等。

（2）病灶可位于骨干的中央，也可偏心性生长。

（3）病变多呈囊状膨胀性骨破坏，骨壳菲薄，破坏区内一般可见多个含液囊腔，有的可见液-液平面。

（4）病灶可横向扩展，也可沿骨的长轴生长。发生在脊椎者，也有长骨病灶的特点。

【影像鉴别】

本病应与骨巨细胞瘤鉴别。骨巨细胞瘤多见于干骺愈合后的骨端，与正常骨交界处多无骨质增生硬化，病灶内无钙化或骨化。

【特别提示】

本病各年龄均可发病，以10～20岁最多，占80%。临床症状一般较轻，主要为局部肿胀疼痛，呈隐匿性发病。侵犯椎骨可引起相应部位疼痛，压迫神经则引起相应症状。病灶主要由大小不等的血腔组成，其中充满可流动的暗红色血液，血腔内衬薄的成纤维细胞和多核破骨细胞型巨细胞，囊壁之间为柔软而易碎的肉芽肿样组织，呈灰白色、白色或棕色。

七、骨肿瘤样病变

（一）骨纤维异常增殖症

【影像表现】

（1）囊状膨胀性改变　表现为囊状膨胀性透亮区，可为单囊，亦可多囊，边

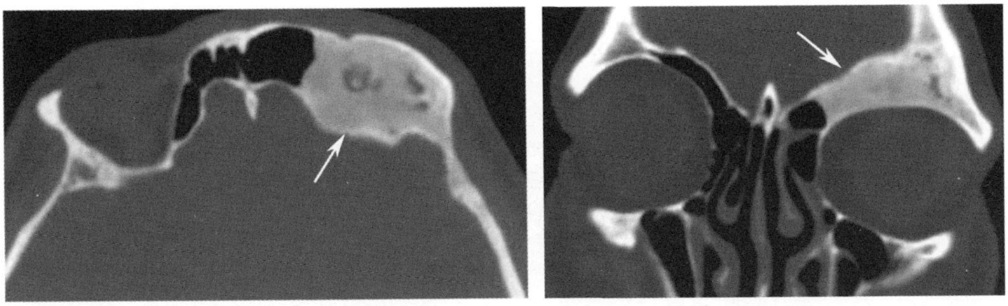

额骨左侧骨质膨胀，其内密度均匀性增高，呈磨玻璃影，密度高于正常骨髓腔而低于正常骨皮质，局部向外隆起

缘清晰，常有硬化边，皮质变薄，外缘光滑，内缘毛糙呈波浪状，囊内常有散在条索状骨纹和斑点状致密影。

（2）磨玻璃样改变　多见于长管状骨和肋骨，主要是指囊状膨胀病变中的密度均匀性增高如磨玻璃样，病理上为编织骨，是本病特征性改变。

（3）丝瓜瓤状改变　常见于肋骨、股骨和肱骨。患骨膨胀增粗，皮质变薄甚至消失。骨小梁粗大扭曲，表现为沿纵轴方向走行的粗大骨纹，颇似丝瓜瓤。

（4）地图样改变　表现为单发或多发的溶骨性破坏，边缘锐利，有时酷似溶骨性转移。

（5）颅骨病变　主要表现为内外板和板障的骨质膨大、增厚和（或）囊状改变，最常见的为颅面骨不对称增大，呈极高密度影。

【影像鉴别】

（1）非骨化性纤维瘤　肿瘤主要成分为分化良好的梭形成纤维细胞，病灶内无成骨。病变多位于长骨干骺端皮质骨或松质骨内，呈单房或多房的透光区，密度均匀，密度低于肌肉组织，有硬化边。

（2）Paget 病　多发生在中老年，多骨受累，主要改变为成骨与破骨、骨吸收与重建活动紊乱，引起受累骨增粗、增厚、变形及疼痛。影像学表现为既有囊状骨质破坏，又有骨质硬化改变，骨皮质与骨松质界限消失，骨小梁粗大稀疏、密度不均、排列紊乱。血清 AKP 水平明显升高是实验室检查的主要鉴别点。

【特别提示】

本病是以纤维组织大量增殖，代替正常骨组织为特征的骨病变，可单骨、多骨、单肢或单侧多发。若同时并发皮肤色素沉着、性早熟，则称为 Albright 综合征。病变主要为纤维结缔组织增生和新生不成熟的原始骨组织（即编织骨）取代了正常的骨组织。本病可发生于躯干和四肢骨，以躯干骨多见，其次为下肢骨，上肢骨最少。其中尤以肋骨、股骨、胫骨等多见。颅面骨中，以面骨多见，其次为颅底骨和颅盖骨。脊柱中，以胸椎好发，腰椎和颈椎次之。长骨病变多始于干骺或骨干并逐渐向远端扩展。在干骺愈合前常为骺板所限，较少累及骨骺。侵犯颅面骨表现为头颅或颜面不对称及突眼等，称为骨性狮面。

（二）骨囊肿

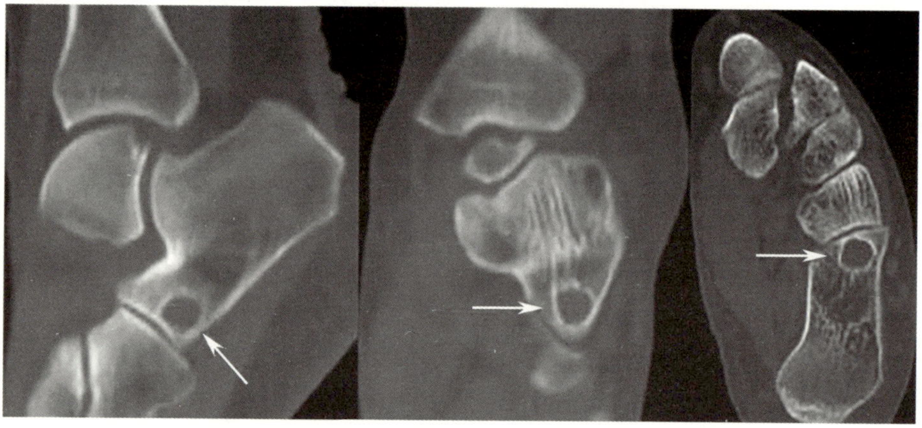

跟骨内见类圆形透光区，周边硬化，骨皮质膨胀变薄

【影像表现】

（1）骨囊肿好发于长管状骨干骺端的骨松质或骨干髓腔内，不跨越骺板。

（2）病变常开始于靠近骺板的部位，随骨的生长而渐移向骨干，骺线闭合后，即停止生长。病灶远离骺板者，常为静止期。

（3）囊肿一般为单发，很少多发。病灶大多为卵圆形，其长径与骨长轴一致，均居于骨的中心，很少偏心性生长。

（4）囊肿向外膨胀性生长，皮质可变薄，外缘光整，并有硬化边。膨胀的程度一般不超过干骺端的宽度。一般囊内无明显骨嵴，少数呈多房样。

（5）病灶内为均匀的液体密度影，病灶常出现病理性骨折，表现为骨皮质断裂，骨折碎片可插入囊腔内，即所谓骨片陷落征。

【影像鉴别】

本病应与骨巨细胞瘤、单灶骨纤维异常增殖症和动脉瘤样骨囊肿鉴别。

（1）骨巨细胞瘤　好发于骨骺闭合后的骨端，偏心性生长，多呈囊状或皂泡状结构。

（2）单灶骨纤维异常增殖症　病变范围大，髓腔内可呈多弧状改变，其特征性表现为病灶呈磨玻璃样改变。

（3）动脉瘤样骨囊肿　多呈偏心性生长，膨胀明显，常呈多房状，有时囊内可见点状钙化或骨化。

【特别提示】

本病发病年龄在 4 ～ 42 岁，最常见于 20 岁以下。好发于长管状骨，尤其是肱骨和股骨上段，约占 70% 以上。一般无明显症状，或仅有隐痛，或在运动劳累后酸痛。80% 有局部外伤史。

第七节　代谢及营养障碍性疾病

一、骨质疏松

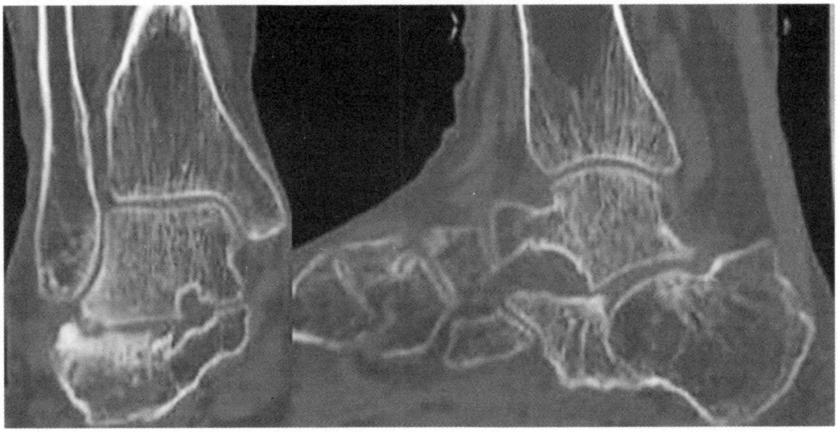

右踝关节诸骨骨质密度普遍减低，骨皮质变薄，骨小梁变细、数量减少、骨髓腔和小梁间隙增宽

【影像表现】

显示皮质内条纹征和皮质内缘扇贝样改变（由于骨内膜性骨吸收），同时可评估骨小梁数目减少、纤细、间隙增宽及周围软组织改变。椎体压缩性骨折多不伴软组织肿块。

【影像鉴别】

（1）骨质软化症　骨小梁减少、变细，骨皮质变薄，边缘模糊，有骨骼畸形和假骨折线形成。

（2）骨髓瘤　肿瘤多位于中轴骨和四肢骨近端等红骨髓集中区，尿中可有 Bence-Jones 蛋白，骨髓涂片可找到骨髓瘤细胞。主要鉴别点为穿凿状、鼠咬状或蜂窝状骨质破坏。

（3）转移瘤　引起椎体病理性骨折时，应与骨质疏松所致的病理性骨折鉴别。转移瘤所致椎体骨折多为一致性塌陷或变扁，椎体边缘或椎弓根骨质破坏。常能找到原发肿瘤。

【特别提示】

本病指单位体积内骨组织含量减少（骨有机成分和无机成分等比例减少），引起骨微结构改变，导致骨脆性增大，骨折危险性增加的一种疾病，单位体积内骨量减少，同时累及小梁骨和皮质骨，表现为皮质变薄，小梁稀少、变细，临床症状轻微，严重者可伴发病理性骨折。

二、痛风

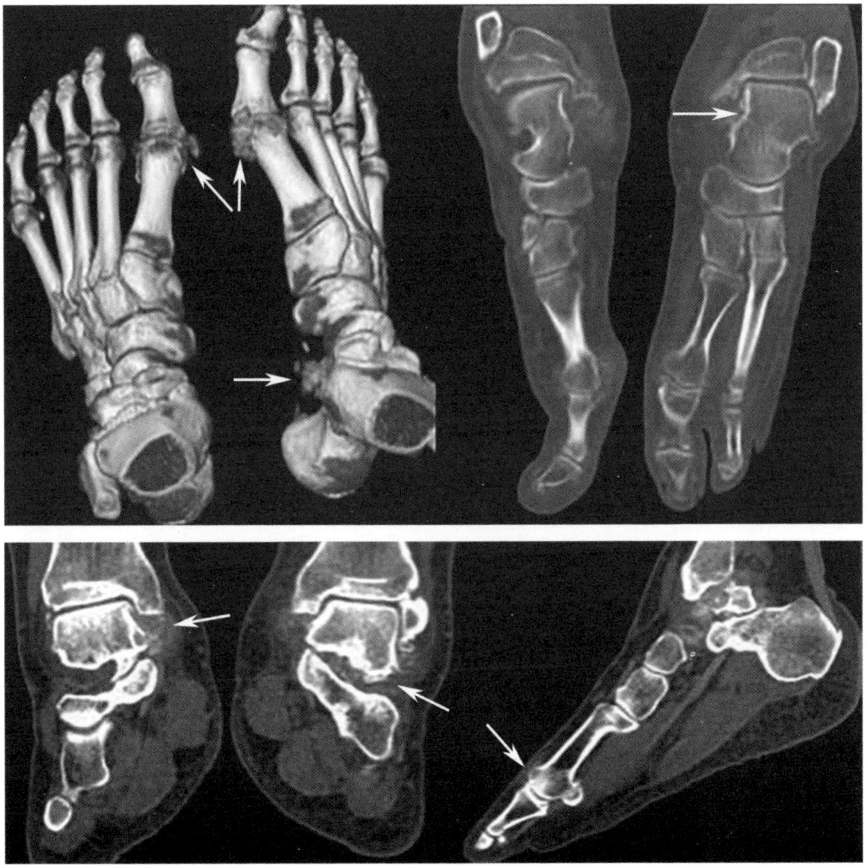

双侧踝关节、跖趾关节侵蚀性骨质破坏，其周围可见痛风结节形成

【影像表现】

（1）早期仅表现为关节软组织肿胀，多始于第一跖趾关节。

（2）随着病情发展，骨皮质出现硬化或多处波浪状凹陷，或小花边状骨膜反应。

（3）病情继续发展，关节周围软组织出现结节状钙化影（痛风结节钙化），并逐渐增多，邻近骨皮质不规则或分叶状侵蚀破坏。关节面不规则或穿凿状破坏，边缘锐利，周围无硬化，严重者多个破坏区相互融合，呈蜂窝状。

【特别提示】

痛风是嘌呤代谢紊乱性疾病，以体液、血液中尿酸增加及尿酸盐沉积于各种间叶组织内引起炎症反应为特征。尿酸盐结晶沉积于关节软骨、软骨下骨质、关节周围结构和肾脏，结晶引起局灶坏死而发生炎症反应，形成肉芽组织。尿酸盐沉积及其周围纤维化即为痛风结节。关节病变主要为软骨变性、滑膜增生和边缘性骨侵蚀，关节强直罕见。

第八节　慢性关节病

一、强直性脊柱炎

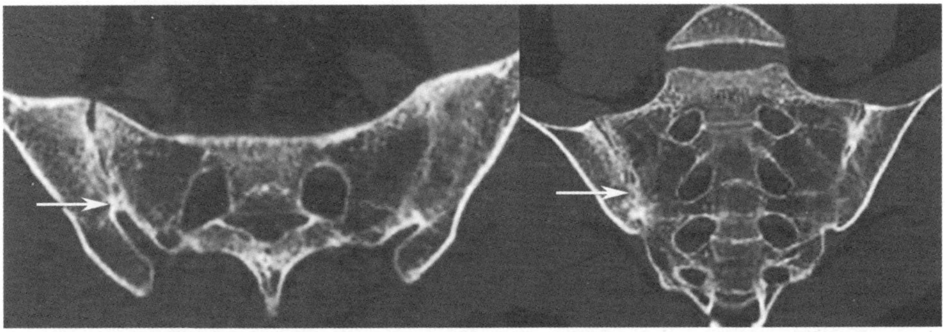

双侧骶髂关节面侵蚀破坏及软骨下骨硬化，关节间隙变窄、消失，局部融合

【影像表现】

（1）骶髂关节常为最早受累的关节，并且几乎 100% 被累及，双侧对称性发病为其特征，是影像诊断的主要依据。

（2）骨质破坏以髂骨侧关节面为主，开始髂骨侧关节面模糊，以后侵蚀破坏，呈鼠咬状，边缘增生硬化，关节间隙假性增宽。

（3）随后关节间隙变窄、消失，关节骨性强直，为其最终表现。

（4）骶髂关节炎依其病变程度分为五级。① 0 级，正常。② Ⅰ 级，可疑异常。③ Ⅱ 级，轻度异常，可见局限性骨侵蚀、硬化，但关节间隙无改变。④ Ⅲ 级，明显异常，为中度或重度骶髂关节炎，有以下一项或一项以上改变：骨侵蚀、硬化，关节间隙增宽或狭窄，或部分强直。⑤ Ⅳ 级，骶髂关节破坏严重，关节完全骨性强直。

（5）本病骶髂关节炎发病后，沿脊柱自下逐渐上行发展，约 74.8% 的患者发生脊柱受累。开始病变侵蚀椎体前缘上角、下角（Romanus 病灶）及骨突关节；Romanus 病灶加重则椎体前面的凹面变平直甚至凸起，形成“方椎”；炎症引起纤维环及前纵韧带深层发生骨化，形成平行于脊柱的韧带骨赘，使脊柱呈竹节外观，即竹节状脊柱。晚期骨突关节囊、黄韧带、棘间韧带和棘上韧带均可骨化；广泛的骨化使脊柱强直，但其强度下降，轻微外伤即可导致骨折。

【影像鉴别】

本病需要与类风湿关节炎、银屑病性关节炎相鉴别。

【特别提示】

本病是一种以中轴骨关节慢性炎症为主的脊柱关节炎中最常见的临床类型，病因不明。几乎全部病例均有骶髂关节受累，常导致脊柱诸韧带广泛骨化而致脊椎关节骨性强直。本病多发生于20～30岁，以20岁左右发病率最高，男女比约为1∶1。发病初期多表现为臀部、骶髂关节或大腿后侧隐痛；活动期可有骶髂关节、耻骨联合、脊椎棘突、髂嵴、大转子、坐骨结节、胫骨结节和跟骨结节等部位疼痛及压痛。

实验室检查：急性期C反应蛋白升高，血沉加快。90%的患者HLA-B27阳性。关节滑膜的一般病理表现为非特异性炎症。免疫组织化学分析，AS浆细胞浸润以IgG、IgA型为主，而RA则以IgM型为主，可资鉴别。

二、退行性骨关节病

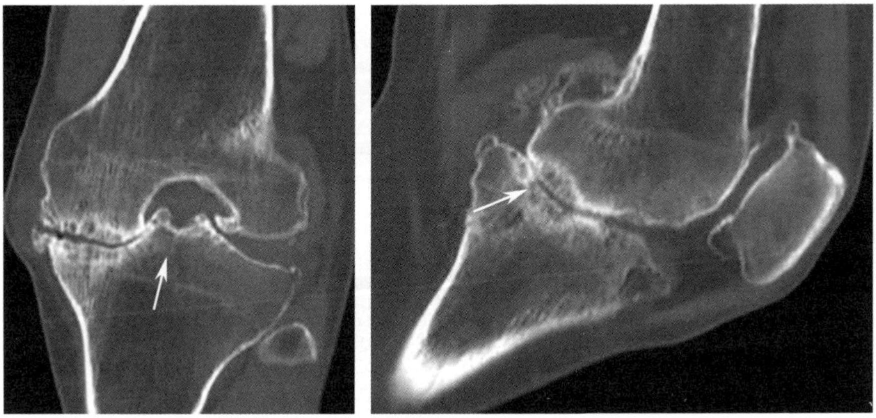

左膝关节面硬化，关节面下见囊状低密度影，内侧关节间隙变窄，关节边缘骨赘形成

【影像表现】

（1）关节间隙变窄是最常见的早期征象。

（2）骨质增生形成的骨赘开始可表现为骨的边缘变锐利，以后为关节面周缘的骨性突起，呈唇样或鸟嘴样；软骨下反应性硬化表现为关节软骨下广泛密度增高，邻近关节面区最显著，向骨干侧逐渐减轻。

（3）后期软骨下囊变很常见，可以单个或数个并存，表现为圆形、类圆形透光区，边缘清楚，常有狭窄硬化带。

（4）如果是骨赘脱落引起的游离体，则保留原有形态。如果为软骨钙化、骨化形成的游离体，则表现为类圆形高密度环，中央相对透亮区为骨髓组织，多为单个。

（5）关节积液时，表现为关节囊扩张，内有均匀液体密度影。

【特别提示】

退行性骨关节病是以慢性关节软骨损伤退变、关节面及其边缘继发骨质增生、形成新骨为特征的一组非炎症性骨关节病变。退行性骨关节病分为原发性和继发性两类。原发性者最常见，无明显原因，发病缓慢，多见于中老年人，随着年龄增长，是人体多关节软骨慢性损伤逐渐发生退行性变的结果；继发性者是先有某种明确原因引起关节软骨的损伤或破坏，进而发生局部的、非自然性关节退行性变。

退行性骨关节病关节软骨的主要病理改变是软骨表层破坏或磨损，水含量减少，引起软骨变薄，关节软骨破损严重者可完全剥脱。当关节软骨受损后，其表面不规则，使关节软骨面下骨质受力不均匀、破坏乃至发生局灶性微骨折，骨折修复进而产生骨质硬化。有时关节软骨下骨内可有黏液渗出、包裹形成的囊变，其周围是致密纤维组织和反应性新生骨。此类囊变的骨性关节面侧常有裂隙。关节面下囊变形成原因不明，可能与软骨破坏后其下方骨质应力传导不均匀、部分区域应力增加、液体慢性渗入有关。关节面边缘骨质增生可形成骨赘，组织学上为成熟骨质。晚期可见关节内游离体，游离体多由软骨退变、碎片脱落而来，并可发生钙化及骨化。退行性骨关节病可发生于人体任何关节，但以膝关节、髋关节、脊椎关节和指间关节等最为好发，以相应关节功能障碍如活动不受限和疼痛为主要症状。

三、滑膜软骨瘤病

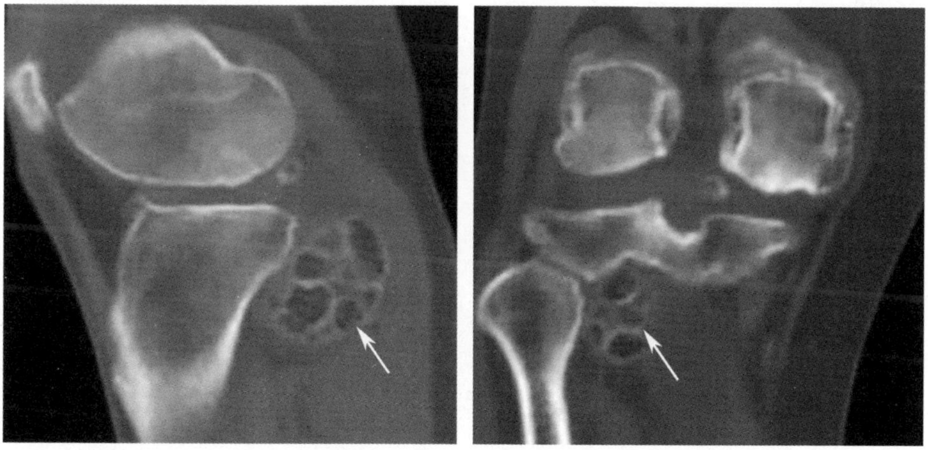

膝关节后方可见多个卵圆形及结节状低密度结节，周缘高密度，大小不一

【影像表现】

关节内多个圆形或卵圆形钙化或骨化结节影，直径数毫米到数厘米。小的钙化结节密度均匀一致。大的骨化结节表现为周缘高密度，其中央低密度代表形成的骨松质。除非合并退行性骨关节病，关节间隙一般正常。

【影像鉴别】

（1）剥脱性骨软骨炎　一般关节面多有相应的骨质缺损，结节密度多不均匀。

（2）退行性骨关节病　关节周缘有唇样骨质增生，关节间隙变窄。

【特别提示】

本病多见于青壮年，男性多见。多数病例为单关节病变。最常受累的是膝关节，其次为髋关节、肘关节、踝关节、肩关节和腕关节。主要表现为受累关节疼痛、肿胀和活动受限，也可无症状。即使有多发的游离体，也很少出现绞锁现象。关节外滑膜软骨瘤病可发生在腱鞘和滑液囊。

四、类风湿关节炎

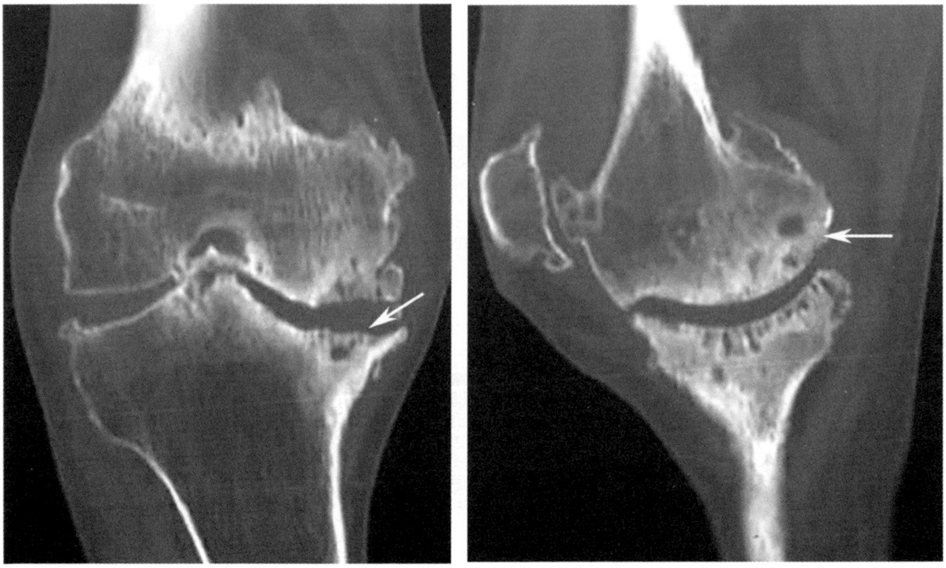

股骨与胫骨关节面下部分骨侵蚀，关节面增生硬化，关节面下多发小囊性病灶

【影像表现】

（1）手足小关节是最早、最常受累的部位；少数可侵犯肘、肩、膝、髋等大关节。中轴骨受累少见，其中以颈椎为多，可引起寰枢关节半脱位。

（2）早期，手足小关节多发对称性梭形软组织肿胀，进而关节间隙变窄。骨侵蚀起始于关节软骨的边缘，即边缘性侵蚀，为类风湿关节炎（RA）重要早期征象。尺侧腕伸肌腱鞘炎常引起尺骨茎突内缘特征性侵蚀。

（3）骨质疏松为类风湿关节炎（RA）重要影像特点之一，早期多位于周围小关节，以后累及四肢大骨和中轴骨。

（4）RA 常有软骨下囊性病灶，呈多发、边缘不清的小透亮区。鹰嘴、肱骨远端、股骨颈或膝关节周围骨质偶见较大的囊性病灶，有人称之为假囊性 RA，可继发骨折。

（5）晚期，关节破坏导致骨与骨之间异常接触，引起压迫性侵蚀，常见于承重的关节，如髋关节，也见于掌指、桡腕等关节；RA 还可引起关节纤维性强直，而骨性强直少见，一般见于腕关节和足中部关节。

【影像鉴别】

类风湿关节炎应与下列疾病鉴别。

（1）关节结核　多为单关节发病，关节软骨和骨质破坏进展相对较快而严重。

（2）痛风性关节炎　呈间歇性发作，以男性多见，半数以上先侵犯第 1 跖趾关节，早期关节间隙不变窄，发作期高尿酸血症为其特点，晚期形成痛风结节。

第九节　脊柱病变

一、脊椎退行性变

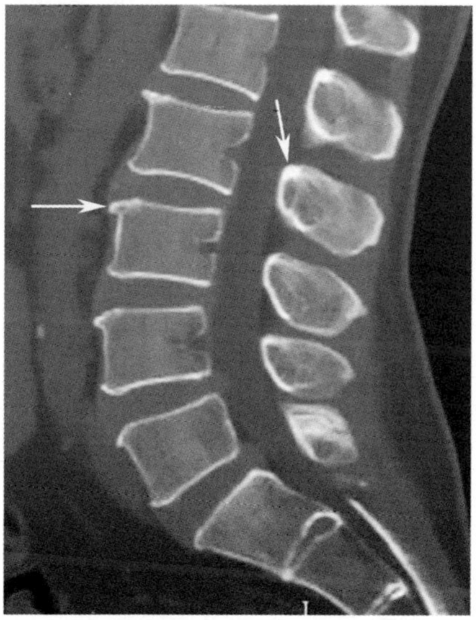

椎体边缘及椎小关节骨质增生

【影像表现】

（1）脊柱的曲度改变　包括生理曲度变直或者侧弯，严重者出现脊柱不稳、前移或者侧弯。

（2）椎骨的改变　包括椎体终板骨质增生硬化，边缘唇样骨质增生，重者形成骨桥。

（3）椎间隙的改变　主要是椎间隙变窄，关节面增生硬化，椎间盘内出现真空征，髓核硬化。

（4）椎管的改变　椎管内径小于 10mm，椎管内结构受压。

（5）韧带的改变　黄韧带、后纵韧带等出现肥厚、钙化。

【特别提示】

本病是脊椎退行性骨关节病，系因生理性老化或慢性劳损引起脊椎关节及椎间盘的退化和损伤，病理包括椎间盘、椎间关节及韧带的退变。临床表现一般为颈、腰部僵硬及疼痛，并发椎管狭窄及滑脱时，压迫脊髓、神经根和血管引起相应症状。

二、椎管狭窄

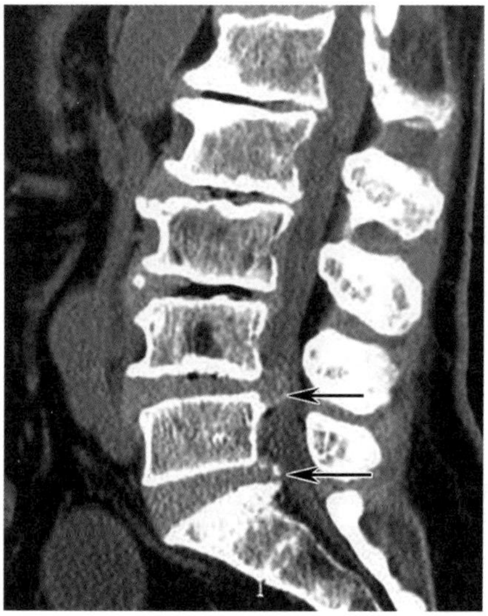

L4/L5/S1 椎间盘后突并局部钙化，同层面椎管明显变窄

【影像表现】

（1）CT 清楚显示椎体边缘部骨质增生、硬化、椎间盘膨出或突出、椎间关节增生、后纵韧带及黄韧带肥厚和钙化。横断位还可显示椎管变形、狭窄，侧隐窝狭窄及硬膜囊、脊髓受压，硬膜外脂肪线受压、消失等。

（2）不同部位椎管狭窄诊断标准：颈椎管矢状径＜ 10mm 为狭窄；腰椎管矢状径＜ 15mm 为狭窄。椎弓根间距＜ 20mm 为狭窄，侧隐窝矢状径＜ 2mm 为狭窄，椎间孔宽度＜ 2mm 为狭窄。

【特别提示】

椎管狭窄是指由于构成椎管的脊椎、软骨和软组织异常，引起椎管有效容积减少，从而压迫脊髓、神经和血管等结构，进而引起一系列的临床症状和体征。椎管狭窄分为先天性、获得性和混合性三类，其中以获得性者居多。获得性者是由各种原因引起椎骨肥大增生和软组织增厚所造成的椎管狭窄，包括退行性变、创伤、炎症、肿瘤、肿瘤样病变、手术、后纵韧带骨化及特发性弥漫性骨质增生等，其中以退行性变最多见，主要病理改变为椎体后缘骨质增生、椎间关节退变、椎间盘膨出或突出、韧带（后纵韧带、黄韧带）肥厚或钙化等。混合性椎管狭窄是在先天性异常基础上合并获得性疾病所致，依狭窄部位可分为中心型椎管狭窄、侧隐窝狭窄、神经孔狭窄。

三、椎间盘突出

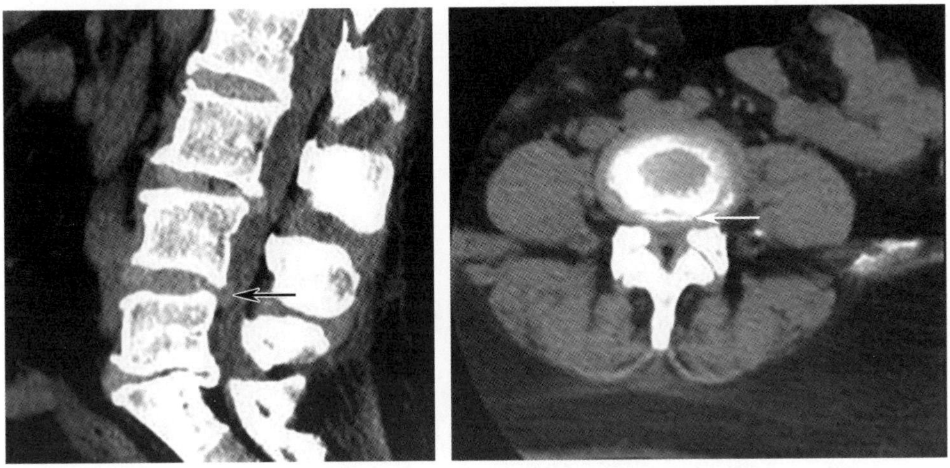

L4/L5 椎间盘向后突出，边缘光滑，硬膜外脂肪受压、消失。硬脊膜囊前缘受压移位，双侧椎间孔及椎管狭窄

【影像表现】

（1）直接征象　①椎间盘向周围呈局限性膨隆，超出椎体外缘，致椎间盘外缘曲线的连续性中断，膨隆处密度与相应椎间盘一致，形态不一，呈舌样或半圆形，边缘规则或不规则；②突出的椎间盘可有大小、形态不一的钙化，多与椎间盘相连，上下层面无连续性；③髓核游离碎片多位于硬膜外，密度高于硬膜囊。

（2）间接征象　①硬膜外脂肪间隙变窄、移位或消失；②硬膜囊前缘或侧方及神经根受压移位；③硬膜囊受压变形，侧隐窝或椎间孔变窄。

（3）Schmorl 结节表现为椎体上缘或下缘、边缘清楚的隐窝状压迹，多位于椎体上下缘的中后 1/3 交界区，常上下对称出现。其中心密度低，为突出的髓核及软骨板，外周为反应性骨硬化带，椎体后缘弧形软组织密度影向椎管内局限性突出，边缘光滑，形态各异。

【特别提示】

根据髓核突出部位的不同可分为后正中型、后外侧型和外侧型。

（1）后正中型　位于硬膜囊的前方正中，使硬膜囊、脊髓或马尾神经腹侧受压变形、移位。

（2）后外侧型　偏于一侧，除压迫硬膜囊、脊髓或马尾神经外，还常使一侧神经根受压、移位，侧隐窝变窄。

（3）外侧型　可突至侧隐窝、椎间孔内，也可在椎间孔外，主要压迫神经根或神经节以及外方的脊神经。

四、脊椎滑脱

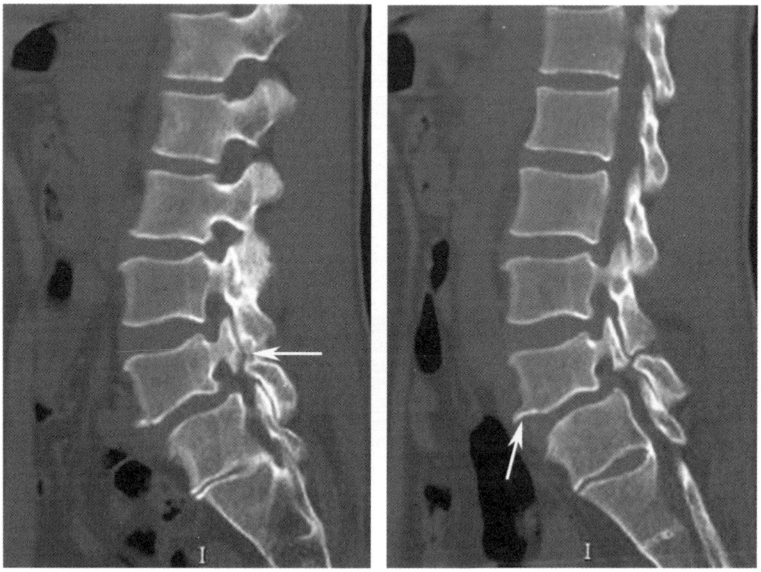

上下关节突间即椎弓峡部出现裂隙，边缘硬化。矢状位重建可见 L5 椎体向前滑动，滑动约为骶椎上缘 1/4，为 Ⅰ 度滑脱

【影像表现】

（1）上下关节突间即椎弓峡部出现裂隙。如骨缺损部逐渐变细且边缘圆滑，可见硬化，多为先天性因素所致；缺损部边缘锐利且不规则，多为外伤骨折引起。

（2）在矢状位上，椎体常向前滑动。滑动超过骶椎上缘 1/4 者为 Ⅰ 度，超过 1/2 者为Ⅱ度，超过 3/4 者为Ⅲ度。

【特别提示】

脊椎滑脱症是指因椎弓峡部的缺损或断裂而引起的椎体向前滑脱。一般认为与先天性发育不良和创伤有关。有椎弓峡部缺损且合并有椎体滑动者，称为真性脊椎滑脱症；椎弓峡部骨质结构完整，但是有椎体滑动者，称为退行性脊椎滑脱症或假性滑脱，其发病多与椎间盘变性及椎小关节韧带松弛有关。真性脊椎滑脱症多见于男性，以发病于 40 ～ 50 岁者最多，以双侧多见，绝大多数脊椎滑脱症发生在 L4、L5，累及 L5 者占 80% 以上。假性脊椎滑脱症多见于中年女性，滑脱程度不超过 Ⅰ 度。

第十节　软组织病变

一、局限性骨化性肌炎

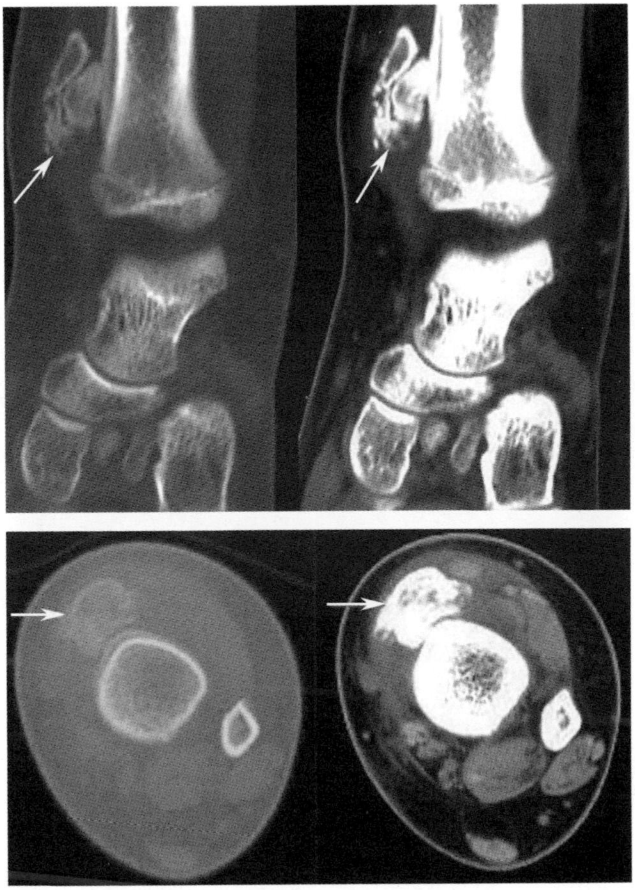

左胫骨下段周围软组织团块内密度不均匀，可见斑片状钙化、毛糙不整的网格影及片状低密度影

【影像表现】

本病初期肿块内见斑片状钙化、毛糙不整的网格影，后期可见沿肌束走行的致密钙化影。

【影像鉴别】

（1）骨外软组织骨肉瘤　斑片状瘤骨位于肿瘤中央，局部多伴有软组织肿块并不断增大。

（2）骨外软骨肉瘤　多有较大软组织肿块，钙化位于肿瘤中心。

【特别提示】

本病好发于青壮年，多位于易受外伤处，如股四头肌等；多见于外伤后，局部肿胀、疼痛，可扪及包块，后期肿块缩小、变硬，留下实性肿块。

二、软组织肿瘤

（一）脂肪瘤

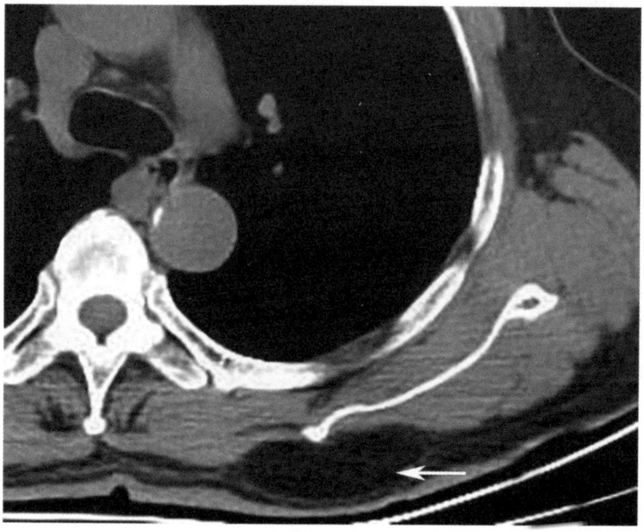

左肩背部皮下软组织内见边缘规整、密度均匀的脂肪密度灶，有包膜

【影像表现】

（1）脂肪瘤表现为边缘规整、清楚的低密度区，多呈圆形或类圆形，随肌肉收缩其形态可发生改变。

（2）CT 表现有典型征象，即肿瘤呈单发或多发边缘光整的特征性低密度区，CT 值为 −120 ～ −40HU，密度均匀，多呈分叶状，有包膜，内部可有分隔，周围组织可受压，肿瘤的密度与周围正常脂肪组织难以区分。

（3）增强扫描病灶内无强化。

【特别提示】

脂肪瘤是脂肪细胞肿瘤中最常见的一种由成熟脂肪细胞构成的良性肿瘤亚型，可发生于含有脂肪组织的全身任何部位，多见于颈、肩、背、臀及肢体的皮下组织和腹膜后。

本病好发于 50 ～ 70 岁，多见于肥胖人群，无明显性别差异。典型表现为缓慢生长的无痛性肿块，但可产生压迫症状。

（二）血管瘤

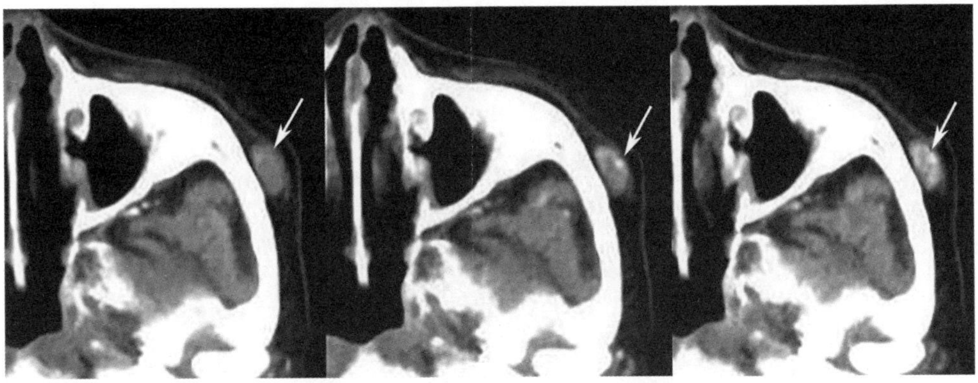

颌面部皮下软组织密度结节，边界尚清，增强扫描病灶呈渐进性强化

【影像表现】

（1）CT 平扫时表现为软组织肿胀或肿块，边界不清，有时在局部皮下脂肪组织内可见到扭曲的索条样结构（肿瘤的供血动脉和引流静脉）。

（2）肿块内可有多发、大小不等、圆形或环状钙化的静脉石，为其特征性影像表现。部分血管瘤周围的骨皮质可因邻近血管瘤搏动产生压迫性骨质破坏。

（3）海绵状血管瘤常伴有脂肪组织增生，多位于肌间或肌内，呈不均匀低密度影。

（4）增强扫描血管瘤有明显强化。血管造影检查时，血管瘤呈囊状不规则扩张的血窦或粗细不均、迂曲扩张的血管样结构，对比剂通过缓慢，有时可见动静脉瘘。

【特别提示】

血管瘤为最常见的软组织良性肿瘤之一，由血管组织形成，可累及皮肤、皮下组织和深部软组织。

（三）神经鞘瘤

【影像表现】

（1）CT 显示梭形、边界清楚、密度不均匀的软组织肿块，位于肌间隙内，沿神经干走行方向发展。

（2）病灶内常因伴有囊变、钙化或出血而在 CT 平扫时表现为密度不均的肿块。

（3）增强扫描，病灶呈不均匀强化。

【特别提示】

神经鞘瘤是起源于周围神经鞘施万细胞的良性肿瘤，病史长、生长慢，肿瘤沿神经走行方向生长，常呈椭圆形，通常具有完整的包膜。好发于 20 ～ 40 岁，

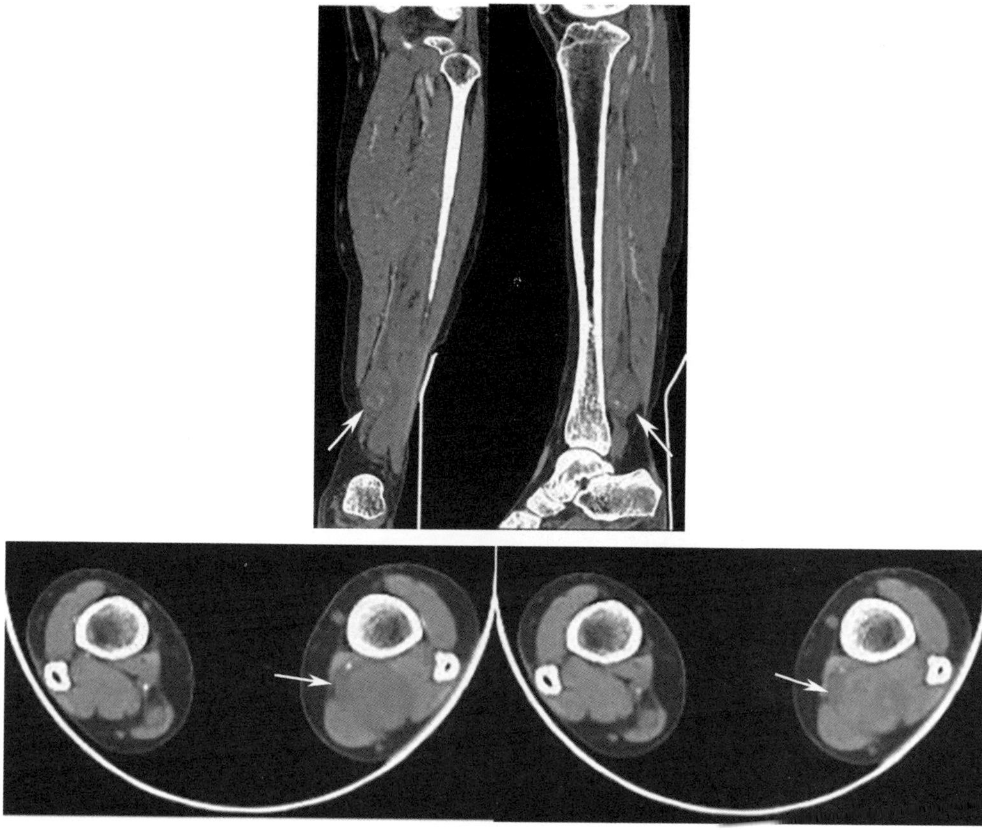

胫骨下段后方见稍低密度肿块，边界清楚，增强扫描肿块呈不均匀强化

男女发生率相近，以四肢、颈部和躯干多见，尤其多见于四肢屈侧神经干周围，如肘、腋窝、腘窝及腕部等。

（四）脂肪肉瘤

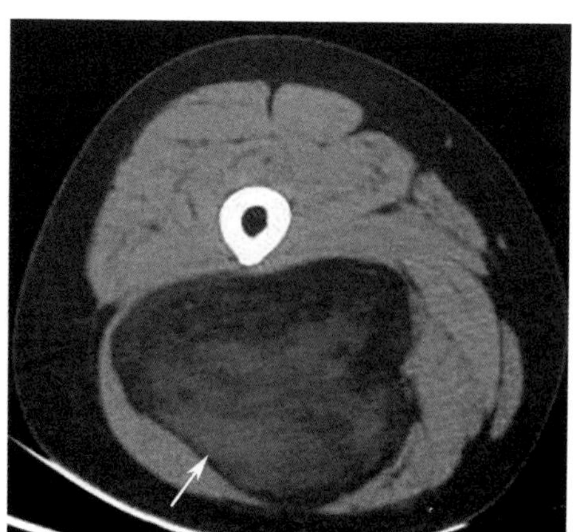

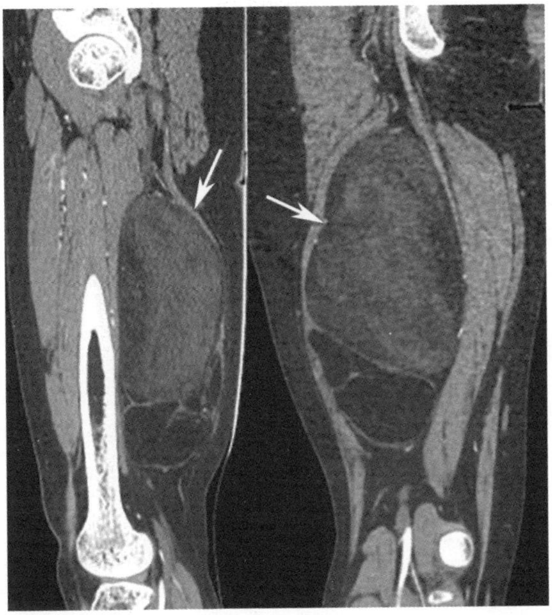

右侧大腿软组织内见不规则低密度肿块，边界清晰，内部见条形及云絮状稍高密度影

【影像表现】

（1）分化良好的脂肪肉瘤以脂肪成分为主，表现为边界清楚的、内为脂肪密度的低密度影，与良性脂肪瘤的表现类似。

（2）恶性程度较高的脂肪肉瘤，所含脂肪成分较少，表现为圆形或不规则形软组织密度肿块，呈浸润性生长，边界不清。肿瘤内通常无钙化，几乎看不到脂肪密度影。

（3）CT 增强扫描，肿瘤的非脂肪部分呈不均匀强化。

【影像鉴别】

需与脂肪瘤鉴别：多发生于皮下软组织内，边界清楚，CT、MRI 表现为与人体正常脂肪组织等密度、等信号的特征影像。

【特别提示】

本病多见于 40 ～ 60 岁，男性多于女性。肿瘤很少发生于皮下，多发生于深部软组织，最常见于大腿及腹膜后。

（周金亮　马振滨　田春梅）